221

Anaesthesiologie und Intensivmedizin
Anaesthesiology
and Intensive Care Medicine

vormals „Anaesthesiologie und Wiederbelebung"
begründet von R. Frey, F. Kern und O. Mayrhofer

Herausgeber:

H. Bergmann, Linz (Schriftleiter)
J. B. Brückner, Berlin · M. Gemperle, Genève
W. F. Henschel, Bremen · O. Mayrhofer, Wien
K. Meßmer, München · K. Peter, München

N. Roewer

Herz und Kreislauf bei maligner Hyperthermie

Mit einem Geleitwort von J. Schulte am Esch

Mit 79 Abbildungen und 35 Tabellen

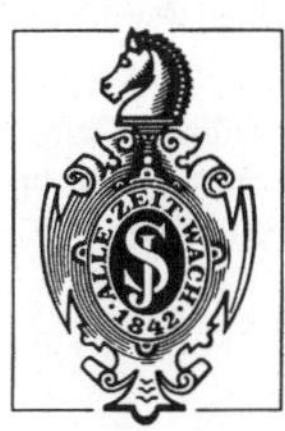

Springer-Verlag

Berlin Heidelberg New York
London Paris Tokyo
Hong Kong Barcelona
Budapest

Priv.-Doz. Dr. med. N. Roewer
Abteilung für Anästhesiologie
Universitäts-Krankenhaus Eppendorf,
Martinistraße 52,
W-2000 Hamburg 20, BRD

ISBN-13:978-3-540-54928-4

Die Deutsche Bibliothek – CIP-Einheitsaufnahme
Roewer, N.: Herz und Kreislauf bei maligner Hyperthermie / N. Roewer. –
Berlin; Heidelberg; New York; London; Paris; Tokyo; Hong Kong; Barcelona;
Budapest: Springer, 1992
(Anaesthesiologie und Intensivmedizin; 221)
ISBN-13:978-3-540-54928-4   e-ISBN-13:978-3-642-77163-7
DOI: 10.1007/978-3-642-77163-7

NE: GT

Geleitwort

Zwei Jahrzehnte nach der Erstbeschreibung der malignen Hyperthermie (MH) 1960 als speziellem Krankheitsbild mit einem eigenen pathogenetischen Prinzip waren notwendig, um die Diagnostik der fulminanten MH-Krise und deren Soforttherapie mit Dantrolen Bestandteil des Grundwissens eines jeden Anästhesisten werden zu lassen. Während der letzten 10 Jahre setzten sich die verschiedensten Untersuchergruppen mit den epidemiologischen Zusammenhängen, mit molekulargenetischen Untersuchungen und mit den Möglichkeiten zur Identifizierung der MH-Veranlagung sowie der pathogenetischen Klärung abortiver MH-Formen auseinander.

Entgegen der Auffassung der letzten 30 Jahre, daß die MH überwiegend auf einer Abnormität der quergestreiften Skelettmuskulatur beruht, muß nach neuen Befunden – und nicht zuletzt bezüglich des Herz-/Kreislaufsystems – aus den Ergebnissen der hier vorgelegten Untersuchungen meines langjährigen Mitarbeiters und Oberarztes Herrn *Priv. Doz. Dr. N. Roewer* eine zusätzliche Beteiligung anderer Organe und Zellsysteme als sehr wahrscheinlich angenommen werden.

Die hier vorgelegten experimentellen Untersuchungen am MH-suszeptiblen Schwein und deren überraschende Ergebnisse lassen aufschlußreiche Aussagen über Kontraktilität, elektrophysiologische Abläufe und adrenerge Ansprechbarkeit des Myokards sowie über Wirkungen von Succinylcholin, Halothan und Koffein am Myokard zu und geben histologische, histochemische und praeexistente pathomorphologische Veränderungen in der MH-Krise wieder.

Diese Nachweise einer primären Beteiligung des Herzens in der MH-Krise, aber auch Ergebnisse anderer Untersuchungen aus unserer Arbeitsgruppe das zentrale Nervensystem sowie Blutzellen bei der MH betreffend, legen einen systemisch-genetischen Defekt in sämtlichen Körperzellen nahe. Bei dem heutigen Kenntnisstand kann nach unserer Ansicht festgestellt werden, daß die Disposition zur MH als Systemerkrankung aufzufassen ist.

Ich wünsche der vorliegenden Monographie die ihr gebührende Verbreitung bei allen an der MH Interessierten, dem praktisch tätigen Kliniker wie dem wissenschaftlich engagierten Forscher betroffener Fachgebiete. Möge sie zum tieferen Verständnis dieser wohl facettenreichsten Erkrankung, die durch anästhesiologische Tätigkeit ausgelöst werden kann und deren Aufklärung für Anästhesisten eine besondere Herausforderung bleibt, beitragen.

Hamburg, im März 1992   *J. Schulte am Esch*

Vorwort

Nachdem 1966 in England die Auslösung des Hyperthermiesyndroms durch Anästhetika erstmalig bei Schweinen beobachtet worden war, wurde Mitte der 80er Jahre das für die Erforschung der malignen Hyperthermie (MH) so wichtige tierexperimentelle MH-Modell auch in Hamburg aufgebaut, um schwerpunktmäßig die Herz-Kreislauffunktion bei MH zu untersuchen und die Frage nach einer Primäraffektion von Herz und zentralem Nervensystem bei MH schlüssig beantworten zu können. Neben den In-vivo-Untersuchungen an MH-suszeptiblen Schweinen wurden in enger Zusammenarbeit mit verschiedenen Instituten unserer Klinik sowie mit der Universität Göttingen auch In-vitro-Experimente durchgeführt, da die komplexe Fragestellung verschiedene methodische Ansätze erforderlich machte. In diesem Zusammenhang danke ich Herrn *Prof. Dr. E. Rumberger* und Herrn *Prof. Dr. U. Peiper* (Abteilung für Vegetative Physiologie des Physiologischen Instituts, Universitäts-Krankenhaus Eppendorf, Hamburg), Herrn *Prof. Dr. H. Scholz* und Herrn *Prof. Dr. W. Schmitz* (Pharmakologisches Institut, Universitäts-Krankenhaus Eppendorf, Hamburg) sowie Herrn *Prof. Dr. K. Püschel* (Institut für Rechtsmedizin, Universitäts-Krankenhaus Eppendorf, Hamburg) für die effektive und vertrauensvolle Kooperation. Herrn *Priv. Doz. Dr. A. Bardosi* (Abteilung für Neuropathologie des Pathologischen Instituts, Universität Göttingen) bin ich zu großem Dank verpflichtet. Seine umfangreiche Unterstützung bei der Aufarbeitung der Gewebeproben und seine intensive Mitwirkung bei der Auswertung bzw. Beurteilung der mikromorphologischen Befunde waren für die Realisierung der histologischen und enzymhistochemischen Untersuchungen von besonderem Wert. Nicht zuletzt geht mein Dank an meine Kollegen Herrn *Dr. J. Scholz* und Herrn *A. Dziadzka*, die Doktorandinnen und Doktoranden Frau *U. Rum*, Herrn *M. Gittermann* und Herrn *E. Kraas* sowie an die medizinisch-technischen Assistentinnen Frau *K. Anders*, Frau *M. Pedersen* und Frau *B. Wieloch-Schwengler*, die durch ihr Mitwirken zum Gelingen der Experimente beigetragen haben.

Hamburg, im Februar 1992   *N. Roewer*

Inhaltsverzeichnis

1 Einleitung

Die maligne Hyperthermie ist die wahrscheinlich gefährlichste Komplikation der allgemeinen Anästhesie [104], die unbehandelt in 70-80% der Fälle zum Tod des Patienten unter dem Zeichen des Herzversagens führt. Die ersten Berichte, die sich mit dem Problem "Hyperthermie und Narkose" befaßten, gehen auf die Jahrhundertwende zurück [140]. 1916 publizierte *Moschcowitz* [293] eine Übersicht von 12 Fällen mit unerklärlichen postoperativen Temperaturanstiegen (Abb. 1.1), die als eine Form von "Hitzschlag" gedeutet wurden. Es dauerte noch fast ein halbes Jahrhundert, bis diese Episoden als eigenständige Narkosekomplikation bzw. als Krankheitsbild "sui generis" erkannt wurden. Es war das Verdienst von *Denborough* u. *Lovell* [98], 1960 erstmalig den Zusammenhang zwischen der Narkose als auslösendem Faktor und Erblichkeit der Disposition herzustellen. Erst Anfang der 70er Jahre wurde die MH auch hinsichtlich ihrer klinischen Relevanz zunehmend beachtet. Ende der 70er Jahre wurde die MH als die häufigste anästhesieinduzierte Todesursache in Nordamerika [93] und Europa [105] angesehen. Rückblickend ist davon auszugehen, daß die eigentliche Geschichte der MH spätestens mit dem Einsatz der klassischen und experimentell als MH-Triggersubstanzen erwiesenen Anästhetika wie Chloroform und Äther [63, 171] begonnen haben muß, also weit in das letzte Jahrhundert zurückreicht [215, 374].

1.1 Definition der malignen Hyperthermie

Nach heutigem Wissen ist die maligne Hyperthermie (MH) eine nicht nur den Menschen sondern auch viele Tierarten betreffende biochemische Anomalie, der ein pharmakogenetischer Defekt der myoplasmatischen Kalziumhomöostase zugrunde liegt [52, 92, 154]. Als gemeinsames, grundlegendes Ereignis wird bei allen MH-Episoden ein Anstieg der myoplasmatischen Kalziumkonzentration angesehen, der zu einer hyperkatabolen Stoffwechselentgleisung führt [92, 154, 356]. Bei disponierten Individuen können ganz unterschiedliche Triggermechanismen [52, 154, 374], unter denen Allgemeinanästhesien den größten Raum einnehmen, das lebensbedrohliche Syndrom

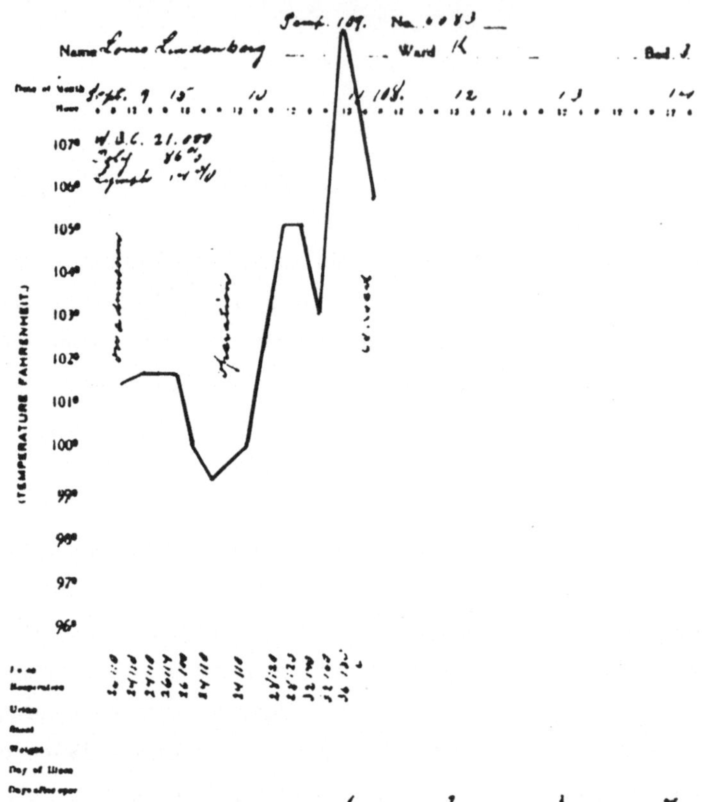

Abb. 1.1. Temperaturverlauf eines von *Moschcowitz* [293] beschriebenen "postoperativen Hitzschlages": Am 9. September 1915 wurde der 7-jährige Louis L. im Har Moriah Hospital in New York appendektomiert und 1 h später in Narkose relaparatomiert. Postoperativ war der Junge unruhig und entwickelte 3 h später einen Temperaturanstieg auf 40,9 °C und eine Tachykardie von 120 min^{-1}. Unter Therapie mit Eispackungen sowie Kreislaufstimulation mit Kampfer, Strychnin und Koffein stieg die Temperatur innerhalb der nächsten Stunden auf 42,8 °C. Nach 12 h kam es zu Krampfanfällen und nach weiteren 2 h starb das Kind. Es gehörte zu 12 Fällen unerklärlicher postoperativer Temperaturanstiege, die unter der Diagnose "post-operative heatstroke" von *Moschcowitz* im Jahre 1916 beschrieben wurden

der MH auslösen. Die fulminante Hyperthermiekrise als Narkosekomplikation ist in der Regel durch einen plötzlichen Anstieg der Körpertemperatur um mehr als 0,5 °C pro 15 min [229] unter oder nach einer Allgemeinanästhesie gekennzeichnet, wobei Werte bis zu über 43 °C erreicht werden können.

1.2   Disposition, Triggerung und Pathogenese

Die Disposition zur MH wird vererbt, wobei beim Menschen ein autosomal-dominanter Modus mit variabler Penetranz und unterschiedlicher Expressivität angenommen wird [58, 78, 95, 96, 237]. Die Heredität wird wahrscheinlich über zwei oder drei Gene vermittelt, die ein weites Spektrum von dominant bis rezessiv möglich machen [48, 107, 222, 223]. Bei fehlender familiärer Belastung werden auch Spontanmutationen diskutiert [365, 426]. Die meisten Patienten mit Neigung zur MH sind entgegen früherer Auffassung muskelgesund [338], nur bei wenigen sind eindeutig Myopathien wie z. B. Duchenne Muskeldystrophie, central core disease usw. [64, 95, 115, 132, 186, 210, 231, 355, 412] oder Mißbildungen wie z. B. Ptosis, Kryptorchismus usw. [64, 78, 187, 211] zu beobachten.

Beim disponierten Individuum können Anästhetika ganz unterschiedlicher chemischer Konstitution, aber auch Pharmaka, die außerhalb der Anästhesie zum Einsatz kommen, das lebensbedrohliche MH-Syndrom auslösen. Als typische MH-Triggersubstanzen in der Anästhesie gelten depolarisierende Muskelrelaxanzien vom Typ des Succinylcholins und Inhalationsnarkotika, insbesondere volatile Anästhetika wie z.B. Halothan [52, 154, 374].

Der der MH zugrundeliegende Defekt und der Triggermechanismus sind unbekannt. Die gegenwärtigen Vorstellungen [51, 154, 163, 193, 334, 374] lassen sich vereinfacht wie folgt zusammenfassen: Es wird ein latenter Defekt der die Kalziumströme kontrollierenden Membranen (sarkoplasmatisches Retikulum, Mitochondrien und/oder Sarkolemm) der quergestreiften Skelettmuskulatur angenommen. Verschiedene MH-Triggeragenzien bewirken aufgrund dieser latenten Membrandysfunktion eine abrupte oder progrediente Fehlregulation der Kalziumströme mit konsekutiver Erhöhung der myoplasmatischen Kalziumkonzentration.

Obwohl bis heute der direkte Beweis noch aussteht, wird als pathogenetische Startbedingung die erhöhte myoplasmatische Kalziumkonzentration angesehen, die nicht, wie bei der Relaxation, reduziert werden kann. Der erhöhte Kalziumgehalt im Myoplasma führt durch Aktivierung des kontraktilen Apparates und Beschleunigung des Zellstoffwechsels zu einem gesteigerten Energieverbrauch. Es kommt zu einer hyperkatabolen Stoffwechselsituation mit exzessiver Zunahme des O_2-Verbrauchs sowie Produktion von CO_2, Laktat und Wärme, meist einhergehend mit Kontraktur der Myofibrillen. Eine intrazelluläre Laktatazidose und intramitochondrale Kalziumakkumulation mit konsekutiver Entkopplung der oxidativen Phosphorylierung führen aufgrund ihrer zytotoxischen Wirkung zu einer Verschlechterung der Energiebereitstellung. Die Energieproduktion bricht bei gleichzeitig beschleunigtem Energieverbrauch zusammen. Die Aufzehrung des Energiepools bewirkt den Verlust der Zellintegrität mit zunehmender Membranpermeabilität für Ionen und Moleküle bzw. Enzyme. Die dargestellten Pathomechanismen münden schließlich aufgrund der sich selbst beschleunigenden Eigendynamik in einen irreversiblen "energetisch-dynamisch-toxischen" Zelluntergang.

1.3 Klinische Symptomatik und Therapie

Die klinische Symptomatik der MH ist Ausdruck der dramatischen Steigerung des aeroben und anaeroben Stoffwechsels mit erhöhtem O_2-Verbrauch, Anstieg von Laktat und CO_2. Häufiges Frühzeichen einer MH-Episode ist eine Tachykardie (Abb. 1.2), die leider oft erst retrospektiv richtig eingeordnet wird [198, 238, 275]. Schon in der Frühphase können bedrohliche ventrikuläre Arrhythmien auftreten (Abb. 1.3). Nicht selten sind ventrikuläre Arrhythmien die Ursache für den vorzeitigen Tod bei der MH-Manifestation [198, 238]. Symptome wie Tachypnoe (bei nichtrelaxierten Patienten), Zyanose, Hyperthermie und Blutdruckinstabilität prägen das klinische Bild der vollausgebildeten Krise [52, 154, 198, 238, 374]. Die Hyperthermie hat der Krankheit zwar den Namen gegeben, ist aber keineswegs das erste Symptom. 50-80 % der Patienten entwickeln einen generalisierten Muskelrigor. Im späteren Verlauf können Verbrauchskoagulopathie, Lungenödem und neurologische Störungen hinzutreten. Die Labordiagnostik zeigt eine respiratorische und metabolische Azidose, eine Hyperkarbie (Abb. 1.4) sowie eine Hypoxie. Weiterhin finden sich als Folge der Rhabdomyolyse eine Hyperkaliämie, eine Myoglobinämie sowie ein hoher Anstieg der Creatinphosphokinase (CK) im Serum. Der Tod in der Akutphase einer nicht oder unzureichend behandelten MH wird auf kardiales Versagen zurückgeführt [52, 154, 374].

Zu den sofort einzuleitenden Therapiemaßnahmen gehört die Beendigung der Zuführung von Triggersubstanzen, Hyperventilation mit reinem O_2, Gabe von Dantrolen und Natriumbikarbonat sowie Oberflächenkühlung. Nur die Therapie mit Dantrolen (Abb. 1.4) kann derzeit als kausal angesehen werden [129, 133, 161, 169, 189, 197, 244, 250, 299, 383]. Bei frühzeitiger Diagnose des Syndroms und konsequenter Therapie kann

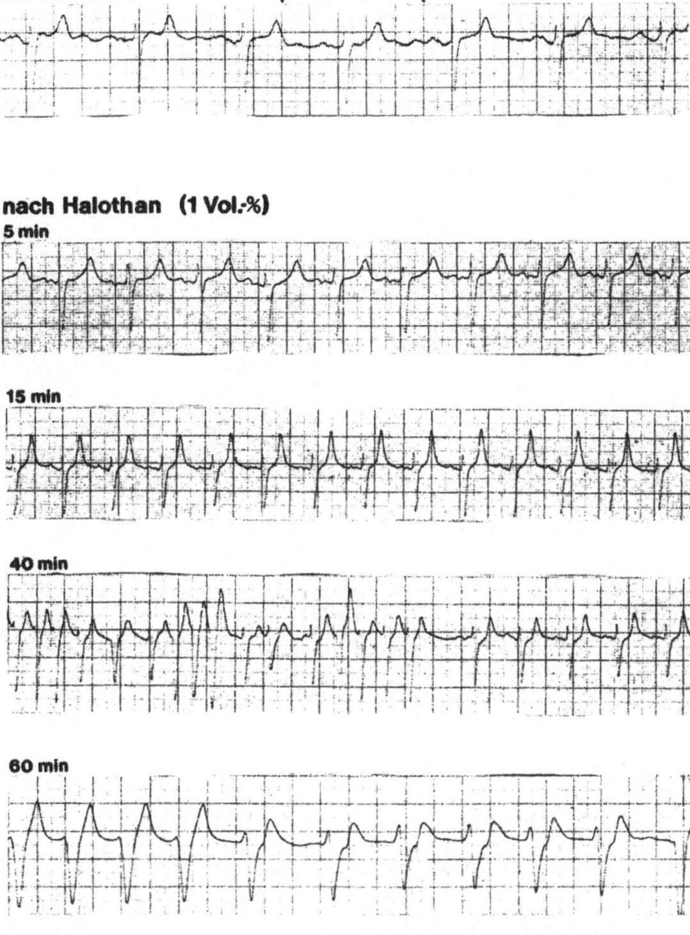

Abb. 1.2. Oberflächen-EKG-Ableitung (V6) eines MH-empfindlichen Schweines vor und unter Halothannarkose. Bereits nach 5 min ist ein Anstieg der Herzfrequenz registrierbar (Sinustachykardie), im folgenden einhergehend mit einer Erhöhung der T-Welle bei Hyperkaliämie. Erst nach voller Ausprägung der MH-Krise traten ventrikuläre Rhythmusstörungen und präfinal verbreiterte QRS-Komplexe auf. (Aus *Roewer u. Schulte am Esch* [351])

die Letalität entscheidend gesenkt werden [52, 376]. Um den tachykarden Herzrhythmusstörungen bei MH wirksam begegnen zu können, wurde früher der Kalziumantagonist Verapamil als Antiarrhythmikum empfohlen [52, 423]. Kalziumantagonisten sind heute - ganz abgesehen von ihrer fehlenden therapeutischen Wirkung bei MH - wegen lebensbedrohlicher Interaktionen mit Dantrolen kontraindiziert [347, 363].

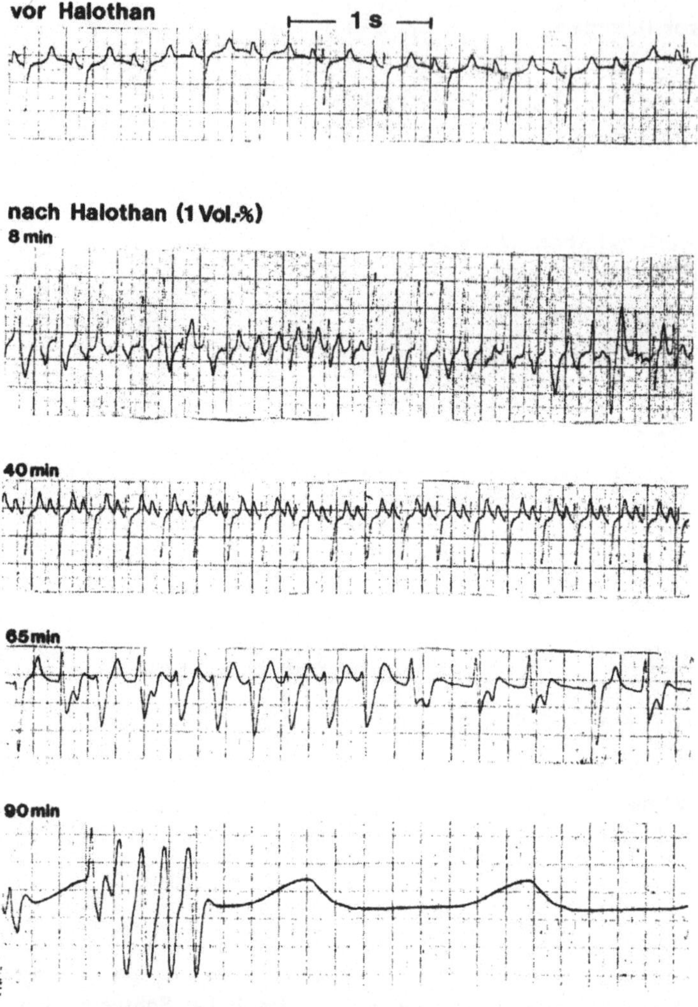

Abb. 1.3. Oberflächen-EKG-Ableitung (V6) eines MH-empfindlichen Schweines vor und unter Halothanexposition. Bei diesem Schwein traten bereits 8 min nach Beginn der Halothanzufuhr multifokale ventrikuläre Extrasystolien bzw. Tachykardien auf, im weiteren Verlauf dann eine Sinustachykardie, gefolgt wiederum von präfinal verbreiterten QRS-Komplexen. (Aus *Roewer u. Schulte am Esch* [351])

1.4 Identifikation von Anlageträgern

Eine zuverlässige Screeningmethode zur Ermittlung der MH-Empfindlichkeit gibt es derzeit nicht. Für die präoperative Identifizierung eines gefährdeten Patienten ist die Eigen- und Familienanamnese von Bedeutung. Angaben über eine Erhöhung der

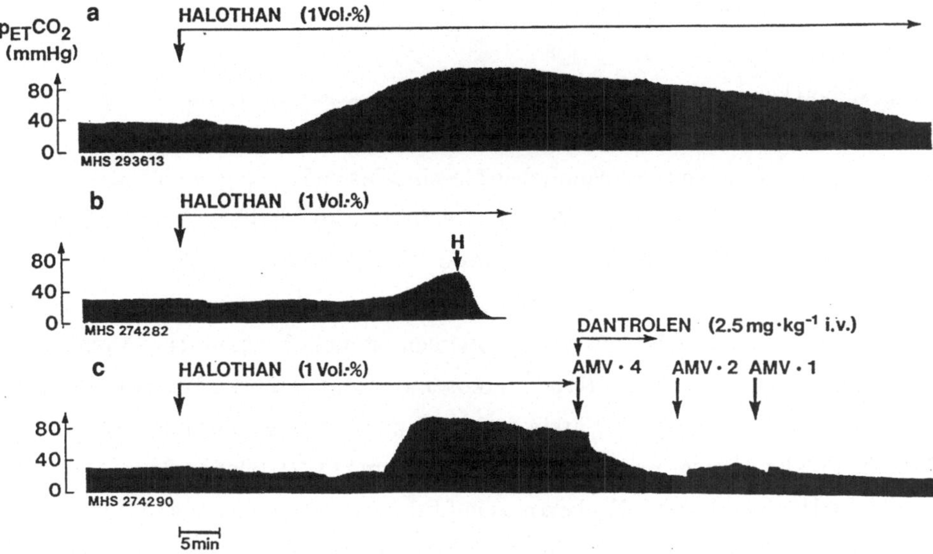

Abb. 1.4 a-c. Darstellung unterschiedlicher MH-Verläufe anhand kapnometrischer Überwachung. Beginn, Geschwindigkeit und Dauer der MH-Manifestation variierten bei den 3 beatmeten und mit Thiopental und N_2O narkotisierten Schweinen mit MH-Veranlagung unter Halothanexposition erheblich. **a** Nach einem initialen geringfügigen Abfall der endexspiratorischen (ET) CO_2-Konzentration (Umrechnung der Konzentration auf den Partialdruck: $p_{ET}CO_2$) stieg der $p_{ET}CO_2$ 15 min nach Beginn der Halothanzufuhr zunächst an (maximal um den Faktor 3,9) und fiel dann im weiteren Verlauf infolge eingeschränkter Abgabe von CO_2 über die Lunge (möglicherweise durch Abnahme der Thoraxcompliance, pulmonale Minderperfusion) wieder ab. **b** Bei diesem Schwein trat nach 35minütiger Halothannarkose und 8 min nach Beginn des $p_{ET}CO_2$-Anstieges ein plötzlicher Herzstillstand *(H)* infolge Kammerflimmern auf. **c** Erfolgreiche Behandlung einer Hyperthermiekrise mit Dantrolen (2,5 mg kg⁻¹ i.v.), O_2-Beatmung (100 %), Vervierfachung des Atemminutenvolumens *(AMV)* und Natrium-bicarbonatgabe (3 mmol kg⁻¹ i.v.)

Serum-CK bei Anlageträgern schwanken zwischen 30 und 70 % [55, 212, 274, 408, 410]. Ein pathologischer CK-Wert kann als Hinweis auf eine MH-Anlage angesehen werden, normale Werte schließen sie allerdings nicht aus. Als biochemische Anomalie soll die MH morphologisch nicht diagnostizierbar [195, 274, 338] und aufgrund ihres dynamischen Charakters nur durch Provokationsteste zu erkennen sein. Der invasive, in-vitro am Skelettmuskel durchzuführende Koffein-Halothan-Kontrakturtest stellt bislang die aussagekräftigste Möglichkeit dar, eine MH-Disposition festzustellen [110, 165, 211, 222, 239, 274, 358, 408].

1.5 Epidemiologische Aspekte

Als gesichert kann gelten, daß die MH bei allen Menschenrassen und auch bei einigen Tierspezies vorkommt. Beide Geschlechter und sämtliche Alterstufen sind betroffen, wobei eine Prädominanz des männlichen Geschlechts und des jugendlichen Alters erkennbar ist [154, 165, 198, 275, 276, 333]. Der jüngste im Schrifttum erwähnte Patient war ein Neugeborenes [389, 398], der älteste 75 Jahre alt [54].

Die Gesamtinzidenz MH-disponierter Patienten ist nicht bekannt. Die Angaben im Schrifttum zur Häufigkeit der MH als Narkosezwischenfall schwanken zwischen 1:25 für Halothan-Succinylcholin-Narkosen bei Kindern mit Strabismus [72] und 1:250 000 für alle Altersgruppen und Narkoseverfahren [312]. Für den Raum Hamburg wurde die Häufigkeit der MH - bezogen auf fulminante letale Krisen in Zusammenhang mit einer Allgemeinanästhesie - mit 1:100 000 angegeben [333]. Nach ebenfalls älteren und retrospektiven Untersuchungen von *Britt* [50] beträgt die Inzidenz von schweren MH-Krisen - wiederum bezogen auf Allgemeinnarkosen - bei Kindern 1:14 000 und bei Erwachsenen 1:50 000. *Kikuchi et al.* [234] schätzten in einer retrospektiven Studie die Inzidenz zunächst auf 1:110 000, fanden dann aber bei prospektiver Analyse derselben Region eine Häufigkeit von 1:7 000 für alle Altersgruppen und Narkoseverfahren. In einer gleichfalls prospektiven Studie mit muskelbioptisch gesicherten Fällen wird die Häufigkeit von Masseterspasmen, die etwa zur Hälfte als MH-Äquivalent gewertet werden, bei Kindern unter Halothan-Succinylcholin-Anästhesie mit 1:100 angegeben [72, 385].

Die stark divergierenden Häufigkeitsangaben erklären sich z. T. aus den nicht einheitlichen Kriterien für die klinische Diagnose der MH sowie aus der Verschiedenartigkeit der untersuchten Patientenpopulation und der Narkoseverfahren. Die hohe Inzidenz mitigierter Verlaufsformen der MH bei narkotisierten Kindern läßt eine größere Verbreitung der MH-Veranlagung in der Bevölkerung vermuten, als dies bislang angenommen wurde.

1.6 Experimentelle MH-Forschung

Der zumeist foudroyante Verlauf der fulminanten MH-Krise sowie die Seltenheit dieses Krankheitsbildes verhinderten lange Zeit wesentliche Fortschritte in der syste-

matischen Erforschung der Pathophysiologie, in der Erprobung therapeutischer Maßnahmen und in der Kategorisierung von Triggersubstanzen. Im Jahre 1966 beobachteten *Hall et al.* [183], daß englische Landrasseschweine nach Gabe von Succinylcholin
an einer fulminanten Hyperthermie verstarben. Nach Bestätigung dieser Befunde
durch *Berman* [25] wurde das für die Erforschung der MH so wichtige tierexperimentelle MH-Modell entwickelt [190]. Später wurden auch MH-empfindliche Poland-
China-Schweine, MH-empfindliche Stämme des Pietrain-Schweines und der "large-
white-pigs" beobachtet [3, 66, 170, 417]. Die MH-Disposition bei Schweinen liegt je
nach Rasse zwischen 0 und 94% [73]. Mit der Einführung des MH-Modells gelang der
entscheidende Durchbruch bei der Erforschung der MH. Die Untersuchungen am
Schwein lieferten die wichtigsten Kenntnisse über Ätiologie und Pathogenese. Darüber hinaus wurde mit Hilfe der experimentellen MH-Forschung am Schwein erstmals
der therapeutische und prophylaktische Nutzen des Skelettmuskelrelaxans Dantrolen
nachgewiesen [189].

Bei MH-empfindlichen Schweinerassen kann auch ohne Anästhetika eine tödliche
Steigerung von Temperatur und Metabolismus ausgelöst werden, wenn die Tiere durch
körperliche Anstrengung oder Aufregung (Rangordungskämpfe, Transport usw.) in
eine Streßsituation gebracht werden [73, 199, 422]. Das streßinduzierte Hyperthermiesyndrom des Schweines wurde 1953 von *Ludvigsen* [262] ausführlich beschrieben,
der mit seinen Untersuchungen an Beobachtungen über pötzliche Todesfälle bei
Schweinen anknüpfen konnte, die 1914 von deutschen Autoren mitgeteilt wurden
[201].

Der Begriff des Hyperthermiesyndroms beim Schwein umfaßt frühere, insbesondere
in der Veterinärmedizin noch gebräuchliche Krankheitsbezeichnungen [29], die möglicherweise nur unterschiedliche Manifestationen desselben pathologischen Prinzips
beschreiben wie "porcine stress syndrome" (PSS), "fight, fright, or flight-syndrome"
(FFFS), Belastungsmyopathie, Transporttod, Transportermüdung, Muskeldegenera-
tion, "watery porc", "la myopathie exsudative et depigmentaire", "pale soft and exudative muscle" (PSE). Letztere Begriffe umschreiben die Beobachtung, daß das Schweinestreßsyndrom sich nach dem Schlachten in der Regel als blasses, weiches und wäßri-
ges Fleisch manifestiert. Entsprechend ist der postmortale Befund bei Schweinen, bei
denen die MH-Krise durch anästhetische Triggersubstanzen wie z. B. Halothan ausgelöst wird [351]. Zwischen dem anästhesieinduzierten und dem durch Streß ausgelösten
MH-Syndrom beim Schwein besteht offenbar ein sehr enger Zusammenhang [199,
301].

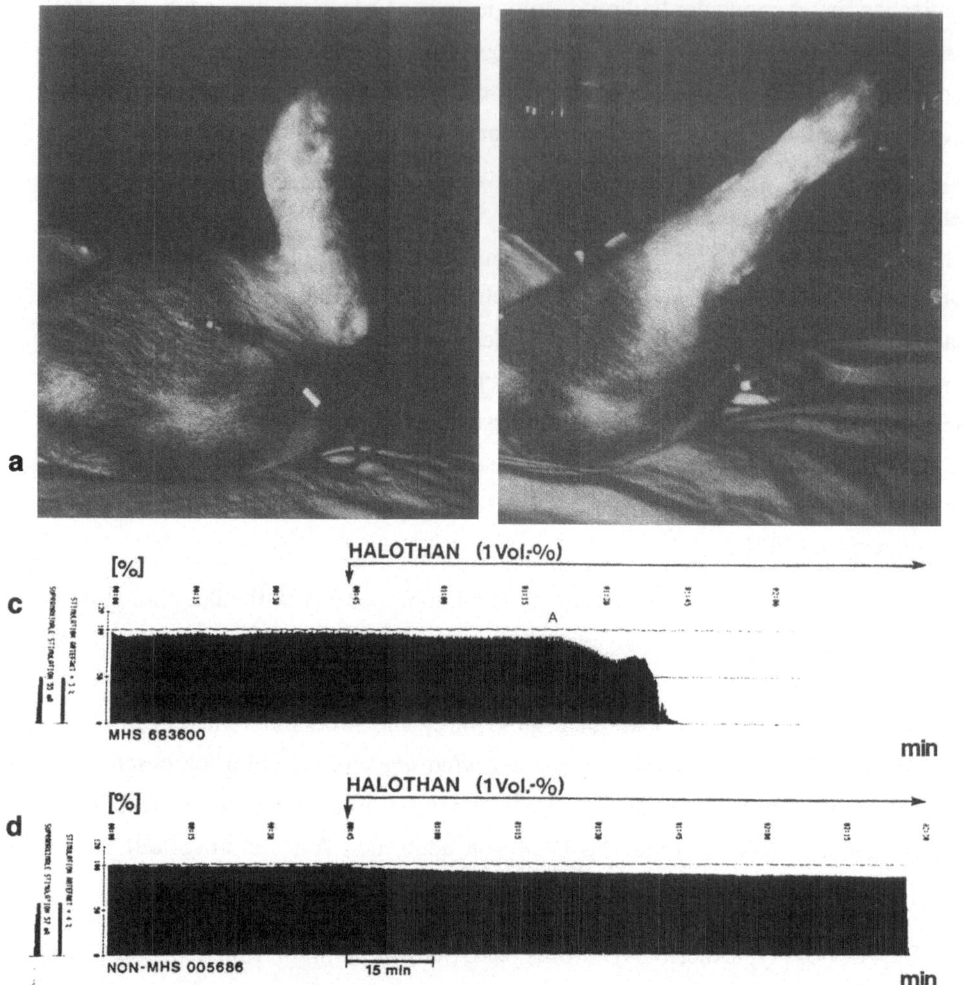

Abb. 1.5. a Relaxierter Hinterlauf eines mit Thiopental und N_2O narkotisierten MH-empfindlichen Schweines vor Halothanexposition. **b** Derselbe Hinterlauf mit Streckkontraktur während der halothaninduzierten MH-Krise. Der Rigor betraf die gesamte Skelettmuskulatur: angefangen von den Hinterläufen, wo der Rigor sich am frühesten entwickelte, bis hin zu den Vorderläufen, der Rücken-, Interkostal-, Hals- und Kopfmuskulatur. **c** Darstellung des Relaxationsverlaufes am Hinterlauf dieses Schweines durch Registrierung der neuromuskulären Transmission ("Train-of-four-Stimulation"). Die Muskelantwort war vor Halothangabe nahezu vollständig erhalten, nahm unter Halothan zunächst nur geringfügig ab und war etwa 20 min nach Beginn der Hyperthermiekrise ($A = p_{ET}CO_2 > 45$ mmHg) mit Einsetzen der Muskelkontraktur vollständig aufgehoben ("Pseudorelaxation"). *Ordinate:* Muskelantwort (Kontraktionsamplitude) in %. **d** Kontrollversuch (nMHS-Schwein) unter gleichen Bedingungen: Die Muskelanwort nahm unter Halothan nur wenig ab.

Bei MH-empfindlichen Schweinen ist der Beginn und die Geschwindigkeit der anästhesiegetriggerten MH-Manifestation nicht nur abhängig von der genetischen Ausprägung des der MH zugrundeliegenden Defektes sowie der Expositionsdauer und Potenz der Triggeragenzien, sondern auch vom Sympathikotonus, also vom Streß- bzw. Erregungszustand unmittelbar vor Triggerexposition. Im Tierexperiment entwickeln wache MH-empfindliche Schweine unter Halothanexposition bereits innerhalb von 1-4 min eine Streckkontraktur der Hinterläufe [280], während mit Barbituraten, Tranquilizern, Opiaten und/oder N_2O narkotisierte Schweine wesentlich später mit einem Rigor und Temperaturanstieg reagieren (Abb. 1.5).

1.7 Anästhesieunabhängige MH-Formen

Wenn auch in der Streßempfindlichkeit offenbar ein deutlicher quantitativer Unterschied zwischen Mensch und Schwein besteht [36], so scheint auch beim Menschen ein erhöhter Sympathikotonus die Auslösung eines Hyperthermiegeschehens begünstigen zu können [26, 68, 127, 291, 335, 450]. Darüber hinaus wird vermutet, daß die Aktivität des sympathischen Nervensystems das klinische Erscheinungsbild der MH mit beeinflußt und eine Ursache für die häufig zu beobachtende variable Expressivität des Defektes innerhalb eines Individuums darstellt. So sind zahlreiche MH-Krisen beschrieben worden, bei denen in der Vorgeschichte eine oder mehrere, z. T. gleichartige Narkosen gegeben wurden, ohne daß irgendwelche Auffälligkeiten beobachtet wurden [57, 127, 141, 184, 244, 383]. In einem Fall bildete sich ein MH-Syndrom erst bei der 13. Vollnarkose aus [335]. Die mögliche kausale Bedeutung eines erhöhten Sympathikotonus als Folge von Angst, Schmerzen und Kältestreß wird auch durch Berichte über MH-Fälle in der prä- oder postoperativen Phase unterstrichen [19, 117, 177, 217, 244, 266, 327, 409], die einen eindeutigen Zusammenhang zwischen Narkoseexposition und MH-Auslösung vermissen lassen. Erwähnenswert ist ein Bericht aus Wien über eine tödliche MH bei einem Kind noch vor Operationsbeginn, bei der Angst als auslösendes Ereignis diskutiert wird [409].

Es ist vermutet worden, daß die MH - in Analogie zum Schweinestreßsyndrom - eine spezielle Variante eines generellen menschlichen Streßsyndroms ist [257, 450, 453]. Grundlage für diese Annahme ist die Untersuchung einer 630 Mitglieder zählenden Familie, die alle Zeichen eines hyperaktiven sympathischen Nervensystems boten und unter physischem und psychischem Streß eine erhöhte Bereitschaft zur Entwicklung von Temperaturanstiegen zeigten [451]. 21 Familienmitglieder entwickelten im Verlauf ihres Lebens ein Hyperthermiegeschehen, das in 15 Fällen tödlich endete und in 11 Fällen unabhängig von Narkose und Operation auftrat [452]. 9 Mitglieder im Alter zwischen 20 und 30 Jahren erlitten einen plötzlichen Herztod aus ungeklärter Ursache.

Ähnliche Beobachtungen, die eine kausale Verknüpfung zwischen plötzlichen Herztodesfällen bei scheinbar gesunden jungen Menschen und MH-Disposition vermuten lassen, wurden auch von anderen Autoren gemacht [335, 337]. Eine klinische Studie beschreibt bei MH-empfindlichen Patienten eine auffällige Häufung von lebensbedrohlichen ventrikulären Arrhythmien und findet bei einigen der untersuchten Patienten die Zeichen einer unspezifischen Kardiomyopathie [208]. Interessant in diesem Zusammenhang erscheinen Berichte, die auf eine ursächliche Verbindung zwischen plötzlichem Kindstod und Veranlagung zu maligner Hyperthermie hindeuten [97, 99, 322]. So konnten *Denborough et al.* [97] bei 5 von 15 betroffenen Eltern mit nachgewiesenem "sudden infant death syndrome" (SIDS) anhand eines positiven Halothankontrakturtestes eine MH-Disposition nachweisen.

Daß die MH heute keineswegs ein ausschließlich anästhesiespezifisches Syndrom ist, beweisen auch MH-ähnliche Krankeitsbilder, die kürzlich in Zusammenhang mit dem malignen neuroleptischen Syndrom und der akuten febrilen Katatonie beschrieben [30, 37, 279, 375] und bei denen die betroffenen Patienten anhand des Skelettmuskelkontrakturtestes später als MH-empfänglich erkannt wurden [94,101]. Neben diesen psychiatrischen Notfällen werden auch bestimmte, mit Rhabdomyolyse und Azidose einhergehende Erscheinungsformen des Hitzschlages [71, 196, 287, 288, 313, 322, 323] sowie lebensbedrohliche muskuläre Komplikationen nach extremer körperlicher Anstrengung, Alkoholgenuß, Psychopharmaka, Pneumonie oder Kokainintoxikation [94, 108, 217, 308, 359, 441] mit der MH in Verbindung gebracht. Bei einigen dieser MH-ähnlichen Krankeitsbilder konnte Dantrolen lebensrettend eingesetzt werden [82, 91, 143, 151, 266, 277, 382, 386, 436].

1.8 Spezielle Problemstellung

Gegenwärtig liegen nur wenige Berichte über das Herz-Kreislauf-Verhalten bei MH vor, obwohl gerade kardiovaskuläre Komplikationen im Vordergrund des akuten Hyperthermiegeschehens stehen und der Tod durch Herzversagen eintritt [154, 198, 275].

Die Beschreibung der kardiovaskulären Symptomatik bei MH und der ihr zugrundeliegenden Mechanismen stützt sich bislang vorwiegend auf Kasuistiken und Vermutungen und nur ganz vereinzelt auf experimentelle Befunde. Diese Ergebnisse sind z. T.
widersprüchlich, so daß eine abschließende Beurteilung der Herz-Kreislauf-Funktion
bei MH nicht möglich ist. Dieser Sachverhalt gab Anlaß zu der vorliegenden Arbeit.

Nach heutigem Wissen liegt der MH eine Abnormalität der quergestreiften Skelettmuskulatur zugrunde [154, 156, 198, 374]. Da die MH-Krise schon in der Frühphase
durch eine kardiovaskuläre Symptomatik geprägt ist, die Patienten am kardialen Versagen versterben und eine ursächliche Beziehung zwischen MH-Veranlagung und
plötzlichem Kindestod sowie anderen unerwarteten Todesfällen vermutet wird, erhebt
sich zwangsläufig die Frage, ob die MH eine Systemerkrankung ist, bei der das Herz
vom genetischen Defekt in irgendeiner Form mitbetroffen ist. Ganz abgesehen von der
generellen pathogenetischen Bedeutung einer primären Myokardaffektion für die
anästhesieinduzierte Hyperthermiekrise, dürfte die Klärung dieser Frage auch für
nichtoperative Fachrichtungen von Interesse sein. Sollte bei Personen mit einer MH-
Veranlagung eine primäre Abnormalität am Herzen und ein bislang nicht zu definie-
render "endogener Streßfaktor" existent sein, ergäbe sich für den operativen Bereich
die Forderung nach einer autoptischen Aufklärung von rätselhaften oder scheinbar
klaren Todesfällen in Hinblick auf eine atypisch verlaufende MH, um z.B. ungerecht-
fertigte Schuldzuweisungen abweisen zu können. Für eine Primäraffektion des Myokards bei MH sprechen auch plötzliche Herzstillstände bei MH-suszeptiblen Patienten
und Schweinen, die sowohl *ohne* [117, 337, 409, 452] als auch *unter* [198, 442, 456]
sowie *nach* [275, 456] Narkose auftreten können, ohne daß pathognomonische Zeichen einer MH-Krise nachweisbar sind.

Steht also die klinische und wohl auch forensische Bedeutung eines kardialen MH-De-
fektes außer Frage, so ist es interessant, festzuhalten, daß eine primäre Beteiligung der
Herzmuskulatur bislang deswegen unwahrscheinlich schien, weil man annahm [164],
daß das bei MH kausal wirkende Skelettmuskelrelaxans Dantrolen am Myokard un-
wirksam sei. Verschiedene Untersucher [112, 113, 144, 429] lieferten die Begründung
für diese Auffassung. Jüngere Studien, darunter auch eigene Untersuchungen, stellten
die angeblich fehlende kardiale Wirkung von Dantrolen in Frage und konnten auch
eine Wirkung seines Hauptmetaboliten 5-Hydroxydantrolen am Herzen nachweisen
[204, 345, 348, 349, 350, 362]. Die Ergebnisse dieser Untersuchungen sind vereinbar
mit der Annahme eines intrazelluären Wirkortes von Dantrolen auch am Herzen, wie
dies für den Skelettmuskel nachgewiesen wurde.

Pathomorphologische [48, 116, 120, 236, 270, 342] und klinische [207, 208, 228] Untersuchungen haben die Frage nach einer primären Myokardbeteiligung bei MH bisher nicht schlüssig beantworten können. Gegenwärtig liegen zu diesem Problem nur wenige experimentelle Untersuchungen vor, die ebenfalls keine abschließende Beurteilung erlauben [157, 164]. Obwohl eine unspezifische Kardiomyopathie im Zusammenhang mit MH diskutiert wird [207, 208, 120], neigen andere Autoren zu der Auffassung, daß die kardialen Veränderungen bei MH eher sekundärer Natur sind [154]. Ebenfalls unklar ist, ob dem sympathischen Nervensystem eine primäre pathogenetische Rolle bei der Auslösung der MH zukommt. Im Tierexperiment nachgewiesene erhöhte Katecholaminspiegel sind bislang als "sekundäre Streßantwort" auf die MH gedeutet worden [156, 163]. Jüngere Publikationen hingegen schließen eine zentrale Rolle des sympathischen Nervensystems bei der Pathogenese der MH nicht mehr aus [88, 167, 444].

1.9 Zielsetzung der Untersuchungen

Ziel der vorliegenden Arbeit war es, schwerpunktmäßig mit Hilfe von In-vivo-Untersuchungen an MH-suszeptiblen, narkotisierten Schweinen die Herz-Kreislauf-Funktion sowie die sympathoadrenalen bzw. -nervalen Auswirkungen des akuten anästhesieinduzierten Hyperthermiegeschehens zu analysieren und dadurch einen Beitrag zur Aufklärung der pathophysiologischen Zusammenhänge dieser lebensbedrohlichen Narkosekomplikation zu leisten. Speziell am linken Ventrikel wurden Myokardfunktion, Koronardurchblutung, myokardialer O_2-Verbrauch und Myokardstoffwechsel studiert und gleichzeitig Untersuchungen an der Skelettmuskulatur durchgeführt, um die funktionellen sowie metabolischen Veränderungen an beiden Geweben direkt zu vergleichen und damit auch die Frage nach einer Primärbeteiligung des Myokards bei MH einer Klärung näher zu bringen.

Im 2. Teil der Arbeit (s. 3.2) wurden in Anlehnung an den Skelettmuskelkontrakturtest die Wirkungen verschiedener MH-Triggersubstanzen auf die mechanischen Eigenschaften des isolierten Ventrikelmyokards von MH-suszeptiblen Schweinen untersucht, um auch unter In-vitro-Bedingungen mögliche Anhaltspunkte für einen myokardialen Primärdefekt und den ihm zugrundeliegenden Wirkmechanismus finden zu können. Durch elektrophysiologische Untersuchungen an isolierten Myokardpräparaten sollte zudem der Einfluß von MH-Triggersubstanzen auf das normale Aktionspotential beschrieben werden. Von Interesse in diesem Zusammenhang war auch die Fra-

ge, ob das elektrophysiologische Verhalten der Herzmuskelzellen von MH-suszeptiblen Schweinen bereits in Abwesenheit von Triggeragenzien abnorm ist. Durch Untersuchungen am isolierten Herzmuskel sollte ferner der Frage nachgegangen werden, ob
eine erhöhte Empfindlichkeit des Herzens gegenüber Katecholaminen zu den kardialen Symptomen bei MH beiträgt und ob diese adrenerge Empfindlichkeit durch MH-
Triggersubstanzen wie z. B. Succinylcholin beeinflußbar ist. Da die Wirkungen der
körpereigenen Katecholamine Adrenalin und Noradrenalin am Herzen sowohl durch
β- als auch durch α-Adrenozeptoren vermittelt werden, wurde die adrenerge Ansprechbarkeit dieser Adrenozeptoren isoliert durch spezifische β- und α-Adrenozep-
toragonisten untersucht und die Antagonisierbarkeit dieser Effekte durch Adrenozep-
torantagonisten geprüft.

Im 3. und letzten Teil der vorliegenden Arbeit (s. 4.2) wurde mit Hilfe von histologischen und histochemischen Untersuchungen versucht, insbesondere solche morphologischen und enzymatischen Veränderungen der Herz- und Skelettmuskulatur bei MH-
suszeptiblen Schweinen vor und nach der MH-Krise systematisch zu erfassen, die eine
pathognomonische Bedeutung haben. Bei Übereinstimmung der Befunde aus Herz-
und Skelettmuskulatur könnte eine primäre Beteiligung des Myokards auch morphologisch und biochemisch dokumentiert werden.

2 In-vivo-Untersuchungen

2.1 Material und Methode

Die Ergebnisse stammen aus 2 verschiedenen, randomisierten Versuchsserien an insgesamt 41 Schweinen mit unterschiedlichen Zielsetzungen und notwendigerweise unterschiedlichen Versuchsansätzen.

Versuchsreihe 1: Hier ging es um die Frage der allgemeinen hämodynamischen Veränderungen während der akuten Hyperthermiekrise, wobei auch die Veränderungen im Pulmonalkreislauf untersucht werden sollten. Auf eine Sterno- und Perikardtomie zur gezielten linksventrikulären Diagnostik wurde in diesen Versuchen verzichtet, da ein offener Thorax die hämodynamischen Parameter des kleinen Kreislaufs beeinflussen kann. Als Triggeragens wurde ausschließlich Halothan verwendet. Zur Unterscheidung von MH- und anästhesiespezifischen Veränderungen wurden vergleichende Untersuchungen an gesunden Schweinen durchgeführt. Die Ergebnisse dieser Versuchsserie stammen von 14 MH-suszeptiblen (MHS) und 7 nicht-MH-suszeptiblen (nMHS) Schweinen.

Versuchsreihe 2: Diese Versuche an thorakotomierten Tieren ergänzten die hämodynamischen Untersuchungen der Versuchsreihe 1 und zielten auf die spezielle Analyse der linksventrikulären Funktion bei MH. Die Thorakotomie war notwendig zur Messung des koronaren Blutflusses sowie zur Katheterisierung des Sinus coronarius unter manueller Kontrolle. Periphere Messungen am Hinterlauf der Tiere bezweckten zudem einen direkten Vergleich der hämodynamischen und metabolischen Veränderungen von Herz- und Skelettmuskulatur. Zusätzlich zu Halothan wurde in dieser Versuchsserie Succinylcholin als Triggeragens eingesetzt, um auch die kardialen Effekte dieser Substanz zu untersuchen. Für diese Versuchsreihe wurden die Ergebnisse von 12 MHS- und 8 nMHS-Schweinen zugrundegelegt.

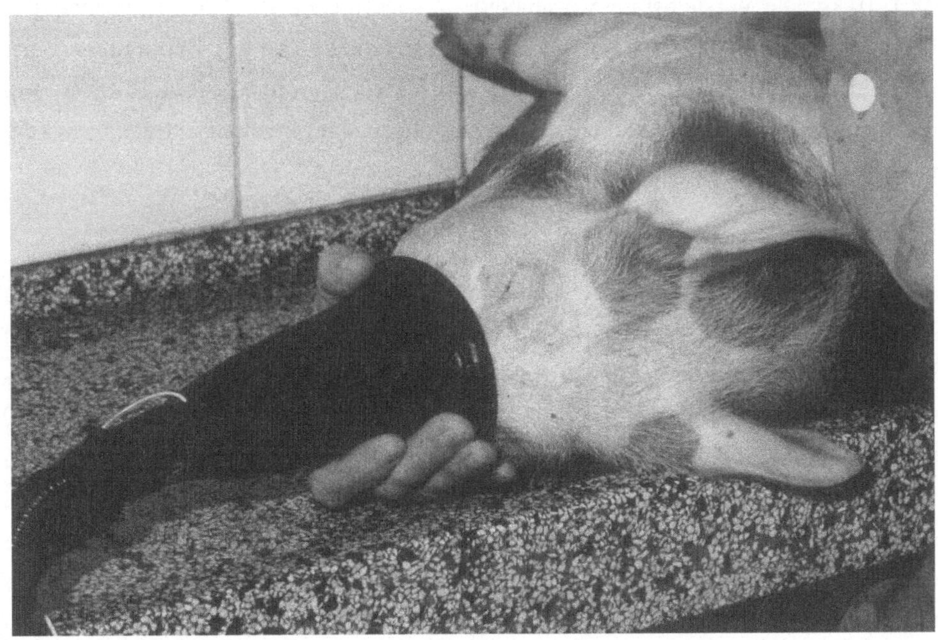

Abb. 2.1. Halothantestung auf MH-Veranlagung. Die Zufuhr von Halothan (7 Vol.-% für 4 min) erfolgte bei den spontanatmenden Schweinen (hier MH-empfindliches Pietrain-Schwein) über eine Maske

2.1.1 Versuchstiere

Als Versuchstiere dienten ein MH-empfindlicher Stamm des Pietrain-Schweines (Halothanempfindlichkeit innerhalb des Stammes ca. 94 %) und ein MH-unempfindlicher Stamm des deutschen Landrasseschweines (Halothanempfindlichkeit innerhalb des Stammes < 1 %). Alle Tiere wurden 3-4 Wochen vor dem geplanten Versuchsbeginn auf eine Halothanempfindlichkeit getestet [280]. Dazu wurde den Tieren über eine spezielle Maske Halothan (7 Vol.-% Halothan in 100 % O_2, 6 l min $^{-1}$) bis zu 4 min zugeführt (Abb. 2.1). Die MHS-Schweine reagierten als Zeichen der MH-Suszeptibilität innerhalb von 33-135 s (Mittel: 93 s) mit einem Rigor der Hinterläufe, worauf die Halothanexposition sofort unterbrochen wurde. Schweine, die innerhalb von 4 min keine entsprechenden MH-Reaktionen boten, wurden als nichtsuszeptibel eingestuft. Bei Versuchsdurchführung waren die Tiere 3-7 Monate alt. Das mittlere Körpergewicht der MHS-Schweine betrug bei Versuchsbeginn 37 ± 7 kg und das der nMHS-Schweine

38 ± 10 kg. Die Versuchstiere waren beiderlei Geschlechts und klinisch gesund. Die Tierhaltung erfolgte mindestens 8 Tage unter standardisierten Bedingungen, um streßinduzierte Unterschiede zwischen beiden Versuchsgruppen auszuschließen. Vor Versuchsbeginn wurden die Tiere einer 12stündigen Nahrungskarenz bei Flüssigkeitsaufnahme ad libitum unterzogen.

2.1.2 Narkose, Beatmung und Volumenbilanzierung

Versuchsreihe 1: Die Narkose wurde bei den Tieren ohne vorhergehende Prämedikation durch intraperitoneale Gabe von Metomidat[1] (20 mg kg^{-1}) und Azaperon[2] (30-50 mg) eingeleitet. Sobald eine ausreichende Hypnose (nach etwa 5-10 min) eingetreten war, wurden die Tiere aus ihrem Stall genommen, auf den Rücken gelagert, mit den Pfoten locker fixiert und an Hals und Leiste zur Präparation rasiert. Gleichzeitig wurde über eine Maske 100 % O_2 angeboten, zur Vertiefung der Narkose über eine Ohrvene ein Bolus Methohexital[3] (0,5 mg kg^{-1}) appliziert und über Stichelektroden ein EKG abgeleitet. Nach Anlegen eines intravenösen Zuganges über eine Bauchvene wurde die Narkose durch Gabe von Methohexital (20-30 mg h^{-1}) per infusionem und später nach Intubation zusätzlich mit N_2O aufrechterhalten. Zur Korrektur des durch Nahrungs- und Flüssigkeitskarenz bedingten Defizits erhielten alle Tiere über den periphervenösen Zugang 300-500 ml einer 5%igen Glukoselösung[4]. Zur Erleichterung der endotrachealen Intubation wurden die Tiere mit einem Bolus Fentanyl[5] (0,1-0,2 mg i.v.) analgesiert und bis zum Eintritt einer für die Intubation als adäquat betrachteten Anästhesietiefe über die Maske mit 100 % O_2 manuell beatmet. Nach topischer Anästhesie (Gingicain 4%) des Larynx und der Trachea erfolgte die Intubation mit einem blockbaren Endotrachealtubus[6] (28-32 Charr). Anschließend wurde der korrekte Sitz des Tubus durch Auskultation beider Lungenflügel überprüft. Nach Intubation erfolgte die weitere kontrollierte Beatmung mit einem volumenkonstanten Respirator[7]. Zur Beatmung wurde ein N_2O-O_2-Gemisch (2:1) gewählt und mittels Infrarotabsorptionsmessung[8] eine endexspiratorische CO_2-Spannung von 33-37 mmHg eingestellt (Beatmungsfrequenz 16-20 min^{-1}). Die exspiratorische CO_2-Spannung wurde wie die inspiratorische O_2-Konzentration[8] (F_IO_2 0,3-0,35) fortlaufend gemessen. Die Normoventilation wurde zudem durch wiederholte arterielle Blutgasanalysen (angestrebter arte-

---

[1] Hochgestellte Ziffern verweisen auf die in Kap. 7 aufgelisteten Geräte und Pharmaka; s. dort.

rieller CO_2-Partialdruck von 35-40 mmHg) überprüft. Über den Präparationszeitraum hinweg erhielten die Tiere nach Bedarf und klinischer Einschätzung zusätzlich Fentanyl (insgesamt 3-5 µg kg^{-1} i.v.). Physiologische Flüssigkeitsverluste (Perspiration, Nierenausscheidung) wurden durch periphere i.v.-Infusion einer bilanzierten Elektrolytlösung[9] (5-10 ml h^{-1} kg^{-1}) ausgeglichen, wobei bis zum eigentlichen Versuchsbeginn ein zentraler Venendruck von 8-10 cm H2O angestrebt wurde. Der Ausgleich der geschätzten Blutverluste während der Präparation sowie der ermittelten Verluste durch die Blutentnahmen (zusammen 150-300 ml) erfolgte mittels Infusion von 6 %iger Hydroxyäthylstärke[10]. Störungen des Säure-Basen- sowie Elektrolythaushaltes wurden vor Beginn der Untersuchungen korrigiert. Während der Präparationszeit wurde die rektale und ösophageale Temperatur (distales Ösophagusdrittel) der Tiere mit einem Thermofühler[11] abgegriffen und durch Infrarotstrahler[12] zwischen 37 und 38 °C konstant gehalten.

Versuchsreihe 2: Das Narkose-, Beatmungs- und Infusionsregime dieser Versuchsreihe entspricht im wesentlichen dem der Versuchsreihe 1. Die Narkose wurde mit Metomidat[1] eingeleitet (10 mg kg^{-1}) und aufrechterhalten (0,3-0,5 mg kg^{-1} min $^{-1}$ via Perfusor). Auf eine Beatmung mit N_2O wurde verzichtet. Die Tiere wurden mit einem Raumluft-O_2-Gemisch (4 l/min; F_IO_2 = 0,3-0,35) maschinell beatmet.[13] Eine Normoventilation wurde durch kontinuierliche kapnometrische[14] (endexspiratorischer CO_2-Partialdruck von 33-37 mmHg) und intermittierende blutgasanalytische Messungen (arterieller CO_2-Partialdruck von 35-40 mmHg) sichergestellt. Das durch den Verzicht von N_2O entstandene Analgesiedefizit wurde durch höhere Fentanyldosierungen (5-7 µg kg^{-1} i.v.) ausgeglichen. Vor Hautschnitt und vor Sternotomie erhielten die Tiere jeweils Fentanyl in einer Dosierung von 10 µg kg^{-1} über 60-120 s. Während der Präparationsphase wurde die rektale Temperatur der Tiere durch Verwendung von Infrarotstrahlern[15] sowie eines temperaturgeregelten Wasserbettes auf dem Op-Tisch jeweils zwischen 37 und 38 °C konstant gehalten.

2.1.3 Präparationen und Katheterisierungen

Um schmerzbedingte Einflüsse auf die Herz- und Kreislauffunktion sicher auszuschließen, wurden die Präparationsstellen zusätzlich mit einigen Millilitern 1 %iger Lidocainlösung[16] betäubt.

Versuchreihe 1: Die linke V. jugularis interna sowie die rechte und linke V. und A. femoralis wurden freigelegt und angeschlungen. Anschließend erfolgte unter Kontrolle des Drucksignals auf einem Monitor[17] die Plazierung der Gefäßkatheter in folgende Positionen:

a) Über die linke V. jugularis interna ein 5F- Swan-Ganz-Einschwemmkatheter[18] mit endständigem Thermistor in die A. pulmonalis (bis zur "wedge position") zur Messung der Pulmonalisdrücke und Herzzeitvolumina sowie zu Blutgasbestimmungen. Eine Heparin- 0,9 %ige NaCl-Lösung[19] mit einem konstanten Fluß von 2-3 ml/h über ein automatisches Spülsystem[20] diente zum Offenhalten des Katheters.

b) Von der linken A. femoralis ein Mikrotipkatheter[21] zur Messung des arteriellen Systemdrucks. Der Tipmanometerkatheter wurde unter Kontrolle der Druckkurvenform zunächst bis zur Aortenklappe vorgeschoben und dann in die Aortenwurzel zurückgezogen.

c) Über die rechte A. femoralis ein Hohlkatheter[22] in die Aorta ascendens zur Abnahme von arteriellen Blutproben. Der Katheter wurde mit einem Spülsystem[20] offengehalten, das eine heparinhaltige 0,9 %ige NaCl-Lösung[18] enthielt.

d) Von der linken V. femoralis ein Hohlkatheter[23] über die untere Hohlvene in den rechten Vorhof zur Druckmessung.

e) Von der rechten V. femoralis ein Hohlkatheter[23] in den rechten Vorhof zur Abnahme von Blutproben und zur Applikation von Infusionslösungen.

Alle Katheter wurden durch Nähte fixiert und die Wunden weitgehend verschlossen. Zusätzlich zu den flexiblen Temperatursonden im Ösophagus und Rektum wurde eine spitze Metallsonde[24] mit einem Thermistor an der Spitze 15 cm tief in die Skelettmuskulatur des rechten Hinterlaufes vorgeschoben. Versuchsaufbau und Plazierung der Katheter in Versuchsserie 1 sind zur Übersicht in Abb. 2.2 dargestellt. Die Zeit für Präparationen und Katheterisierungen betrug 60-90 min. Unmittelbar nach Plazierung aller Katheter erhielten die Tiere intravenös Heparin (Initialdosis:100 I.E. kg^{-1}; Repititionsdosis: ein Drittel der Intitialdosis · h^{-1}) im Bolus.

Versuchsreihe 2: Folgende Gefäße wurden präpariert: linke A. carotis, linke A. brachialis, rechte V. femoralis sowie rechte V. jugularis und linke A. femoralis jeweils mit Seitenästen. Gleichzeitig wurde die rechte A. femoralis auf einer Strecke von 1-2 cm freigelegt. Ein passender elektromagnetischer Flußmeßkopf[25] wurde um das Gefäß angelegt und fixiert (Abb. 2.3). In Rückenlage wurden die Tiere sternotomiert und das Perikard unter Schonung von Nerven und Gefäßen inzidiert. Der R. interventricularis

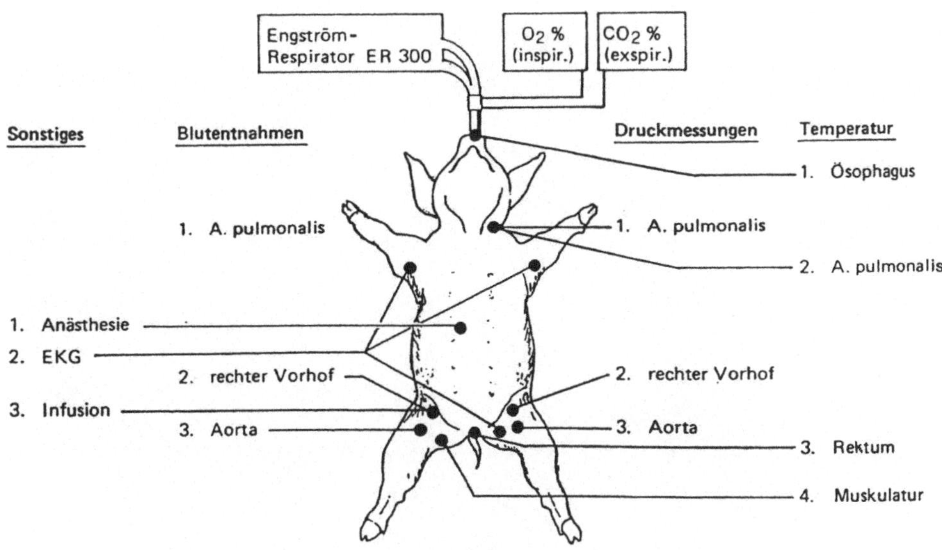

Abb. 2.2. Versuchsaufbau der Versuchsreihe 1

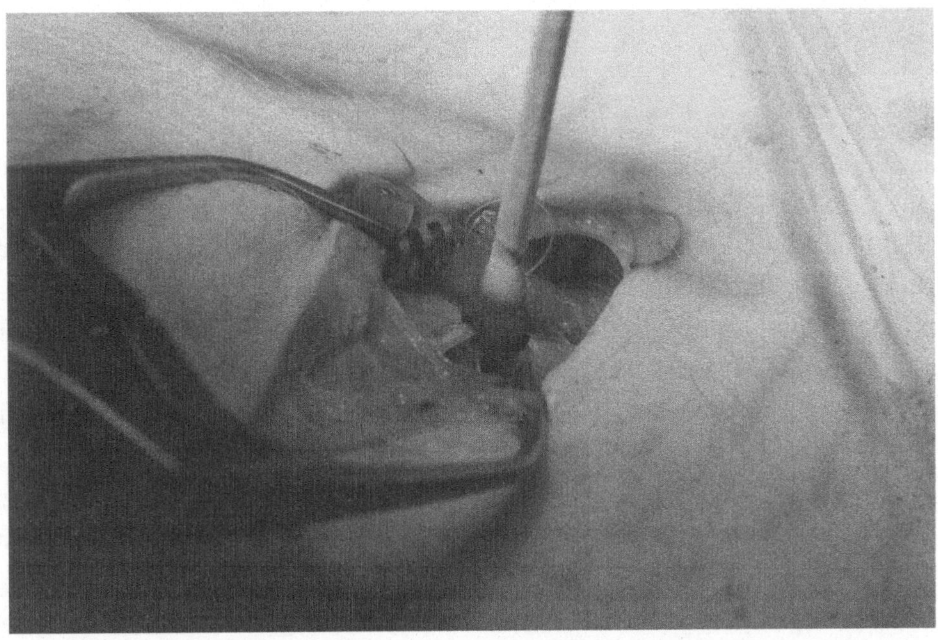

Abb. 2.3. Plazierung eines elektromagnetischen Flußmeßkopfes um die A. femoralis dextra

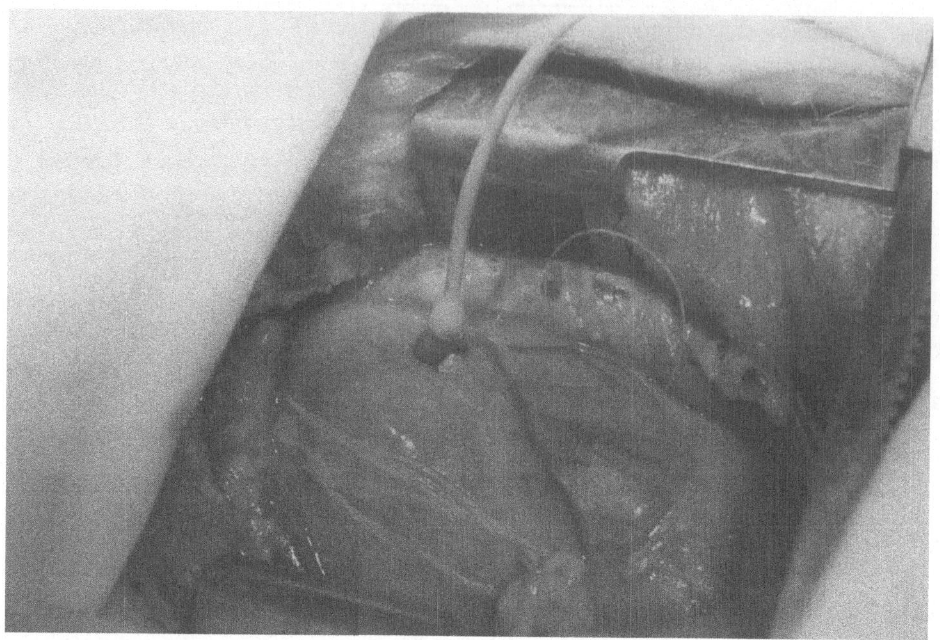

Abb. 2.4. Plazierung eines elektromagnetischen Flußmeßkopfes um die A. coronaria sinistra (R. interventricularis anterior)

anterior (descendens) der linken Koronararterie wurde soweit wie möglich proximal auf einer Strecke von etwa 1 cm freipräpariert und um das Gefäß ein elektromagneti- scher Flußaufnehmer[25] angelegt (Abb. 2.4). Anschließend erfolgte unter Röntgen- und Drucksignalkontrolle die Plazierung der Katheter in folgenden Positionen:

a) Von der linken A. carotis ein Kathetertipmanometer[21] mit Lumen zur Messung der linksventrikulären Drücke.

b) Von der linken A. brachialis ein Hohlkatheter[26] in die Aorta zurEntnahme arterieller Blutproben.

c) Über die V. jugularis dextra ein Hohlkatheter[26] in den Sinus coronarius (V. cordis magna) zur Entnahme koronarvenöser Blutproben. Das Einführen des Katheters in den Koronarvenensinus erfolgte unter manueller Kontrolle, die genaue Plazierung durch Palpation, Inspektion, Röntgenkontrolle und Blutgasmessung. Die Katheter- spitze lag in der großen Herzvene am fast rechtwinkelig abzweigenden Beginn der V. interventricularis anterior.

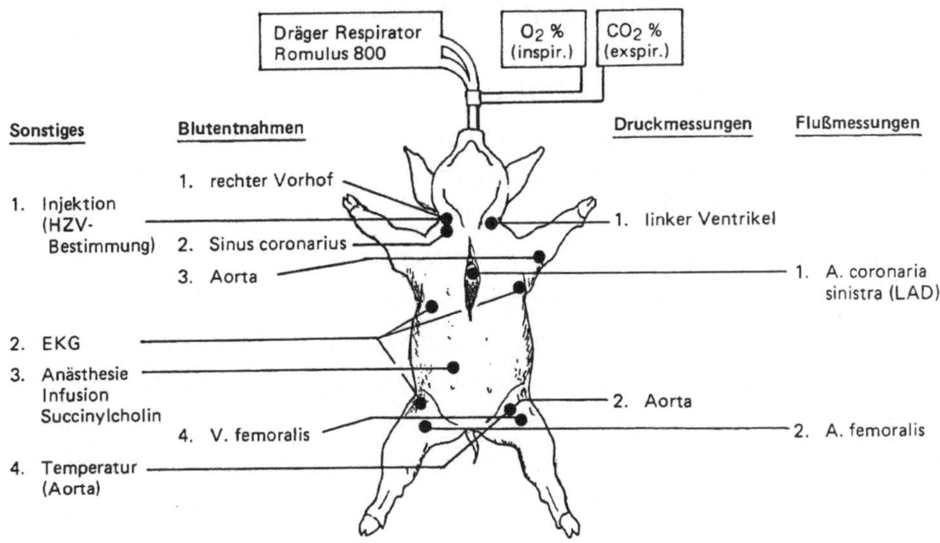

Abb. 2.5. Versuchsaufbau der Versuchsreihe 2

d) Von einem Seitenast der V. jugularis dextra ein Hohlkatheter[22] in die V. cava superior vor dem rechten Herzvorhof zur Entnahme zentralvenöser Blutproben sowie zur Injektion von eiskalter Ringer-Lösung für die Bestimmung des Herzzeitvolumens.

e) Vom Hauptast der linken A. femoralis ein Mikrotipkatheter[21] zur Messung der Aortendrücke.

f) Von einem Seitenast der A. femoralis sinistra eine Thermistorsonde[27] in die Aorta ascendens zur Messung der zentralen Bluttemperatur und des Herzzeitvolumens nach der Kälteverdünnungsmethode.

g) In die linke V. femoralis ein Hohlkatheter[22] zur Entnahme periphervenöser Blutproben.

Die Blutentnahmekatheter in der Aorta, im Sinus coronarius und in der V. femoralis wurden über ein automatisches Spülsystem[19,20] offengehalten. Zur Antikoagulation wurde den Tieren intravenös Heparin (Initialdosis: 100 I.E. kg^{-1}; Repititionsdosis: ein Drittel der Intitialdosis h^{-1}) appliziert. Die Einzelheiten des Vorgehens sind in Abb. 2.5 dargestellt.

2.1.4 Messung der hämodynamischen Parameter

Versuchsreihe 1: Zur Messung der Drücke im rechten Vorhof und in der A. pulmonalis wurden die mit NaCl-Lösung gefüllten Katheter an geeichte (Eichung mittels Gauer-Quecksilbermanometer) Statham-Transducer[28] angeschlossen. Die Signale wurden über Druckmeßbrücken[29] verstärkt. Die über Kathetertipmanometer gemessenen Drücke in der Aorta wurden ebenfalls über eine entsprechende Druckmeßbrücke verstärkt und wie sämtliche Drucksignale zur On-line-Überwachung auf Monitoren[17] dargestellt. Bei den in beiden Versuchsreihen eingesetzten Katheter-Tipmanometern handelte es sich um Systeme mit hoher Eigenschwingungszahl, die bis zu einer Frequenz von mehr als 16 kHz keinen Amplitudenabfall aufweisen. Dadurch wurde die Voraussetzung für eine einwandfreie Ableitung der Meßsignale sowie der Größe dp/dt erfüllt. Die Herzstromkurve wurde durch Ableitung eines Elektrokardiogramms, das annähernd einer 2. Extremitätenableitung entsprach, überwacht. Die Herzfrequenz wurde aus dem aortalen Drucksignal bzw. aus der R-Zacke des Elektrokardiogramms ermittelt, wobei aus jeweils 2 aufeinanderfolgenden Signalen automatisch[17] die Minutenfrequenz errechnet wurde. Die mittleren Drücke in Aorta, Pulmonalarterie und rechtem Vorhof wurden elektronisch[17] integriert und die auf dem Oszilloskopschirm dargestellten Werte (einschließlich der Temperaturmeßwerte) zu den vorgegebenen Zeitpunkten in das jeweilige Versuchsprotokoll eingetragen. Alle Signale einschließlich EKG und endexspiratorischem CO_2-Partialdruck wurden auf Magnetband[30] zur ergänzenden "Off-line-Analyse" gespeichert.

Das Herzzeitvolumen (HZV) wurde mit der Thermodilutionsmethode in l/min gemessen[31]. Die Injektatsonde lag dabei zusammen mit der Injektionsspritze im Kältemedium (physiologische Kochsalzlösung), das konstant auf 0-1 °C gehalten wurde. Die Bolus-injektion des Kältemediums erfolgte durch den Swan-Ganz-Katheter mit bekanntem Volumen in den rechten Vorhof. Aus der vom Gerät gespeicherten Dilutionskurve wurde das HZV durch einen Mikroprozessor nach folgender Formel berechnet: $HZV = k\,[V_i(T_b\text{-}T_i)/F]$, wobei F Temperatur-Zeit-Fläche, V_i injiziertes Volumen, $T_b\text{-}T_i$ Temperaturdifferenz zwischen Blut und Injektat, k Proportionalitätsfaktor bedeutet. Dabei wurde ein Kurvenanteil von 30 % der Dilutionskurve integriert und aufgrund des Dilutionskurvenanteils zwischen 30 und 50 % exponentiell extrapoliert. Es wurden zu den vorgegebenen Zeitpunkten jeweils Dreifachbestimmungen durchgeführt und deren Ergebnis gemittelt. Bei Abweichungen von mehr als ± 15 % wurden die Ergebnisse verworfen und eine neue Bestimmung durchgeführt. Die gemessenen Werte wurden zusammen mit der in der A. pulmonalis gemessenen Bluttemperatur in das Versuchs-protokoll eingetragen.

Versuchsreihe 2: Die Blutströmungen im R. interventricularis anterior der A. coronaria sinistra und in der A. femoralis dextra wurden mit elektromagnetischen Flowmetern[25] gemessen. Die so gewonnenen Meßimpulse wurden mittels spezieller Flußmeßbrücken[32] verstärkt. Alle Flüsse wurden als Mittelfluß registriert. Auf dem Monitor[33] wurden die Flüsse phasisch dargestellt, um die Qualität des Signals zu prüfen und während des Versuches zu überwachen.

Die Kathetertipmanometer im linken Ventrikel und in der Aorta waren an Meßbrücken[34] angeschlossen, die sich in einem Meßschrank[33] befanden. Die Änderungen der linksventrikulären Druckanstiegsgeschwindigkeit (dp/dt_{max}) wurden mittels direkter elektronischer Differenzierung[33] der Meßimpulse der linksventrikulären Druckwerte erfaßt. Das EKG (näherungsweise Extremitätenableitung II) wurde über Nadelelektroden abgeleitet und die Herzfrequenz elektronisch[33] aus dem Abstand der R-Zacken des EKG ermittelt. Das Herzzeitvolumen wurde mit der Kälteverdünnungsmethode nach *Slama* u. *Piiper* [139, 395] mittels eines HZV-Computers[31] bestimmt. Wie in der Versuchserie 1 erfolgten zu vorgegebenen Zeitpunkten kurz hintereinander jeweils 3 Kälteinjektionen (8,5 ml physiologische Kochsalzlösung von 0-1 °C) in den rechten Vorhof. Von einem Drucker[35] wurden die von dem HZV-Computer ermittelten HZV-Werte einschließlich der in der Aorta gemessenen Bluttemperaturwerte automatisch nach jeder Kälteinjektion dokumentiert.

Alle gewonnenen Meßsignale (abgesehen von HZV und zentraler Bluttemperatur) wurden während der Versuche fortlaufend auf einem Bildschirm[33] dargestellt und mit einem 8-Kanal-Thermoschreiber[36] bei unterschiedlichen Papiervorschubgeschwindigkeiten (maximal 50 mm s^{-1}) registriert. Eichcharakteristik und Linearität sämtlicher Druck- und Flußmeßsysteme sowie der Auswert- und Registriereinheit wurden vor und nach jedem Versuch nach entsprechender Warmlaufzeit überprüft. Die Eichsignale wurden auf dem Originalausschrieb vor und nach jedem Versuch registriert. Die Eichung der Tipkatheter erfolgte als Eichung der gesamten Meßkette mittels eines Gauer-Quecksilbermanometers[37] mit Druckkammer für Tipkatheter. Ein Teil der Meßwerte wurde mit einer Rechenanlage[38] kontinuierlich (bzw. zu vorgewählten Zeitpunkten) aufgenommen, automatisch ausgedruckt[39] und gleichzeitig auf einem Bildschirm dargestellt.

2.1.5 Messung der Laborparameter

Versuchsreihe 1: Zu vorgegebenen Zeitpunkten wurden mit heparinisierten Plastik-
spritzen zentralvenöse und arterielle Blutproben zur Bestimmung der Blutgase sowie
der Säure-Basen-Parameter simultan entnommen und mit einem halbautomatischen
Analysegerät sofort untersucht[40,41]. Ebenfalls zeitgleich wurden aus den genannten
Entnahmestellen Blutproben zur Bestimmung von Adrenalin und Noradrenalin abge-
zogen. Die Bestimmung der Plasmakatecholaminkonzentrationen [38] erfolgte mittels
elektrochemischer Detektion (ECD) nach Trennung durch Hochdruckflüssigkeits-
chromatographie ("high pressure liquid chromatography", HPLC). Aus arteriellen
Blutproben wurden darüberhinaus die Serumelektrolytkonzentrationen mittels ISE-
Methode (Natrium, Kalium; Elektrolytanalysator AVL) , Flammenphotometrie (Ge-
samtkalzium; Eppendorf-Photometer) bzw. Absorptionsphotometrie (Gesamtmagne-
sium; Eppendorf-Photometer) bestimmt. Die Substratbestimmungen aus arteriellen
Blutproben erfolgten mit einem enzymatischen Verfahren. Die Konzentrationen von
Glukose[42] wurden nach der Hexokinasemethode und die von Laktat[43] bzw. Pyruvat[44]
nach der Methode von *Bergmeyer* [24] gemessen.

Versuchsreihe 2: Zur Bestimmung von O_2-Verbrauch, CO_2-Produktion, Substrataufnahme sowie von H^+-Ionen-, Elektrolyt- und Katecholaminfreisetzung am Herzen
(linker Ventrikel) und Skelettmuskel (Hinterlauf) wurden zeitgleich arterielle und
regionalvenöse Messungen von
a) Blutgasen[45, 46] ,
b) Glukose, Laktat, freie (unveresterte) Fettsäuren,
c) Natrium, Kalium, Kalzium, Magnesium sowie von
d) Noradrenalin und Adrenalin
durchgeführt und deren arteriokoronarvenöse (Abb. 2.6) bzw. arterioperiphervenöse
Differenzen ermittelt.

Dazu lag - wie unter 2.1.3 beschrieben - jeweils ein Hohlkatheter im Aortenbogen, im
Sinus coronarius (V. cordis magna) und in der V. femoralis. Zusätzlich wurden aus zentralvenösen (Hohlkather am Eingang des rechten Vorhofes) Blutproben die Blutgase
bestimmt[45, 46]. Basenüberschuß und Bikarbonat wurden automatisch berechnet. Die
freien Fettsäuren[47] wurden mittels Absorptionsphotometrie nach dem Prinzip von
Shimizu [394] gemessen, während Glukose, Laktat und Elektrolyte sowie die Katecholamine nach den schon zuvor (Versuchsreihe 1) genannten Methoden bestimmt
wurden.

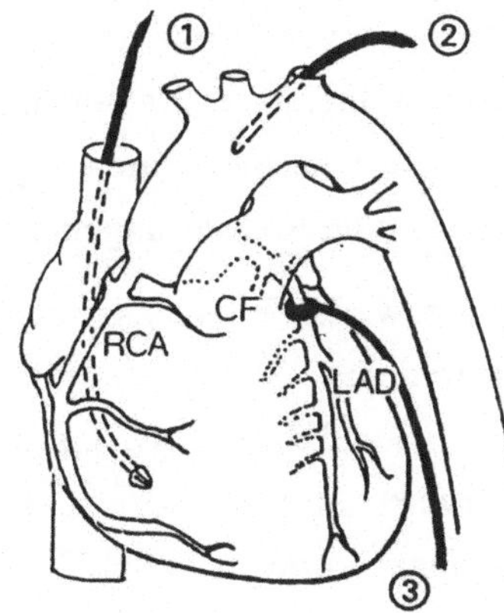

Abb. 2.6. Blutentnahmen zur Messung metabolischer Parameter am Herzen

2.1.6 Ablauf der Untersuchungen

Versuchsreihe 1: Nach Abschluß der Präparationen und Katheterisierungen sowie Korrektur von Abweichungen der Blutgase, Säure-Basen-Parameter und Elektrolyte wurde für mindestens 30 min ein "Steady-state" eingehalten und sodann der Ausgangsstatus erhoben (Meßpunkt "0 min"). Anschließend erfolgte die Zufuhr von 1 Vol.-% Halothan[48] zusammen mit dem N_2O-O_2-Gemisch über einen Verdampfer[49]. Die Ventilation wurde während der gesamten Versuchsdauer nicht geändert. Die weiteren Messungen (Meßpunkt "10 min" , "20 min" usw.) erfolgten in Abständen von jeweils 10 min.

Versuchsreihe 2: Der Ablauf der Untersuchungen entspricht im wesentlichen dem der Versuchsreihe 1. In Abweichung davon wurde diesen Tieren 15 min nach Beginn der Halothanzufuhr Succinylcholin[50] (3 mg kg⁻¹) intravenös appliziert. Zudem wurde die Versuchsdauer auf 90 min ausgedehnt, um auch das Finalstadium bei akuter Hyperthermiekrise erfassen zu können.

2.1.7 Auswertung, Berechnung und Statistik

Versuchsreihe 1: Untersucht wurden insgesamt 23 Schweine. Ausgewertet wurden 21 Versuche, davon 14 mit MHS- und 7 mit nMHS-Schweinen, also nur Tiere, die die vorgesehene Halothanexpositionsdauer von 1 h überlebt hatten. 2 MHS-Schweine verstarben vorzeitig (8 und 23 min nach Beginn der Halothanzufuhr) aus kardialer Ursache (Kammerflimmern), ohne das Vollbild einer akuten Hyperthermiekrise entwickelt zu haben. Diese Versuche wurden in die Auswertung nicht mit einbezogen.

Aus den Originalregistrierungen bzw. den Versuchs- und Laborprotokollen wurden folgende Meßdaten direkt entnommen:

a) Hämodynamische Parameter: Herzfrequenz (HF), systolischer arterieller (bzw. Aorten-) Druck (SAP), diastolischer arterieller Druck (DAP), mittlerer arterieller Druck (MAP), systolischer pulmonalarterieller Druck (SPAP), diastolischer pulmonalarterieller Druck (DPAP), mittlerer pulmonalarterieller Druck (MPAP), mittlerer pulmonal-kapillärer Verschlußdruck (PCWP), mittlerer rechter Vorhofdruck (RAP) und Herzzeitvolumen (HZV);

b) Laborparameter: O_2-Partialdruck (pO_2), CO_2-Partialdruck (pCO_2), O_2-Sättigung (SO_2), Hämoglobin-Konzentration (Hb), pH, Bicarbonat, Basenüberschuß (BE), Natrium (Na^+), Kalium (K^+), Kalzium (Ca), Magnesium (Mg), Laktat, Pyruvat, Glukose, Noradrenalin (NA), Adrenalin (A);

c) weitere Parameter: rektale Temperatur (T_R), ösophageale Temperatur (T_{OES}), Bluttemperatur in der A. pulmonalis (T_B), Muskeltemperatur (T_M).

Zusätzlich wurden aus den direkt ermittelten Parametern die in Tabelle 2.1 aufgeführten Größen rechnerisch abgeleitet. Der Herzzeitvolumen ("Cardiac-Index", CI) ergab sich aus HZV, dividiert durch kg Körpergewicht ($ml\ min^{-1}\ kg^{-1}$) und der Schlagvolumenindex (SVI) aus CI dividiert durch die Herzfrequenz. Der O_2-Gehalt wurde aus dem Produkt von Hämoglobingehalt, Hüfner-Zahl (1,39 ml O_2/ g Hb Schweine-blut) und O_2-Sättigung bei Berücksichtigung des physikalisch gelösten O_2-Anteils (0,003 Vol.-% / O_2-Partialdruck bei 37 °C in mmHg) errechnet. Der CO_2-Gehalt wurde wie folgt rechnerisch abgeleitet [230]: (35 · log CO_2-Partialdruck)-2,235-(0,06 · O_2-Sättigung). Der O_2-Verbrauch und die CO_2-Produktion des gesamten Organismus wurden nach dem Fickschen Prinzip aus arteriogemischtvenöser O_2- bzw. CO_2-Gehaltsdifferenz und Herzzeitvolumenindex bestimmt. Die Extraktionsrate für O_2 ergab sich aus der arterio-gemischtvenösen O_2-Gehaltsdifferenz (* 100), dividiert durch den arteriellen O_2-Gehalt. Da zwischen den MHS- und den nMHS-Schweinen rassenspezifische Gewichtsunterschiede (bei gleichem Alter der Tiere) bestehen können, wurden die errechneten Größen nach Möglichkeit auf das Körpergewicht (kg^{-1}) bezogen. Daher wurden auch die Strombahnwiderstände nach Division durch das Körpergewicht als Widerstandsindizes angegeben [221].

Tabelle 2.1. Berechnete Größen der Versuchsreihe 1

Gesamtwiderstand im Systemkreislauf	**TSR**	=	$\dfrac{MAP - RAP}{CI}$	[mmHg l^{-1} min kg]
Gesamtwiderstand im Lungenkreislauf	**TPR**	=	$\dfrac{MPAP - PCWP}{CI}$	[mmHg l^{-1} min kg]
Rechtskardialer Leistungsindex	**RCWI**	=	$CI \cdot MPAP \cdot 133$	[mJ min^{-1} kg^{-1}]
Linkskardialer Leistungsindex	**LCWI**	=	$CI \cdot MAP \cdot 133$	[mJ min^{-1} kg^{-1}]
Rechtsventrikulärer Schlagarbeitsindex	**RVSWI**	=	$SVI \cdot MPAP \cdot 133$	[mJ kg^{-1}]
Linksventrikulärer Schlagarbeitsindex	**LVSWI**	=	$SVI \cdot MAP \cdot 133$	[mJ kg^{-1}]
Arteriozentralvenöse O_2-Gehaltsdifferenz	**avDO$_2$**	=	$CaO_2 - CvO_2$	[ml $\cdot$ 100 ml^{-1}]
O_2-Angebot	**AO$_2$**	=	$CI \cdot CaO_2$	[ml min^{-1} kg^{-1}]
O_2-Extraktionsrate	**ERO$_2$**	=	$\dfrac{avDO_2}{CaO_2} \cdot 100$	[%]
O_2-Verbrauch	**$\dot{V}O_2$**	=	$CI \cdot avDO_2 \cdot 10$	[ml min^{-1} kg^{-1}]
Arteriozentralvenöse CO_2-Gehaltsdifferenz	**avDCO$_2$**	=	$CaCO_2 - CvCO_2$	[ml $\cdot$ 100 ml^{-1}]
CO_2-Produktion	**$\dot{V}CO_2$**	=	$CI \cdot avDCO_2 \cdot 10$	[ml min^{-1} kg^{-1}]
Respiratorischer Quotient	**RQ**	=	$\dfrac{\dot{V}CO_2}{\dot{V}O_2}$	

MAP mittlerer arterieller Druck, *RAP* mittlerer rechter Vorhofdruck, *MPAP* mittlerer pulmonalarterieller Druck, *PCWP* pulmonalkapillärer Verschlußdruck, *CI* Herzzeitvolumenindex, *SVI* Schlagvolumenindex, *C* Gehalt, *a* arteriell, *v* zentralvenös

Von allen Meß- und Rechengrößen wurde der arithmetische Mittelwert und der mittlere Fehler des Mittelwertes (SEM) berechnet. Prüfungen auf Normalverteilung wurden mit Hilfe des Kolmogoroff-Smirnoff-Tests durchgeführt. Zur Untersuchung auf statistische Unterschiede gegenüber dem Kontroll- bzw. Ausgangswert wurde der Student-t-Test für verbundene Stichproben herangezogen. Für statistische Unterschiede zwi-

Tabelle 2.2. Berechnete Größen der Versuchsreihe 2 - Myokard (linker Ventrikel)

Koronarer Gefäßwiderstand	**CVR**	$= \dfrac{MDAP}{MBF}$	[mmHg ml^{-1} min]
Arteriokoronarvenöse O_2-Gehaltsdifferenz	**acDO$_2$**	$= CaO_2 - CcO_2$	[ml · 100 ml^{-1}]
Myokardiales O_2-Angebot	**MAO$_2$**	$= MBF · CaO_2 · 0,01$	[ml min^{-1}]
Myokardiale O_2-Extraktionsrate	**MERO$_2$**	$= \dfrac{acDO_2}{CaO_2} · 100$	[%]
Myokardialer O_2-Verbrauch	**M$\dot{V}$O$_2$**	$= MBF · acDO_2 · 0,01$	[ml min^{-1}]
Arteriokoronarvenöse CO_2-Gehaltsdifferenz	**acDCO$_2$**	$= CaCO_2 - CcCO_2$	[ml · 100 ml^{-1}]
Myokardiale CO_2-Produktion	**M$\dot{V}$CO$_2$**	$= MBF · acDCO_2 · 0,01$	[ml min^{-1}]
Myokardialer respiratorischer Quotient	**MRQ**	$= \dfrac{M\dot{V}CO_2}{M\dot{V}O_2}$	

MDAP mittlerer diastolischer Aortendruck, *MBF* mittlerer Fluß in der A. coronaria, *C* Gehalt, *a* arteriell, *c* koronarvenös

schen beiden Gruppen (MHS vs. nMHS) wurde der Student-t-Test für unabhängige Wertepaare verwendet. Als signifikant wurden hierbei Unterschiede ab 5 % Irrtumswahrscheinlichkeit (p < 0,05) angesehen.

Versuchsreihe 2: Untersucht wurden hier 24 Schweine. 4 MHS-Schweine verstarben vorzeitig aus kardialer Ursache, davon 2 unmittelbar nach Succinylcholingabe infolge Kammerflimmerns, so daß insgesamt 20 Versuche (12 MHS- und 8 nMHS-Schweine) ausgewertet werden konnten.

Aus den Originalregistrierungen (einschließlich den "One-line-Rechnerausdrucken") bzw. den Versuchs- und Laborprotokollen wurden folgende Meßdaten direkt entnommen:
a) Hämodynamische Parameter: Herzfrequenz (HF), mittlerer Fluß in der A. femoralis (PBF), mittlerer Fluß in der A. coronaria (MBF), systolischer Aortendruck (SAP), diastolischer Aortendruck (DAP), mittlerer Aortendruck (MAP), linksventrikulärer

Tabelle 2.3. Berechnete Größen der Versuchsreihe 2 - Skelettmuskulatur (Hinterlauf)

Peripherer Gefäßwiderstand	**PVR**	$\dfrac{MAP}{PBF}$	[mmHg ml^{-1} min]
Arterioperiphervenöse O_2-Gehaltsdifferenz	**apDO$_2$**	$CaO_2 - CpO_2$	[ml · 100 ml^{-1}]
Peripheres O_2-Angebot	**PAO$_2$**	$PBF · CaO_2 · 0{,}01$	[ml min^{-1}]
Periphere O_2-Extraktionsrate	**PERO$_2$**	$\dfrac{apDO_2}{CaO_2} · 100$	[%]
Peripherer O_2-Verbrauch	**PV̇O$_2$**	$PBF · apDO_2 · 0{,}01$	[ml min^{-1}]
Arterioperiphervenöse CO_2-Gehaltsdifferenz	**apDCO$_2$**	$CaCO_2 - CpCO_2$	[ml · 100 ml^{-1}]
Periphere CO_2-Produktion	**PV̇CO$_2$**	$PBF · apDCO_2 · 0{,}01$	[ml min^{-1}]
Peripherer respiratorischer Quotient	**PRQ**	$\dfrac{PV̇CO_2}{PV̇O_2}$	

MAP mittlerer systolischer Aortendruck, *PBF* mittlerer Fluß in der A. femoralis, *C* Gehalt, *a* arteriell, *p* periphervenös

Spitzendruck (LVP), linksventrikulärer enddiastolischer Druck (LVEDP), maximale linksventrikuläre Druckanstiegsgeschwindigkeit ($+ dp/dt_{max}$), maximale linksventrikuläre Druckabfallsgeschwindigkeit ($- dp/dt_{max}$), isovolumetrische Anspannungszeit (AT), Austreibungsszeit (ET), Relaxationszeit + Füllungszeit (RT + FT), Herzzeitvolumen (HZV);

b) *Laborparameter:* wie in Versuchsreihe 1; in Abweichung davon freie Fettsäuren (FFS) anstelle von Pyruvat;

c) *weitere Parameter:* Bluttemperatur in der Aorta (T B).

Aus den direkt ermittelten Daten wurden darüberhinaus die in den Tabellen 2.2 und 2.3 aufgeführten Größen errechnet. Die regionalen koronar- und peripherarteriellen Widerstände (CVR und PVR) errechneten sich aus dem mittleren diastolischen Aortendruck (MDAP) bzw. dem mittleren systolischen Aortendruck (MAP), dividiert durch den mittleren Blutfluß in der A. coronaria (MBF) bzw. in der A. femoralis (PBF). Da der mittlere Druck im rechten Vorhof relativ niedrig ist (insbesondere beim offenen

Thorax) und sich aus versuchstechnischen Gründen in dieser Versuchsserie nicht ermitteln ließ, wurde er für die Berechnung der Perfusionsdrücke vernachlässigt und die Aortendrücke allein in den Zähler gesetzt. Der mittlere diastolische Aortendruck wurde graphisch aus den Druckkurven entnommen. Die Bestimmung des Herzzeitvolumen- und Schlagvolumenindex sowie des koronar- bzw. periphervenösen O_2-Gehaltes erfolgte wie vorstehend beschrieben (Versuchsreihe 1). Der regionale myokardiale (linker Ventrikel) und regionale periphere (Skelettmuskulatur des Hinterlaufes) O_2-Verbrauch sowie die entsprechende CO_2-Produktion wurden nach dem Fickschen Prinzip aus arteriokoronar- bzw. periphervenöser O_2- bzw. CO_2-Gehaltsdifferenz und mittlerem Blutfluß in der A. coronaria bzw. in der A. femoralis bestimmt. Die regionale Aufnahme für Laktat, Glukose, freie Fettsäuren sowie für die Katecholamine im linken Ventrikel bzw. in der Skelettmuskulatur wurden ebenfalls dem Fickschen Prinzip entsprechend durch Multiplikation der arteriokoronar- bzw. arterioperiphervenösen Konzentrationsdifferenzen mit der Durchblutung in der A. coronaria bzw. A. femoralis errechnet.

Um den Einfluß der Vorlast auf den geschwindigkeitsbezogenen Kontraktilitätsparameter $+dp/dt_{max}$ zu reduzieren (siehe 2.1.8.), wurde als Kontraktilitätsindex der Quotient $+dp/dt_{max} \cdot IP^{-1}$ berechnet [242, 245]. Dabei wurde $+dp/dt_{max}$ dividiert durch die Hubhöhe des Kammerdrucks vom endsystolischen Druck bis zu dem Augenblick, da $+dp/dt_{max}$ erreicht war (IP). IP ("instantaneous pressure") wurde somit als Druckdifferenz zwischen LVEDP und demjenigen Druck auf der Kammerdruckkurve gemessen, in dem die steilste Tangente anzulegen war (Scheitelpunkt der Kurve der ersten Ableitung $+dp/dt$). Als Näherungswert für die Verkürzungsgeschwindigkeit des kontraktilen Elementes (VCE) wurde IP mit einer Konstante K zur Abschätzung der maximalen Verkürzungsgeschwindigkeit bei Nullast (V_{max}) multipliziert: $VCE = +dp/dt_{max} \cdot K^{-1} \cdot IP^{-1}$ [221]. Diese Konstante beträgt nach *Mason* 32 [272]. Ob diese Konstante während der MH eine Änderung erfährt, muß offenbleiben.

Das linksventrikuläre endsystolische Volumen (pro 100 g Ventrikelgewicht) wurde nach der von *Bretschneider et al.* [47] angegebenen dynamischen Berechnungsmethode mit Hilfe folgender Formel berechnet: LVESV/100 g Ventrikelgewicht $= LVP_{max} \cdot (\sqrt{+dp/dt_{max}})^{-1} \cdot 11$. Aus dem enddiastolischen Volumen/100 g und dem ebenfalls auf 100 g linken Ventrikel umgerechneten Schlagvolumen ließ sich das linksventrikuläre enddiastolische Volumen (LVEDV) ermitteln. Die Austreibungsfraktion des linken Ventrikels errechnete sich aus $EF = ((LVEDV\text{-}LVESV)/LVEDV) \cdot 100$ [33].

Für alle Meß- und Rechengrößen wurde der Mittelwert und der mittlere Fehler des Mittelwertes (SEM) bestimmt. Prüfungen auf Normalverteilung erfolgten mit Hilfe des Kolmogoroff-Smirnoff-Tests. Für den statistischen Vergleich innerhalb der Gruppen (MHS bzw. nMHS gegenüber Ausgangswert) wurde der t-Test nach Student für verbundene Stichproben verwendet. Für den Vergleich zwischen den Gruppen (MHS vs. nMHS) wurde der t-Test für unabhängige Stichproben nach Student benutzt. Bei allen Tests wurde das 5 %-Niveau als Signifikanzgrenze (p < 0,05) zugrundegelegt.

2.1.8 Kritik der Methoden

Basisnarkose: Für die Basisnarkose wurden in der Versuchsserie 1 neben N_2O, das im Gegensatz zu den volatilen Inhalationsnarkotika keine Triggerpotenz besitzt, ausschließlich Injektionsnarkotika verwendet. Die Injektionsnarkotika, insbesondere die Barbiturate, sind nach heutigem Wissen "sichere" Anästhetika und dürfen im Rahmen von Allgemeinanästhesien bei MH-disponierten Patienten angewandt werden. Für die Versuche der Serie 1 wurde das N-methylierte Oxybarbiturat Methohexital ausgewählt, das zu den ultrakurzwirkenden Barbituraten gehört und dadurch eine gute Narkosesteuerung erlaubt. Der Einsatz dieses Narkotikums führte bei den MHS-Schweinen allerdings zu einer unerwünschten Hinauszögerung der MH-Triggerung mit zum Teil sehr unterschiedlichen Latenzzeiten (20-50 min)bis zum Vollbild der MH-Krise. Dieser möglicherweise MH-protektive Effekt des Barbiturates war insofern unerwünscht, da die variierenden MH-Verläufe eine Systematisierung der MH-Effekte erschwerten. Bei den nachfolgenden Versuchen (Versuchsserie 2) wurde daher zur Aufrechterhaltung der Basisnarkose Metomidat verwendet, das in Vorversuchen keine entsprechende "Protektion" zeigte und das sich zudem als Abkömmling des Imidazol durch sein weitgehend kreislaufindifferentes Verhalten auszeichnete. Um die Inotropie des linken Ventrikels möglichst wenig zu beeinflussen, wurde in der Versuchsreihe zudem auf den Einsatz von N_2O verzichtet.

Triggeragenzien: Bei allen Versuchen wurde als Triggeragens das klinisch gebräuchliche Inhalationsnarkotikum Halothan eingesetzt, das in der Gruppe der halogenierten Kohlenwasserstoffe die höchste Triggerpotenz besitzt und in der Regel auch von anderen Untersuchern zur Auslösung einer MH bei Schweinen verwendet wird. Die Halothandosierung wurde in Vorversuchen ermittelt. Die gewählte Halothankonzentration von 1 Vol.-% erklärt sich aus den Anforderungen der Studie: Einerseits mußte bei den MHS-Schweinen eine möglichst hohe Halothankonzentration angestrebt werden, um eine MH-Krise zuverlässig auszulösen. Andererseits durfte die Halothankonzentration nicht zu hoch sein, um bei den nMHS-Schweinen (Kontrollgruppe) eine zu starke Beeinträchtigung des Herz-Kreislauf-Systems durch Halothan zu vermeiden. Eine exzessive Kreislaufdepression unter z. B. 2 Vol.-% Halothan hätte die angestrebte Versuchsdauer von 60 bzw. 90 min in Frage gestellt.

Regionale Blutflußmessungen: Die methodisch eleganten aber sehr aufwendigen "Entsättigungsverfahren", z.B. mit Fremdgasen wie Argon, sowie die Meßverfahren mit radioaktiv markierten oder farbigen Mikrosphären konnten in der vorliegenden Studie aus Gründen des Versuchsablaufes (10 Meßzeitpunkte im Abstand von 10 min) nicht Anwendung finden, da solche Methoden entweder nur unter Steady-state-Bedingungen durchführbar oder hinsichtlich der Anzahl von Meßpunkten eingeschränkt sind. Die hier gewählte Registrierung der Blutströmung mittels elektromagnetischer Flußmeßköpfe erfordert ein hohes Maß an Sorgfalt bei der Präparation sowie beim Anlegen des Meßkopfes an das Gefäß. Eine exakte Messung mit dieser Methode ist nur bei eng um die Gefäße anliegenden Elektroden (Meßköpfe mit zirkulärem Verschluß) möglich (Hugo Sachs Elektronik, Biomeßtechnik 1979). In Vorversuchen wurde die günstigste Position der Meßköpfe sowie die geeigneten Kaliber für den R. interventricularis anterior der A. coronaria sinistra (LAD) und die A. femoralis ermittelt.

Beide Meßorte ermöglichten lediglich die Bestimmung der regionalen Flüsse von Herz- und Skelettmuskulatur. Mit den beschriebenen Verfahren sind keine Aussagen über die Gesamtdurchblutung des linken Ventrikels möglich, jedoch gilt der regionale Fluß der LAD der linken Koronararterie als repräsentativ für die gesamte Perfusion des linken Ventrikels. Auf eine gewichtsbezogene Angabe der linksventrikulären Koronardurchblutung(z. B. bezogen auf 100 g Ventrikelgewicht) wurde verzichtet, da in Abhängigkeit vom individuellen Koronararterienversorgungstyp Teile des linken Ventrikels auch von den anderen Koronargefäßen (Ramus circumflexus, A. coronaria dextra) versorgt werden. Für die vorliegende Fragestellung interessierten zudem weniger die Absolutwerte für sich, als vielmehr das Verhalten der einzelnen (regional gemessenen) Parameter während der Hyperthermiekrise überhaupt. Der regionale Blutfluß sowie die daraus abgeleiteten Größen wie z.B. der regionale O_2-Verbrauch wurden deshalb als prozentuale Abweichungen von der Ausgangslage angegeben. Bei aller Variabilität der Ausprägung und des Verlaufes der 3 großen Koronararterien ist auch beim Schwein das Ausbreitungsgebiet des R. interventricularis anterior der linken Koronararterie am konstantesten, so daß die in der vorliegenden Arbeit gewählte Meßposition für die linksventrikuläre Koronardurchblutung - ganz abgesehen von versuchstechnischen bzw. präparatorischen Gesichtspunkten - sinnvoll erschien. Eine stabile und bei verschiedenen Schweinen vergleichbare Flußmeßkopfposition ließ sich am ehesten auch an der A. femoralis erreichen. O_2-Verbrauch, Substrataufnahme sowie Elektrolyt- und Katecholaminfreisetzung sind jeweils nur für den Anteil des linken Ventrikels bzw. den Anteil der Sklettmuskulatur im Hinterlauf repräsentativ, dessen Blut in die große Herzvene bzw. in die V. femoralis abfließt. So ist auch der Ausdruck "regionale" Aufnahme bzw. Freisetzung zu verstehen.

Bestimmung des O_2-Verbrauchs: Spirometrische Verfahren zur Messung des O_2-Verbrauches konnten in den Untersuchungen keine Anwendung finden, da im Verlauf des Hyperthermiegeschehens mit einer pulmonalen Vasokonstriktion und konsekutiven Minderperfusion der Lungen zu rechnen war. Außerdem war zu erwarten, daß eine im Rahmen des Skelettmuskelrigors auftretende Throraxwandrigidität die spirometrischen Messungen ungünstig beeinflußen würde. Aus diesen Gründen schien eine Messung des Gesamt-O_2-Verbrauches nach dem Fickschen Prinzip aus arteriozentralvenöser O_2-Gehaltsdifferenz und Herzzeitvolumen aussagekräftiger zu sein, ganz abgesehen davon, daß der regionale O_2-Verbrauch im Herz- und Skelettmuskel nach dem gleichen Prinzip zu bestimmen waren.

Herzkatheterisierung: Die Katheterisierung des kleinen und großen Kreislaufes wurde nach anerkannten Methoden vorgenommen [18]. Als Ausdruck der Kontraktionsdynamik des Herzens wurde die maximale linksventrikuläre Druckanstiegsgeschwindigkeit (dp/dt$_{max}$) gemessen. Dieser zuerst von *Gleason* u. *Braunwald* [142] benutzte und heute am häufigsten verwendete Parameter zur Beurteilung der Kontraktilität des linken Ventrikels erlaubt, obwohl er direkt mit der Kontraktilität des Ventrikels korreliert, nur dann eine absolute Aussage über den myokardialen Kontraktilitätszustand, wenn Vorlast, Nachlast und Herzfrequenz konstant gehalten werden [272, 339, 434]. Diese Bedingungen, die z. B. am isolierten Herzen eingehalten werden können, waren in den vorliegenden Untersuchungen nicht gegeben. Unter Berücksichtigung von Vorbelastung (LVEDP, LVEDV), Nachbelastung (MAP) und Herzfrequenz kann die Veränderung der maximalen linksventrikulären Druckanstiegsgeschwindigkeit jedoch unter In-vivo-Bedingungen als gutes Maß zur Beschreibung von Änderungen der Verkürzungsgeschwindigkeit der kontraktilen Elemente benutzt werden [44, 137, 192, 271].

Als die z. Z. bestmögliche Annäherung zur Charakterisierung der Kontraktilität wird heute die Verkürzungsgeschwindigkeit des kontraktilen Elementes als Begriff aus der Physiologie des Skelettmuskels auf den Herzmuskel unter In-vivo-Bedingungen übertragen. Das eigentliche Maß, die maximale Verkürzungsgeschwindigkeit bei Belastung 0 (V_{max}), kann unter In-vivo-Bedingungen nicht gemessen, allenfalls mittels Extrapolation und unter Annahme mehrerer Voraussetzungen näherungsweise gewonnen werden. Durch Normierung des Index + dp/dt_{max} auf den instantanen Druck (IP) kann seine Aussage verbessert werden [391, 392, 432]. Da die Druckmessung während der isovolumetrischen Phase der Ventrikelkontraktion vorgenommen wird und in dieser Phase des Herzzyklus die Druckänderung in enger Beziehung zur Verkürzungsgeschwindigkeit des kontraktilen Elementes steht, haben "geschwindigkeitsbezogene Kontraktilitätsindizes der isovolumetrischen Phase" für Untersuchungen am "Herzen in situ" weitgehend Anerkennung gefunden.

Der Herzeitvolumenindex ("cardiac index"), definiert als das pro Zeiteinheit vom Herzen in die Aorta ausgeworfene und jeweils in Relation zum Körpergewicht gestellte Blutvolumen, erlaubt zwar keine wesentliche Aussage hinsichtlich der aktuellen myokardialen Kontraktilität, wohl aber eine ausgezeichnete Beurteilung der Pumpleistung des Herzens [43, 232]. Dieser rechnerisch abgeleiteten Meßgröße kommt im Rahmen der Einschätzung des kardialen Funktionszustandes eine wichtige Bedeutung zu, da die entscheidende Funktionsaufgabe des Herzens die Aufrechterhaltung der Zirkulation des Blutes ist [122]. Die Fehlerbreite der hier zur Messung des Herzzeitvolumens angewandten Kälteverdünnungsmethode liegt bei etwa 10 %, wenn bestimmte Fehlerquellen ausgeschaltet werden [139, 304].

2.2   Ergebnisse

2.2.1 Ergebnisse an nichtthorakotomierten Schweinen (Versuchsreihe 1)

Temperatur

Die Verläufe der bei den nMHS- und MHS-Schweinen im Skelettmuskel (Hinterlauf), Rektum und Ösophagus sowie im Blut der in der A. pulmonalis gemessenen Temperaturen sind in Abb. 2.7 dargestellt. Die von diesen 4 unterschiedlichen Meßorten registrierten Temperaturen zeigten vor Halothanapplikation keine signifikanten Unterschie-

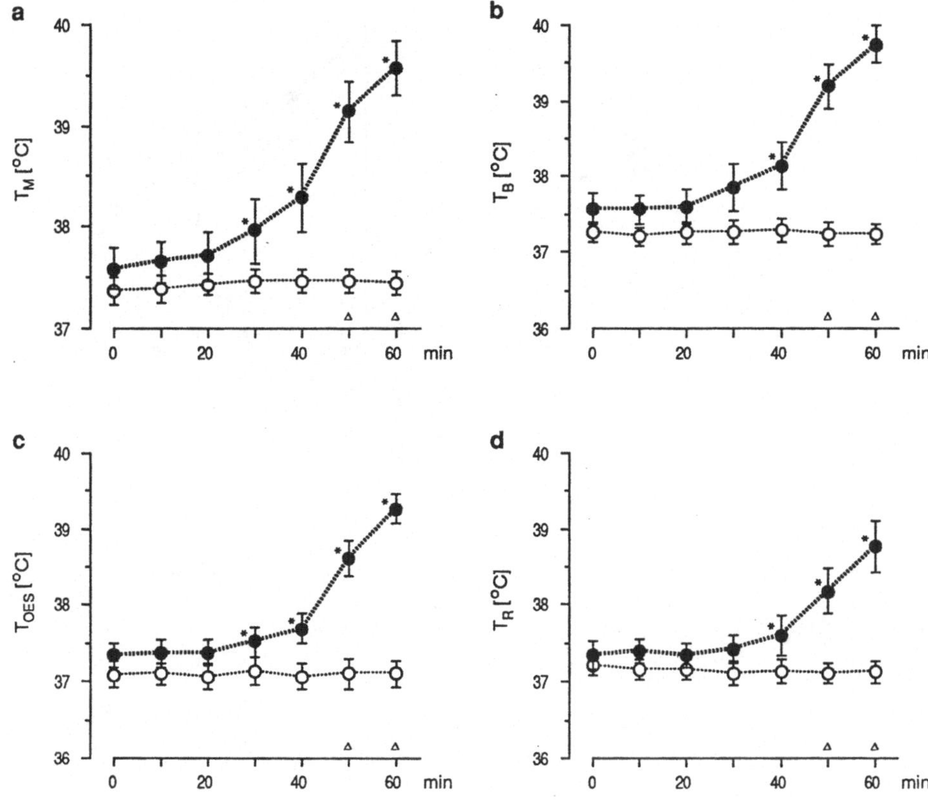

Abb. 2.7. a Temperatur in der Skelettmuskulatur des rechten Hinterlaufes (T_M), **b** im Blut der A. pulmonalis (T_B), **c** im Ösophagus (T_{OES}), **d** im Rectum (T_R) bei nMHS- ($\circ$; n = 7) und MHS-Schweinen (●; n = 14) unter 60minütiger Halothanexposition (1 Vol.-%). * p < 0,05 gegenüber Ausgangslage vor Halothanexposition (0 min), ᐃ p < 0,05 zwischen den Gruppen

de zwischen beiden Gruppen. Während die Temperaturen unter Halothanexposition bei den nMHS-Schweinen unverändert blieben, waren bei den MHS-Schweinen im Rahmen der MH-Krise deutliche Temperaturanstiege zu beobachten. Der erste signifikante Temperaturanstieg (Signifikanztest für unverbundene Stichproben) war im Skelettmuskel und im Ösophagus 30 min nach Beginn der Halothanzufuhr nachzuweisen. Innerhalb des 60 minütigen Beobachtungszeitraumes stiegen die Temperaturen im Skelettmuskel von 37,6 ± 0,2 auf 39,6 ± 0,2 °C, im Ösophagus von 37,3 ± 0,2 auf 39,3 ± 0,2 °C, im Blut der A. pulmonalis von 37,6 ± 0,2 auf 39,8 ± 0,3 °C und im Rectum von 37,3 ± 0,2 auf 38,8 ± 0,3 °C.

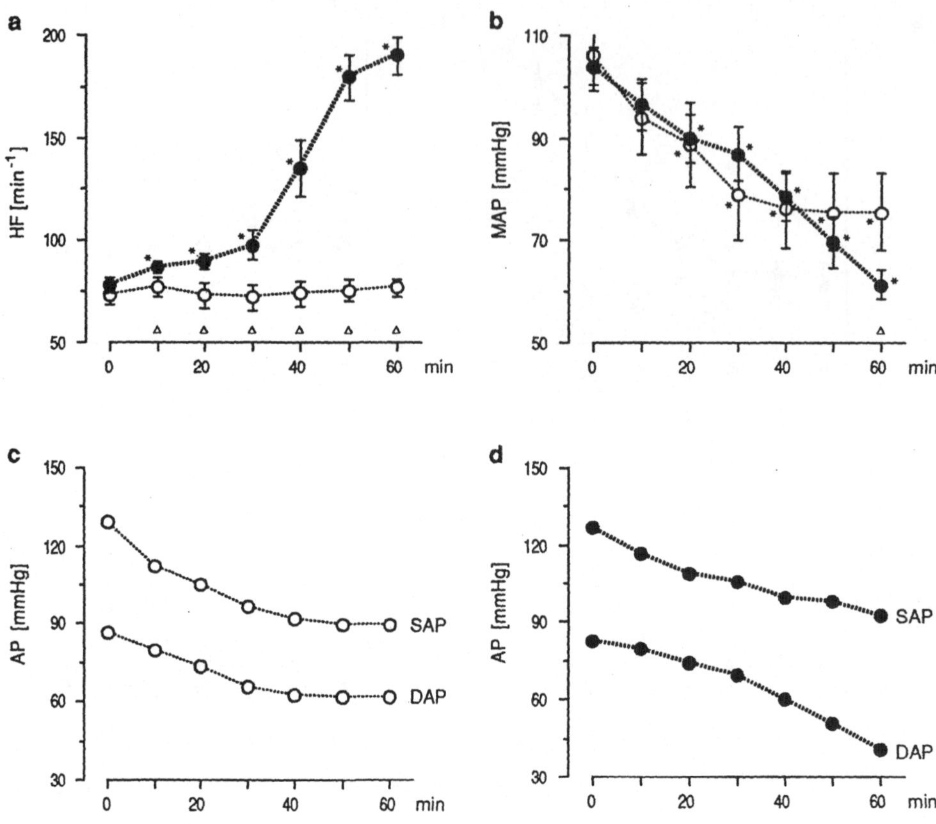

Abb. 2.8. **a** Herzfrequenz *(HF)*, **b** mittlerer arterieller Druck *(MAP)*, **c, d** systolischer arterieller Druck *(SAP)* und diastolischer arterieller Druck *(DAP)* bei nMHS- (○ ; n = 7) und MHS-Schwei-nen (●; n = 14) unter 60minütiger Halothanexposition (1 Vol.-%). Darstellung der Mittelwerte ohne Angabe von SEM in c und d. * p < 0,05 gegenüber Ausgangslage vor Halothanexposition (0 min), ▵ p < 0,05 zwischen den Gruppen

Hämodynamik

Herzfrequenz und systemischer Blutdruck: Vor Halothanexposition (0 min) wiesen die Herzfrequenz und der in der Aorta gemessene Blutdruck keine signifikanten Unterschiede zwischen beiden Gruppen auf. Unter Halothannarkose zeigten die MHS-Schweine bereits nach 10 min einen signifikanten Anstieg der Herzfrequenz. Innerhalb der Versuchsdauer stieg die Herzfrequenz um ca. 150 % (von 78 ± 4 auf $190 \pm 9\,\text{min}^{-1}$) an. Bei den nMHS-Tieren ließ sich unter Halothan keine signifikante Änderung der Herzfrequenz nachweisen. Der zeitliche Verlauf der Herzfrequenzen ist in Abb. 2.8 dargestellt.

Der systemische Blutdruck wurde im Verlauf der Untersuchung in beiden Gruppen signifikant gesenkt. Halothan bewirkte bei den normalen Schweinen eine Abnahme des mittleren arteriellen Drucks (MAP) um ca. 25 % (Abb. 2.8 b). Bei den MHS-Schweinen lag der MAP mit Beginn der MH-Krise (30 min) im Mittel geringfügig über den Vergleichswerten der Kontrollgruppe (nicht signifikant) und fiel im folgenden weiter ab (41 %). Mit Beginn der MH-Krise war bei den einzelnen MHS-Schweinen ein transienter Wiederanstieg des systolischen Drucks zu beobachten, ohne daß der diastolische Druck mit anstieg. Aufgrund individuell variierender Latenzzeiten der MH-Triggerung war dieser kurzfristige Wiederanstieg des systolischen Drucks im durchschnittlichen Verlauf nicht erkennbar (Abb. 2.8 d). Allerdings lag der systolische Druck in der Tendenz über den Vergleichswerten der nMHS-Gruppe (nicht signifikant). Der diastolische Druck lag dagegen unter den Werten der Kontrollgruppe (signifikant). Die im Vergleich zum systolischen Druck deutlichere Abnahme des diastolischen Drucks bedingte eine Zunahme der Blutdruckamplitude in der MH-Krise (Abb. 2.8 d). Ein entsprechender Effekt ließ sich bei den nMHS-Schweinen unter Halothan nicht nachweisen (Abb. 2.7 c).

Drücke im Lungenkreislauf: Das Verhalten der Drücke im kleinen Kreislauf ist in Abb. 2.9 dargestellt. Der mittlere rechte Vorhofdruck (RAP) erhöhte sich während der MH-Krise geringfügig um durchschnittlich 3 mmHg. Dieser Anstieg war allerdings gegenüber dem Ausgangswert und gegenüber der Kontrollgruppe nicht signifikant. Die Messung des mittleren pulmonalarteriellen Drucks (MPAP) zeigte dagegen deutliche Unterschiede zwischen beiden Gruppen. Der MPAP erhöhte sich während der Hyperthermiekrise von 19 ± 1 mmHg auf 31 ± 2 mmHg. Unterschiede im Verhalten des pulmonalkapillären Verschlußdrucks (PCWP) waren zwischen beiden Gruppen nicht nachweisbar. Halothan bewirkte in keiner der Gruppen signifikante Änderungen des PCWP .

Kardiale Auswurfvolumina: Der Herzzeitvolumenindex (CI) zeigte in beiden Gruppen einen sehr unterschiedlichen Verlauf (Abb. 2.10 a). Während Halothan bei den normalen Schweinen eine geringfügige aber signifikante Abnahme des CI um durchschnittlich 15 % bewirkte, nahm der CI bei den MHS-Schweinen deutlich zu. Nach 50 min lag der CI ca. 70 % über dem Ausgangswert. Dannach fiel der CI wieder ab, blieb aber deutlich über der Ausgangslage erhöht. Der Anstieg des CI resultierte ausschließlich aus der Erhöhung der Herzfrequenz, da der Schlagvolumenindex (SVI) unter der MH-Krise nicht signifikant anstieg. Vielmehr nahm der SVI unter Halothan - parallel

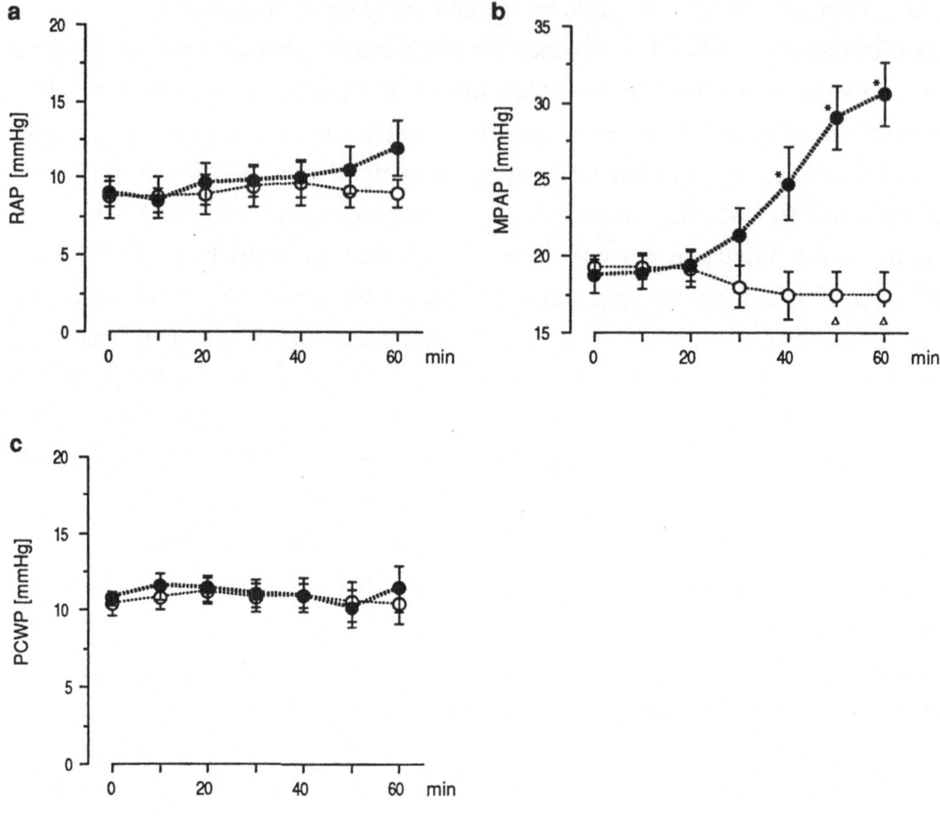

Abb. 2.9. a Mittlerer rechtsatrialer Druck *(RAP)*, **b** mittlerer pulmonalarterieller Druck *(MPAP)*, **c** pulmonalkapillärer Verschlußdruck *(PCWP)* bei nMHS- ($\circ$; n = 7) und MHS-Schweinen ($\bullet$; n = 14) unter 60minütiger Halothanexposition (1 Vol.-%). * $p < 0,05$ gegenüber Ausgangslage vor Halothanexposition (0 min), $^\triangle$ $p < 0,05$ zwischen den Gruppen

zum SVI in der nMHS-Gruppe - zunächst um ca. 14 % ab. Mit Beginn der MH-Krise (30-40 min) zeigte der SVI zunächst eine wiederansteigende Tendenz (nicht signifikant). Im weiteren Verlauf nahm der SVI deutlich ab und lag 60 min nach Halothanzufuhr fast 50 % unter der Ausgangslage. Abb. 2.10 b zeigt die Verläufe für den SVI in beiden Gruppen.

Kardiale Schlagarbeit und Leistung: Das Verhalten abgeleiteter kardiovaskulärer Größen wie die Schlagarbeits- und Leistungsindizes des linken und rechten Herzens unter Halothan ist in Abb. 2.11 dargestellt. Die Abnahme von Nachlast (MAP) und SVI führte in beiden Gruppen zu einer signifikanten Abnahme der linksventrikulären

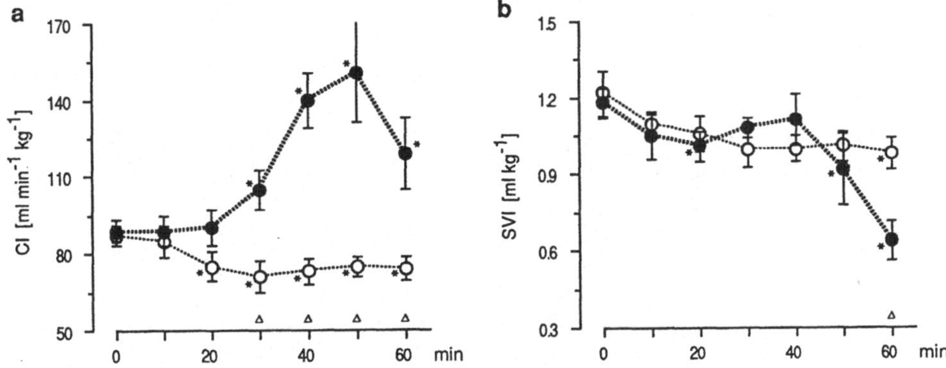

Abb. 2.10. a Herzzeitvolumenindex *(CI)*, b Schlagvolumenindex *(SVI)* bei nMHS- (○; n = 7) und
MHS-Schweinen (● ; n = 14) unter 60minütiger Halothanexposition (1Vol.-%). * p < 0,05 gegenüber Ausgangslage vor Halothanexposition (0 min), ᐃ p < 0,05 zwischen den Gruppen

Schlagarbeit (LVSWI). Am Ende des 60 min dauernden Beobachtungszeitraumes betrug die linksventrikuläre Schlagarbeit in der MH-Krise nur noch ein Drittel ihres Ausgangswertes und lag deutlich unter den Vergleichswerten der nMHS-Gruppe (ca. 58
%). Trotz der reduzierten Schlagarbeit änderte sich die Leistung des linken Herzens
(LCWI) bei den MHS-Schweinen innerhalb von 60 min nicht signifikant. Zu Beginn
der MH-Krise zeigte die linksventrikuläre Schlagarbeit pro min (Leistung) vorüberge-
hend sogar eine ansteigende Tendenz (ca. 20%; nicht signifikant). Dieses Verhalten resultierte aus der Zunahme der Herzfrequenz. Bei den nMHS-Schweinen führte die Halothannarkose zu einer Abnahme (40%) der linksventrikulären Schlagarbeit pro min.

Am rechten Herzen konnte in der MH-Krise ein signifikanter Leistungsanstieg um
durchschnittlich 120% nachgewiesen werden, da neben der Erhöhung des CI auch ein
Anstieg der Nachlast (MPAP) auftrat. Die deutliche Druckerhöhung in der A. pulmonalis während der MH-Krise erklärt auch, warum die rechtsventrikuläre Schlagarbeit
(RVSWI) trotz erniedrigtem Schlagvolumen nicht signifikant gegenüber dem Ausgangswert verändert war und initial sogar eine ansteigende Tendenz (ca. 20%) zeigte.
Bei den normalen Schweinen verursachte Halothan eine Abnahme von Schlagarbeit
(26%) und Leistung (23%) des rechten Herzens (Abb. 2.12).

Kreislaufwiderstände: Der Gesamtwiderstand im Systemkreislauf (TSR) verminderte sich unter der MH-Krise um ca. 50 % . Dagegen senkte Halothan bei den gesunden

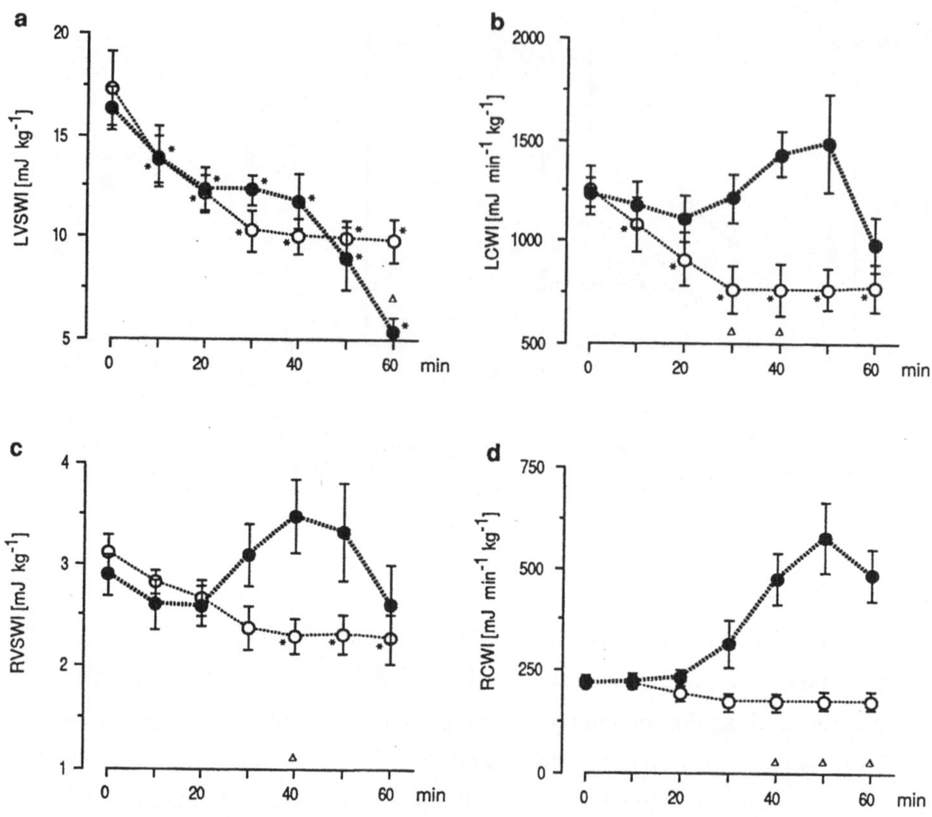

Abb. 2.11. a Linksventrikulärer Schlagarbeitsindex *(LVSWI)*, **b** linkskardialer Leistungsindex *(LCWI)*, **c** rechtsventrikulärer Schlagarbeitsindex *(RVSWI)*, **d** rechtskardialer Leistungsindex *(RCWI)* bei nMHS- (○ ; n = 7) und MHS-Schweinen (● ; n = 14) unter 60minütiger Halothanexposition (1 Vol.-%). * p < 0,05 gegenüber Ausgangslage vor Halothanexposition (0 min), ᐃ p < 0,05 zwischen den Gruppen

Schweinen den TSR um 20 %. Dieser Gruppenunterschied war signifikant (Abb. 2.12 a). Der Gesamtwiderstand im pulmonalen Kreislauf (TPR) erhöhte sich während der MH-Krise um ca. 120 % . Bei den nMHS-Schweinen hatte Halothan auf diesen Parameter keinen signifikanten Einfluß. Da die TPR-Werte während der Hyperthermiekrise individuell stark schwankten, ergab sich zwischen den Gruppen allerdings kein signifikanter Unterschied (Abb. 2.12 b).

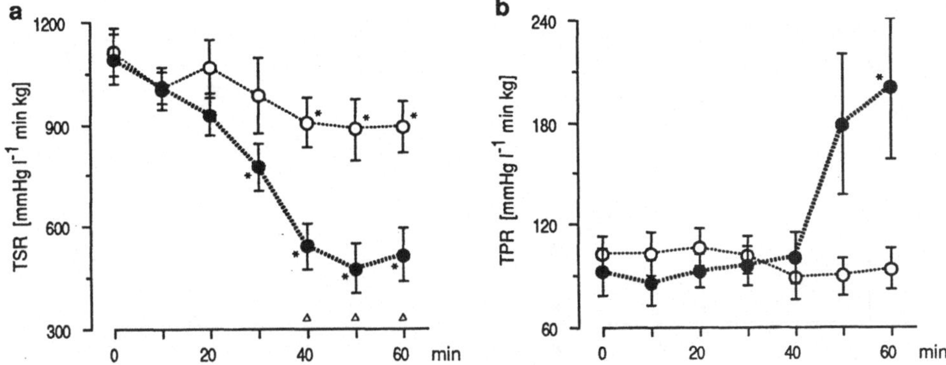

Abb. 2.12. a Gesamtwiderstand im Systemkreislauf *(TSR)*, **b** im Pulmonalkreislauf *(TPR)* bei nMHS- (o; n = 7) und MHS-Schweinen (●; n = 14) unter 60minütiger Halothanexposition (1 Vol.-%). * p < 0,05 gegenüber Ausgangslage vor Halothanexposition (0 min), ▵ p < 0,05 zwischen den Gruppen

Metabolismus und Gasaustausch

Blutgaswerte: Die zur Erfassung systemisch metabolischer und respiratorischer Veränderungen aus arteriellem und zentralvenösem Blut gewonnenen Blutgaswerte sind in den Tabellen 3 und 4 im Anhang [A] zusammengefaßt. Im Unterschied zu den nMHS-Schweinen, die keine oder nur geringfügige Blutgasveränderungen unter Halothan aufwiesen, war bei den MHS-Schweinen ein deutlicher Abfall des pH-Wertes, der Bikarbonatkonzentration sowie des Basenüberschusses als Hinweis auf eine metabolische Azidose zu verzeichnen. O_2-Partialdruck und O_2-Sättigung fielen im zentralvenösen Blut ebenfalls auf sehr niedrige Werte ab. Der zeitliche Verlauf der zentralvenösen Blutgaswerte ist in Abb. 2.13 dargestellt. Die Parameter zeigen in der MHS-Gruppe einen nahezu gleichförmigen Verlauf. Innerhalb des Beobachtungszeitraumes fiel im zentralvenösen Blut der pH-Wert auf 6,59 ± 0,02, die HCO_3^--Konzentration auf 6,7 ± 1,0 mmol l^{-1} und die O_2-Sättigung auf 8,5 ± 2,8 % ab. Gleichzeitig ergab sich ein Abfall des Basenüberschusses von 3,4 ± 0,7 auf -24,8 ± 1,5 mmol l^{-1}. Gegenläufig dazu verhielt sich der CO_2-Partialdruck, der auf 176 ± 8 mmHg anstieg (Abb. 2.13).

Bei einer konstanten F_IO_2 von 0,30-0,35 erreichte der arterielle O_2-Partialdruck nach 50 min mit 75,2 ± 6,4 mmHg seinen niedrigsten Wert und zeigte danach wieder eine leicht zunehmende Tendenz. Der relativ geringfügige Abfall des arteriellen O_2-Partial-

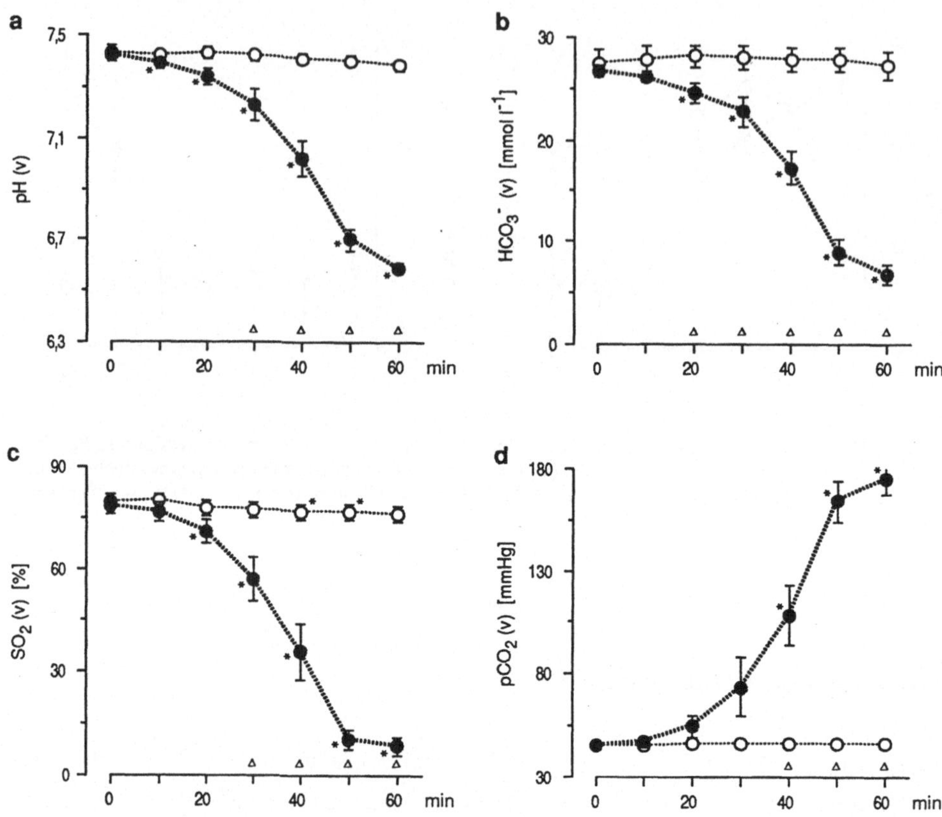

Abb. 2.13. a pH-Wert *(pH)*, **b** Bikarbonatkonzentration *(HCO₃⁻)*, **c** O_2-Sättigung *(SO₂)*, **d** CO_2-Partialdruck *(pCO₂)* im zentralvenösen *(v)* Blut von nMHS- (○; n = 7) und MHS-Schweinen (●; n = 14) unter 60minütiger Halothanexposition (1 Vol.-%). * $p < 0,05$ gegenüber Ausgangslage vor Halothanexposition (0 min), ᐃ $p < 0,05$ zwischen den Gruppen

drucks ließ sich durch eine pH-, hyperkarbie- und hyperthermiebedingte Rechtsverschiebung der O_2-Dissoziationskurve erklären. Die Hämoglobinkonzentration erhöhte sich trotz der umfangreichen Blutprobenentnahmen innerhalb des Untersuchungszeitraumes geringfügig von $12,3 \pm 0,2$ auf $12,8 \pm 0,2$ g% (Tabelle 3 [A]). Der geringfügige Anstieg der Hämoglobinkonzentration erklärte sich durch eine "Eindickung" des Blutes im Rahmen der Hyperthermie. Dagegen nahmen die Hämoglobinkonzentration bei den nMHS-Schweinen kontinuierlich von $12,2 \pm 0,3$ auf $9,9 \pm 0,3$ g% sowie die in Beziehung zum Hämoglobin stehende Größen wie z. B. der arterielle O_2-Gehalt von $17,1 \pm 0,5$ auf $13,9 \pm 0,4$ ml · 100 ml⁻¹ ab (Tabelle 4 [A]). Diese Abnahme beruhte auf den

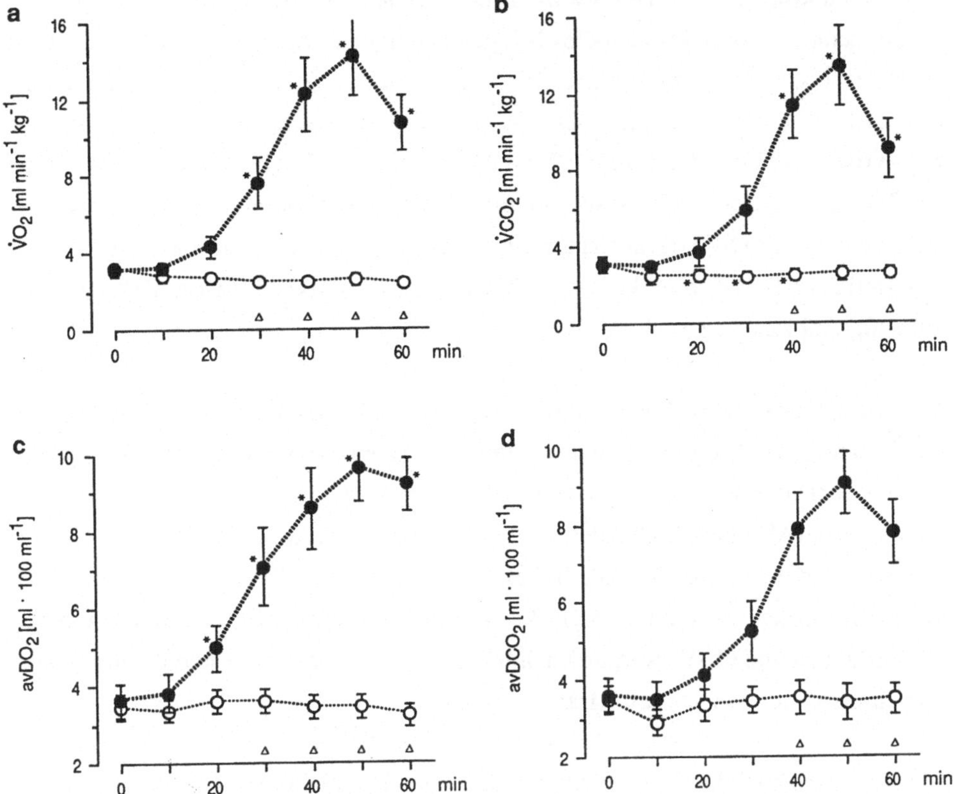

Abb. 2.14. a O_2-Verbrauch $(\dot{V}O_2)$, **b** CO_2-Produktion $(\dot{V}CO_2)$, **c** arteriozentralvenöse O_2-Gehalts-differenz $(avD\dot{O}_2)$, **d** arteriozentralvenöse CO_2-Gehaltsdifferenz $(avDCO_2)$ bei nMHS- (o; n = 7) und MHS-Schweinen (● ; n = 14) unter 60minütiger Halothanexposition (1Vol.-%). * $p < 0,05$ gegenüber Ausgangslage vor Halothanexposition (0 min), △ $p < 0,05$ zwischen den Gruppen

Blutprobenentnahmen und der hämodiluierend wirkenden Blutvolumensubstitution mit kolloidalen Lösungen. Unverändert in dieser Gruppe blieben CO_2-Partialdruck sowie CO_2-Gehalt im arteriellen und zentralvenösen Blut.

O_2-Verbrauch und CO_2-Produktion: Der nach dem Fickschen Prinzip berechnete Gesamt-O_2-Verbrauch nahm im Verlauf der MH-Krise bis auf das 3,5fache des Ausgangswertes zu (von $3{,}1 \pm 0{,}3$ auf $10{,}7 \pm 1{,}5\ \text{ml min}^{-1}\ \text{kg}^{-1}$). Die CO_2-Produktion zeigte dazu einen nahezu parallelen Verlauf (Abb. 2.14) und erhöhte sich annähernd in gleichem Ausmaß (von $3{,}1 \pm 0{,}4$ auf $9{,}1 \pm 1{,}5\ \text{ml min}^{-1}\ \text{kg}^{-1}$.

Mit Zunahme des O_2-Verbrauches war in der MH-Krise eine erhebliche Abnahme (88 %) des zentralvenösen O_2-Gehaltes bei gleichzeitiger Zunahme (170 %) der arterio-zentralvenösen Gehaltsdifferenz als Hinweis für eine exzessiv erhöhte O_2-Ausschöpfung zu beobachten (Abb. 2.14). Die O_2-Extraktionsrate erhöhte sich im Verlauf der MH-Krise von $21,0 \pm 2,6\%$ auf $86,2 \pm 4,2\%$. Halothan selbst bewirkte bei den gesunden Schweinen keine signifikante Änderung der O_2-Ausschöpfung im Gesamtorganismus. Der Gesamt-O_2-Verbrauch nahm in dieser Gruppe maximal um ca. 25 % (von $3,2 \pm 0,3$ auf $2,4 \pm 0,3$ ml min^{-1} kg^{-1}), die CO_2-Produktion um ca. 23 % (von $3,1 \pm 0,3$ auf $2,4 \pm 0,3$ ml min^{-1} kg^{-1}) ab.

O_2-Bilanz: Das O_2-Angebot stellt im wesentlichen die Resultante aus Lungenfunktion, O_2-Träger (Hämoglobinkonzentration) und Hämodynamik dar. Bei deutlichem Anstieg der Durchblutung (CI) und geringfügigem Anstieg des arteriellen O_2-Gehaltes zu Beginn der MH-Krise nahm das O_2-Angebot initial um ca. 30 % zu und fiel dann im weiteren Verlauf infolge Rückläufigkeit von CI und arteriellem O_2-Gehalt ca. 20 % unter den Ausgangswert ab (Tabelle 3 [A]). Als Ausdruck der Entkopplung zwischen O_2-Verbrauch und O_2-Versorgung nahm das Verhältnis von O_2-Angebot zu O_2-Verbrauch im Mittel von 4,9 auf 1,1 ab.

Bei den normalen Schweinen verringerte sich unter Halothan das O_2-Angebot um 31 % gegenüber den Kontrollbedingungen (Tabelle 2.4 [A]). Da die Ermittlung des Gesamt-O_2-Verbrauches keine über diesen Effekt hinausgehende Reduktion ergab, blieb auch das Verhältnis von O_2-Angebot zu O_2-Verbrauch unverändert.

Laborchemische Parameter

Substrate: Die im arteriellen Blut gemessenen Substratkonzentrationen von Laktat, Pyruvat und Glukose ließen vor Halothanapplikation keine Unterschiede zwischen beiden Gruppen erkennen. Abb. 2.15 zeigt den Verlauf dieser metabolischen Größen vor und unter Halothanexposition. Bei den MHS-Schweinen war in der MH-Krise ein erheblicher Anstieg der Substratspiegel nachzuweisen. Die Laktatkonzentration im arteriellen Blut war innerhalb der Versuchsdauer durchschnittlich um den Faktor 13 (von $1,1 \pm 0,1$ auf $13,9 \pm 1,0$ mmol l^{-1}) angestiegen. Da sich die arterielle Pyruvatkonzentration im gleichen Zeitraum nur verdoppelte, nahm der Laktat-Pyruvat-Quotient im Mittel um den Faktor 6 zu. Die arterielle Glukosekonzentration erhöhte sich gleichzeitig

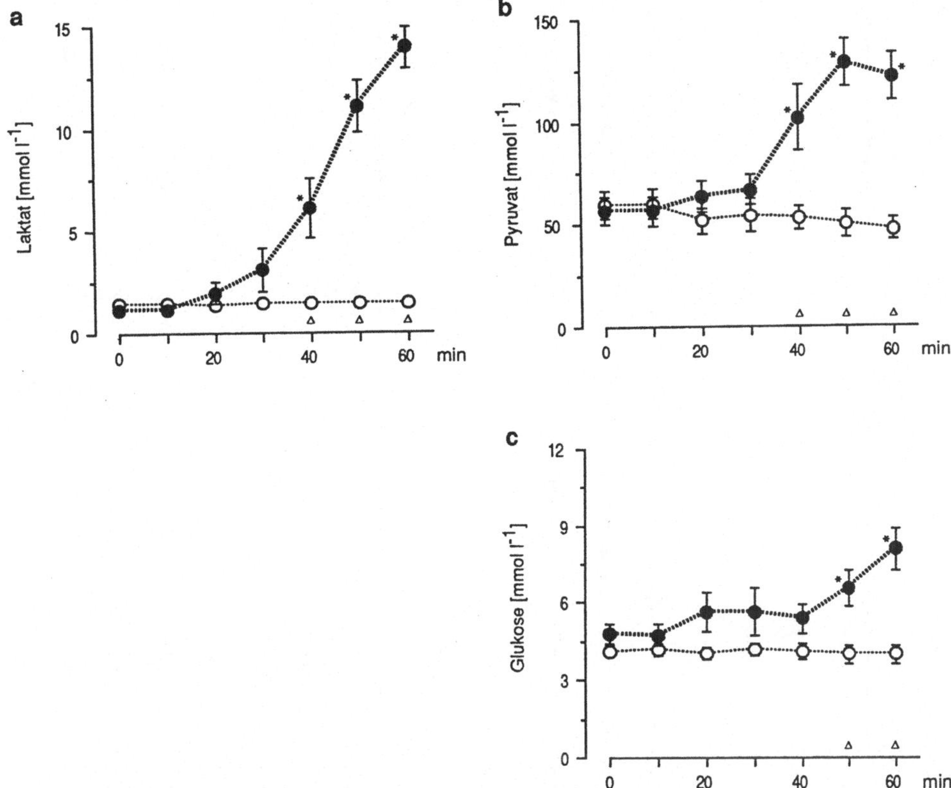

Abb. 2.15. a Laktat-, **b** Pyruvat-, **c** Glukosekonzentrationen im arteriellen Blut von nMHS- (o; n = 7) und MHS-Schweinen (●; n = 14) unter 60minütiger Halothanexposition (1Vol.-%). * p < 0,05 gegenüber Ausgangslage vor Halothanexposition (0 min), ᐃ p < 0,05 zwischen den Gruppen

um 69 %. Bei den nMHS-Schweinen waren unter Halothan keine signifikanten Änderungen der Substratspiegel zu beobachten.

Elektrolyte: Der zeitliche Verlauf der arteriellen Serumkonzentrationen von Kalium, Natrium, Kalzium und Magnesium ist in Abb. 2.16 dargestellt.. Bei den MHS-Schweinen war während der Hyperthermiekrise ein deutlicher Anstieg aller Elektrolytkonzentrationen zu verzeichnen, wobei die Erhöhung des Serumkaliums (von $4,7 \pm 0,2$ auf $7,0 \pm 0,3$ mmol l^{-1}) am deutlichsten ausfiel. Bei einem Vergleich der relativen Konzentrationsanstiege ergab sich folgende Rangordnung: K^+ (48,9 %) > Ca (36,4 %) > Mg (30,4 %) > Na^+ (10,9 %). Bei den nMHS-Schweinen zeigten die Serumelektrolytspiegel unter Halothan keine signifikanten Veränderungen.

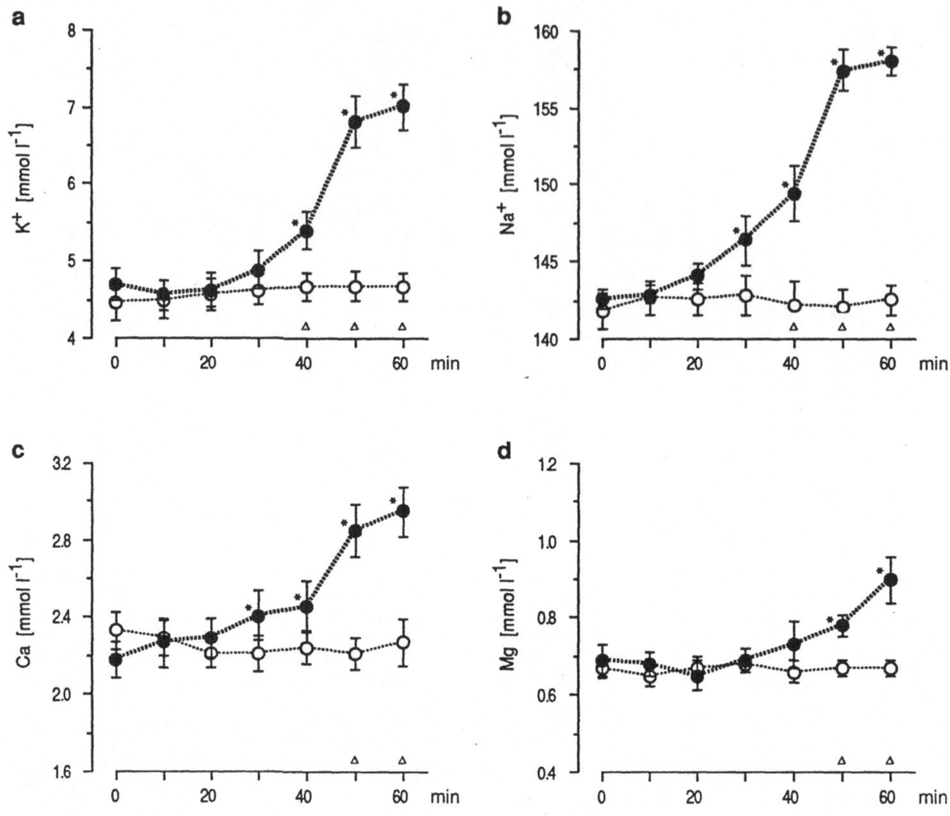

Abb. 2.16. a Kalium*(K⁺)*-, **b** Natrium*(Na⁺)*-, **c** Kalzium*(Ca)*-, **d** Magnesium*(Mg)*-Konzentrationen im arteriellen Blut von nMHS- (○; n = 7) und MHS-Schweinen (●; n = 14) unter 60minütiger Halothanexposition (1Vol.-%). * p < 0,05 gegenüber Ausgangslage vor Halothanexposition (0 min), △ p < 0,05 zwischen den Gruppen

Katecholamine: Im Verlauf des Hyperthermiegeschehens konnte parallel zu den beschriebenen metabolischen und hämodynamischen Veränderungen ein exzessiver Anstieg der Plasmakatecholaminspiegel nachgewiesen werden. Abb. 2.17 zeigt die zeitlichen Verläufe für die Adrenalin- und Noradrenalinkonzentrationen im arteriellen sowie im zentralvenösen Plasma. Die arterielle Adrenalinkonzentration war in der MH-Krise maximal um den Faktor 122 (von 0,09 ± 0,04 auf 11,1 ± 2,2 ng ml⁻¹, die zentralvenöse um den Faktor 330 (von 0,12 ± 0,03 auf 39,6 ± 7,6 ng ml⁻¹) angestiegen. Ein etwas geringerer Anstieg ergab sich für die Noradrenalinkonzentration, die im arteriellen Plasma um den Faktor 102 (von 0,29 ± 0,05 auf 29,5 ± 7,0 ng ml⁻¹) und im zentralvenösen Plasma um den Faktor 228 (von 0,35 ± 0,06 auf 79,9 ± 12,0 ng ml⁻¹) zunahm. Als

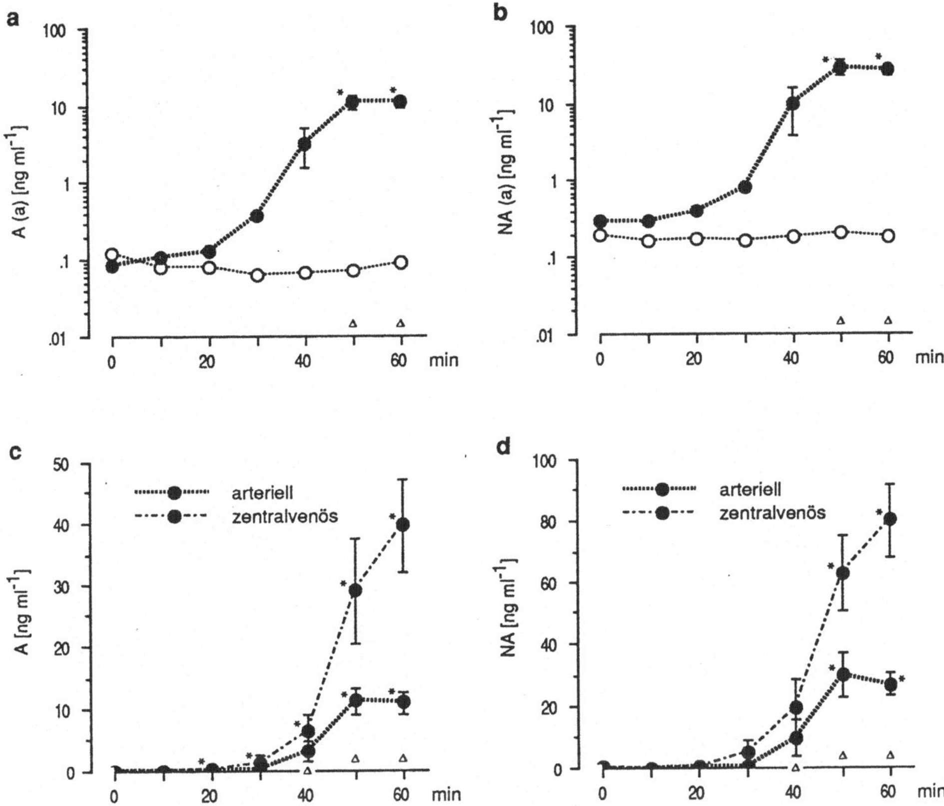

Abb. 2.17. a, b Adrenalin *(A)*- und Noradrenalin *(NA)*-konzentrationen im arteriellen *(a)*, **c, d** im arteriellen und zentralvenösen Plasma von nMHS- (○; n = 7) und MHS-Schweinen (●; n = 14) unter 60minütiger Halothanexposition (1 Vol.-%). In **a** und **b** ist die Ordinate logarithmisch skaliert. * p < 0,05 gegenüber Ausgangslage vor Halothanexposition (0 min), ᐃ p < 0,05 zwischen den Gruppen

Ausdruck der im Vergleich zu den arteriellen Katecholaminspiegeln deutlicher zunehmenden zentralvenösen Spiegel erhöhte sich die arterio-zentralvenöse Konzentrationsdifferenz bzw. die freigesetzte Menge für beide Hormone annähernd um den Faktor 1000. Sämtliche Ergebnisse für die Katecholamine sind in den Tabellen 7 [A] und 8 [A] zusammengefaßt. Daraus wird ersichtlich, daß ein signifikanter Anstieg der zentralvenösen Konzentration und der Freisetzung von Adrenalin früher nachweisbar ist als der Konzentration und Freisetzung von Noradrenalin. In der nMHS-Gruppe nahm die Adrenalinkonzentration in Gegenwart von Halothan geringfügig ab, die Noradrenlinkonzentration änderte sich nicht signifikant. Signifikante Unterschiede zwischen

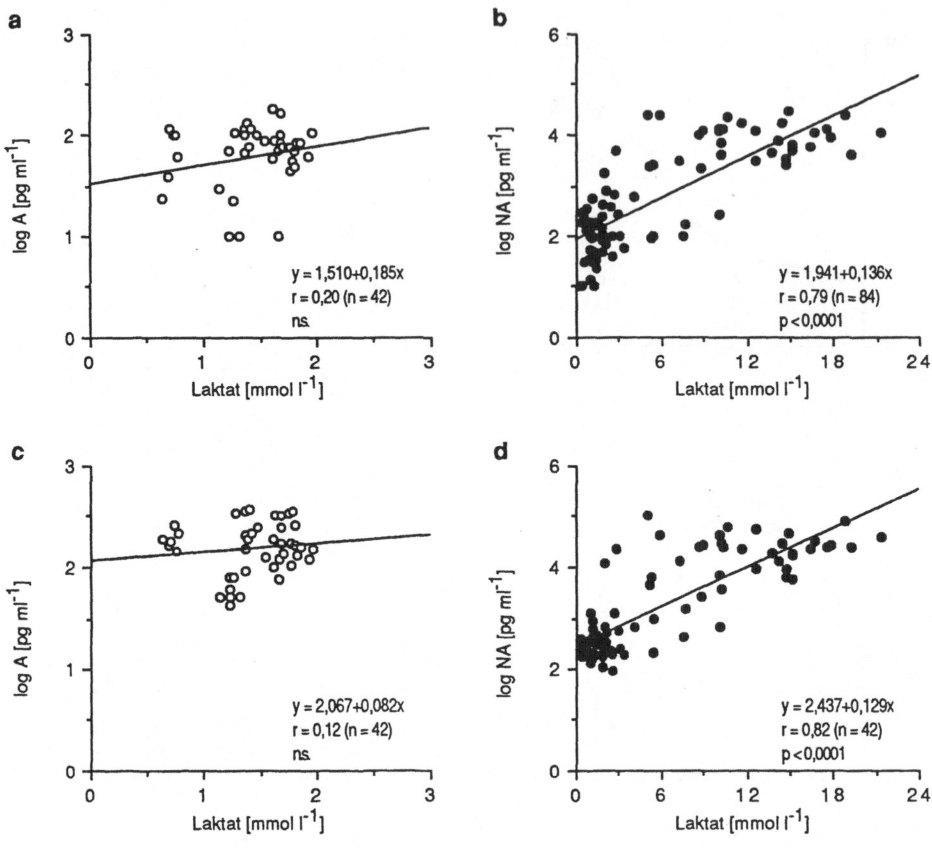

Abb. 2.18. a, b Korrelation und Regression zwischen der Laktatkonzentration und den Logarithmen der Adrenalin *(A)*-, **c, d** Noradrenalin*(NA)*-konzentrationen im arteriellen Plasma von 7 nMHS- (O; 42 Meßwerte innerhalb der Meßzeitpunkte 10-60 min) und 14 MHS-Schweinen (● ; 82 Meßwerte innerhalb der Meßzeitpunkte 10-60 min) unter 60minütiger Halothanexposition (1 Vol.-%).

den arteriellen und zentralvenösen Katecholaminspiegeln waren sowohl vor als auch unter Halothannarkose nicht nachweisbar.

Um zu sehen, ob bei MH zwischen der Aktivierung des sympathischen Nervensystems und der anaeroben Stoffwechselentgleisung ein Zusammenhang besteht, wurden im folgenden die Katecholaminspiegel mit den Laktatspiegeln korreliert. In Gegenwart von Halothan ergab sich in der MHS-Gruppe zwischen dem dekadischen Logarithmus der arteriellen Adrenalin- bzw. Noradrenalinkonzentration und der arteriellen Laktatkonzentration (jeweils 84 Meßwerte innerhalb von 10-60 min) eine sehr enge Korrela-

Tabelle 2.4. Ergebnisse der einfachen Korrelation zwischen den Katecholamin- und Laktatkonzentrationen im arteriellen Plasma unter 60minütiger Halothanexposition bei nMHS- (n = 7) und MHS-Schweinen (n = 14) (*r* Korrelationskoeffizient, *p* Signifikanz)

| | Adrenalin vs. Laktat | | | | Noradrenalin vs. Laktat | | | |
| | n MHS | | MHS | | n MHS | | MHS | |
[min]	r	p	r	p	r	p	r	p
0	0,17	n.s.	0,19	n.s.	0,26	n.s.	0,42	n.s.
10	0,17	n.s.	0,24	n.s.	0,23	n.s.	0,18	n.s.
20	0,01	n.s.	0,20	n.s.	0,58	n.s.	0,70	< 0,005
30	0,24	n.s.	0,78	< 0,001	0,08	n.s.	0,84	< 0,0001
40	0,35	n.s.	0,75	< 0,002	0,14	n.s.	0,67	< 0,008
50	0,11	n.s.	0,17	n.s.	0,16	n.s.	0,17	n.s.
60	0,42	n.s.	0,13	n.s.	0,04	n.s.	0,09	n.s.

tion (r = 0,79 bzw. 0,82; p < 0,001). In der nMHS-Gruppe (n = 42) konnte dagegen kein Zusammenhang zwischen diesen Parametern nachgewiesen werden (r = 0,20 bzw 0,12; nicht signifikant). Abb. 2.18 veranschaulicht die log-lineare Beziehung zwischen den Katecholamin- und Laktatspiegeln bei MH. Eine detaillierte Analyse mit Aufschlüsselung der Korrelation nach einzelnen Meßzeitpunkten zeigt, daß nur in der frühen Phase der MH eine enge Beziehung zwischen Katecholamin- und Laktatspiegeln besteht (Tabelle 2.4).

2.2.2 Ergebnisse an thorakotomierten Schweinen (Versuchsreihe 2)

Temperatur und allgemeine Hämodynamik

Unter Halothan und Zugabe von Succinylcholin (3 mg kg^{-1} i.v., 15 min nach Beginn der Halothanzufuhr) nahm die Hyperthermiereaktion bei allen MHS-Schweinen einen foudroyanteren Verlauf (Abb. 2.19) als unter Halothan allein (Abb. 2.7). Der erste signifikante Anstieg (im Vergleich zur Ausgangslage) der im Blut der Aorta gemessenen Temperatur konnte in dieser 2. Versuchsserie bereits nach 20 min nachgewiesen werden. Die Hyperthermie erreichte im Durchschnitt nach 80 min ihr Maximum (41,0 ± 0,2 °C). Die nMHS-Schweine zeigten dagegen unter Halothan und Succinylcholin keine Temperaturänderungen.

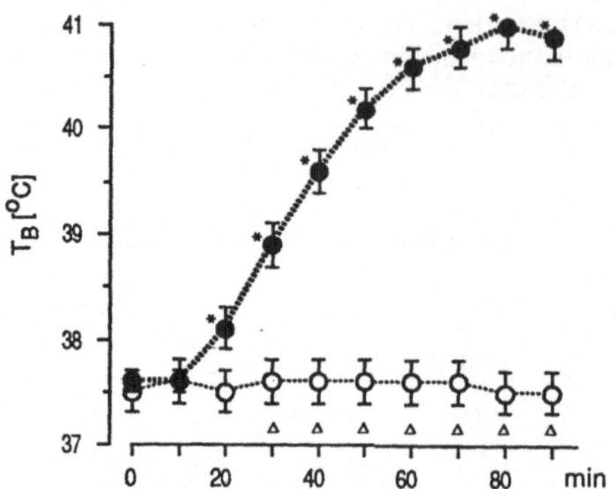

Abb. 2.19. Temperatur (T_B) im Blut der Aorta descendens bei thorakotomierten nMHS- (○; n = 8) und MHS-Schweinen (● ; n = 12) unter 90minütiger Halothanexposition (1 Vol.-%) und nach Zugabe von Succinylcholin (3 mg kg^{-1} i.v. 15 min nach Beginn der Halothanzufuhr). p < 0,05 gegenüber Ausgangslage vor Halothanexposition (0 min), △ p < 0,05 zwischen den Gruppen

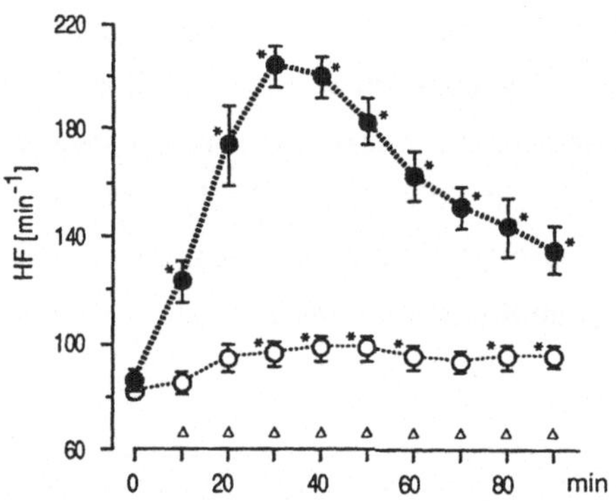

Abb. 2.20. Herzfrequenz (HF) bei thorakotomierten nMHS- (○ ; n = 8) und MHS-Schweinen (●; n = 12) unter 90minütiger Halothanexposition (1 Vol.-%) und nach Zugabe von Succinylcholin (3 mg kg^{-1} i.v. 15 min nach Beginn der Halothanzufuhr). * p < 0,05 gegenüber Ausgangslage vor Halothanexposition (0 min), △ p < 0,05 zwischen den Gruppen

In Übereinstimmung mit den Ergebnissen der ersten Versuchsreihe war in der MHS-Gruppe bereits bei der ersten Meßwerterhebung nach Halothangabe (10 min) ein signifikanter Anstieg der Herzfrequenz (von 86 ± 4 auf 123 ± 8 Schläge min^{-1}) nachweisbar (Abb. 2.20). Die Herzfrequenz erreichte innerhalb von 30 min ihr Maximum (204 ± 8 min^{-1}) und fiel dann kontinuierlich wieder ab. Am Ende des Beobachtungszeitraumes (90 min) lag die Herzfrequenz (135 ± 9 min^{-1}) noch deutlich über dem Ausgangswert.

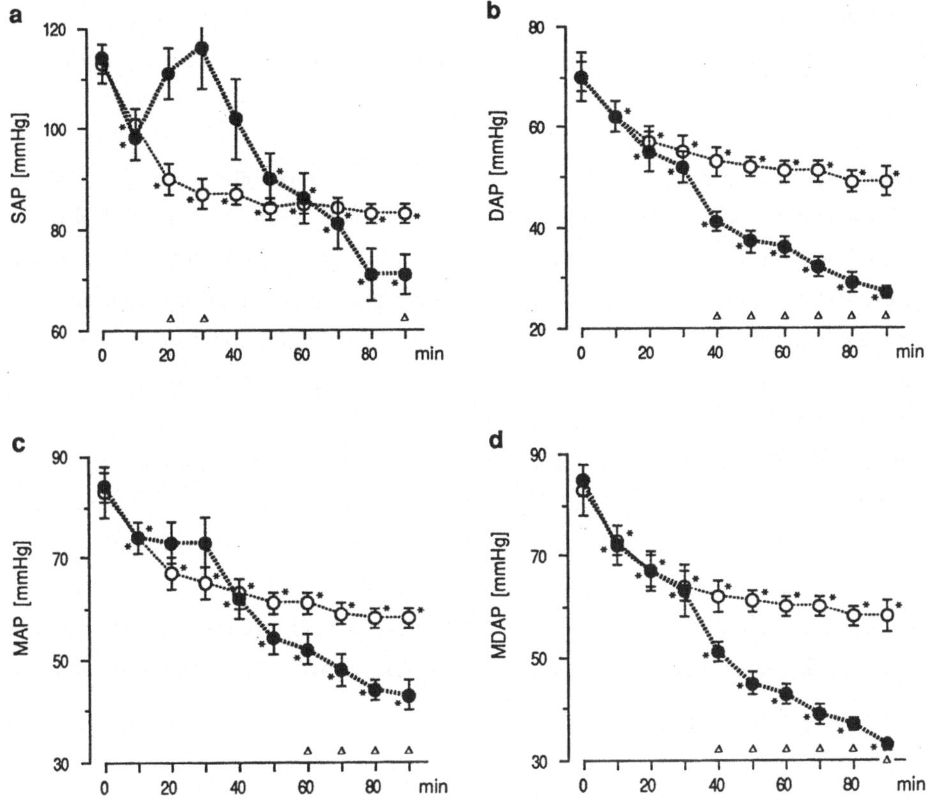

Abb. 2.21. a Systolischer *(SAP)*, **b** diastolischer *(DAP)*, **c** mittlerer *(MAP)*, **d** mittlerer diasto-lischer *(MDAP)* Aortendruck bei thorakotomierten nMHS- (o; n = 8) und MHS-Schweinen (●; n = 12) unter 90minütiger Halothanexposition (1 Vol.-%) und nach Zugabe von Succinylcholin (3 mg kg^{-1} i.v. 15 min nach Beginn der Halothanzufuhr). * $p < 0,05$ gegenüber Ausgangslage vor Ha-lothanexposition (0 min), △ $p < 0,05$ zwischen den Gruppen

Bei 7 von 12 untersuchten MHS-Schweinen waren unmittelbar nach Applikation von Succinylcholin ventrikuläre Extrasystolen und/oder ventrikuläre Tachykardien zu be-obachten. Spontane Arrhythmien in Form von frequenten multifokalen ventrikulären Extrasystolen, Trigeminus, Bigeminus oder ventrikulären Tachykardien traten bei al-len MHS-Schweinen intermittierend in jeder Phase der Krise auf. Breite QRS-Kom-plexe und hohe T-Wellen kennzeichneten das EKG aller Tiere im präfinalen Stadium (70-90 min). Der Herztod trat im Gegensatz zu den Tieren, die zu Beginn des Versuches vorzeitig im Kammerflimmern verstarben (und nicht in diese Versuchsreihe miteinbe-zogen wurden, s. 2.1.7), ausschließlich in Form von Hyposystolie ("weak action") bzw.

Asystolie ein. In der Kontrollgruppe bewirkte Halothan im gesamten Verlauf nur einen geringfügigen Anstieg der Herzfrequenz (von 82 ± 3 auf 95 ± 4 min^{-1}). Arrythmien wurden nicht beobachtet.

Der systolische Aortendruck zeigte in beiden Gruppen innerhalb der ersten 10 min nach Halothanzufuhr einen nahezu identischen Verlauf (Abb. 2.21 a). Er fiel in der MHS-Gruppe um 14 % und in der nMHS-Gruppe um 11 % ab. Im weiteren Verlauf verhielt sich der systolische Druck in beiden Kollektiven unterschiedlich. So konnte bei den suszeptiblen Schweinen nach Gabe von Succinylcholin zunächst ein Wiederanstieg des systolischen Aortendrucks auf etwa das Ausgangsniveau (116 ± 8 mmHg) beobachtet werden (Frühstadium der MH-Krise). Im weiteren Verlauf fiel der Druck wieder rapide ab und lag am Ende des Versuches (Finalstadium der MH) ca. 40 % (71 ± 4 mmHg) unterhalb des Ausgangswertes. Bei den normalen Schweinen konnte nach Applikation von Succinylcholin kein passagerer Anstieg des systolischen Aortendrucks registriert werden. Bei 3 nMHS-Schweinen trat unmittelbar nach Injektion von Succinylcholin eine transiente (10-20 s) Bradykardie und Hyposystolie auf. Unter Halothan reduzierte sich in dieser Gruppe der systolische Aortendruck um durchschnittlich 25 %.

Der diastolische Aortendruck ließ im Gegensatz zum systolischen Aortendruck in der Frühphase der Hyperthermiekrise keinen vorübergehenden Wiederanstieg erkennen (Abb. 2.21 b). Er fiel im gesamten Verlauf kontinuierlich ab bis auf einen extrem niedrigen Wert im Finalstadium von 27 ± 1 mmHg (- 61 %) und lag deutlich unter den Vergleichswerten der nMHS-Gruppe (- 30 %).

Der zeitliche Verlauf des mittleren diastolischen Aortendrucks, der als koronarer Perfusionsdruck zur Berechnung des koronaren Gefäßwiderstandes herangezogen wurde, sowie der Verlauf des mittleren Aortendrucks sind in Abb. 2.21 c und d dargestellt. Abb. 2.22 veranschaulicht die aus den unterschiedlichen systolischen und diastolischen Druckverläufen resultierende Erhöhung der Blutdruckamplitude während der MH-Krise. Im Frühstadium (30 min) war die arterielle Druckamplitude im Durchschnitt nahezu doppelt so hoch wie die der Vergleichsgruppe.

Simultan zum Anstieg der Herzfrequenz nahm das Herzzeitvolumen (CI) bei den thorakotomierten MHS-Schweinen bereits 10 min nach Halothanzufuhr signifikant zu (Abb. 2.23 a) und erreichte innerhalb von 30 min seinen Höchstwert (149 ± 15 ml min^{-1}

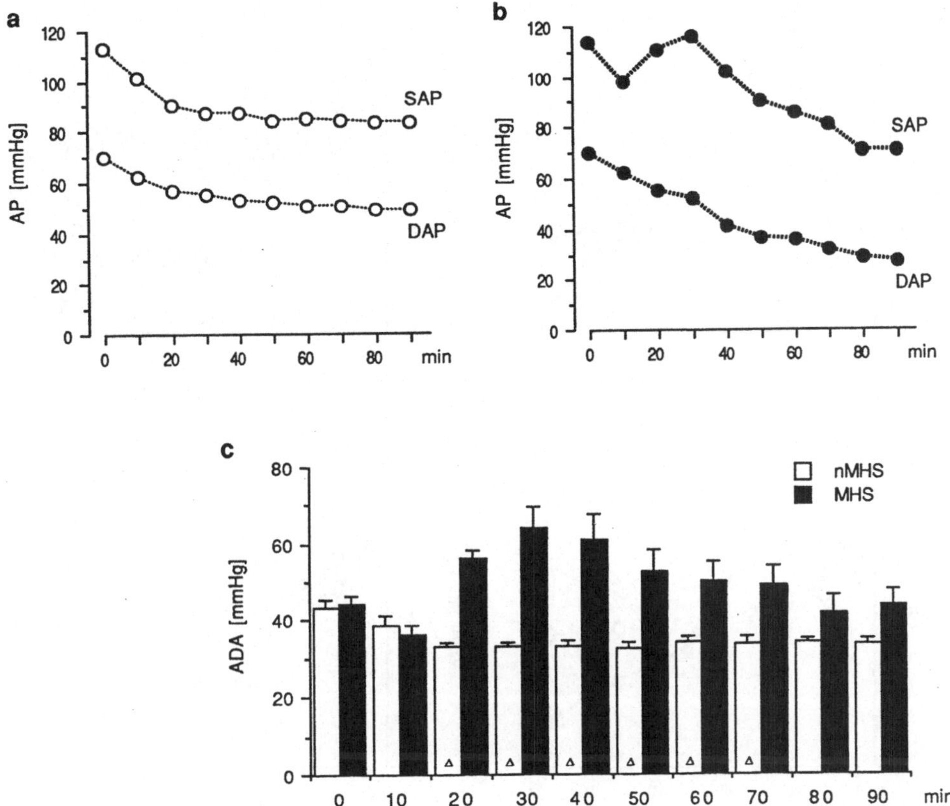

Abb. 2.22. a Systolischer *(SAP)* und diastolischer *(DAP)* Aortendruck *(AP)* bei thorakotomierten nMHS- (n = 8), **b** bei MHS-Schweinen (n = 12) unter 90minütiger Halothanexposition (1 Vol.-%) und nach Zugabe von Succinylcholin (3 mg kg^{-1} i.v. 15 min nach Beginn der Halothanzufuhr); **c** arterielle Druckamplitude (ADA). Darstellung der Mittelwerte ohne Angaben von SEM in **a** und **b**. p < 0,05 gegenüber Ausgangslage vor Halothanexposition (0 min), $^{\triangle}$p < 0,05 zwischen den Gruppen

kg^{-1} = 84 % des Ausgangswertes). Ein entsprechend hoher Maximalwert (151 ± 20 ml min^{-1} kg^{-1}) wurde auch in der 1. Versuchsreihe bei den nicht-thorakotomierten MHS-Schweinen beobachtet. Der CI-Anstieg resultierte bei den thorakotomierten Schweinen ebenfalls ausschließlich aus der Herzfrequenzzunahme, da das Schlagvolumen (SVI) gleichzeitig abnahm (Abb. 2.23 b). Die unmittelbar nach Succinylcholingabe zu beobachtende Tendenz eines kurzfristigen Wiederanstieges des SVI war nicht signifikant. Der Ausgangswert wurde nicht wieder erreicht, vielmehr fiel das Schlagvolumen im folgenden weiter stark ab und lag gegen Ende des Versuches um 61 % unter dem Ausgangswert. Fortschreitende Abnahme des SVI und Rückläufigkeit der Herzfre-

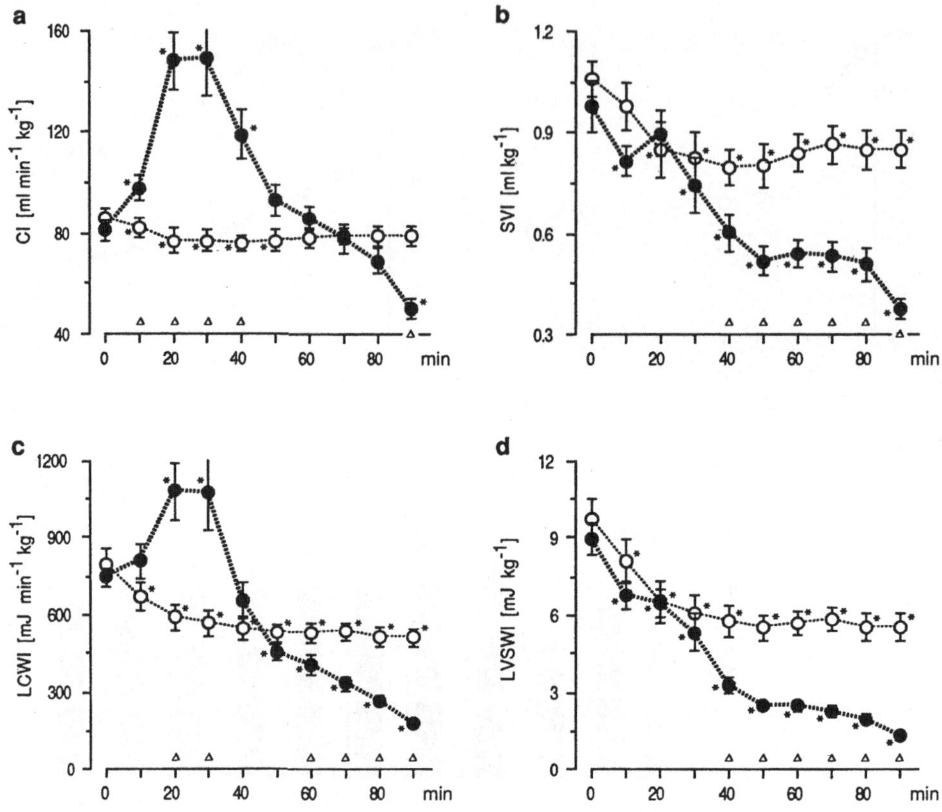

Abb. 2.23. a Herzzeitvolumenindex *(CI)*, **b** Schlagvolumenindex *(SVI)*, **c** linkskardialer Leistungsindex *(LCWI)*, **d** linksventrikulärer Schlagarbeitsindex *(LVSWI)* bei thorakotomierten nMHS- (O ; n = 8) und MHS-Schweinen (● ; n = 12) unter 90minütiger Halothanexposition (1 Vol.–%) und nach Zugabe von Succinylcholin (3 mg kg^{-1} i.v. 15 min nach Beginn der Halothanzufuhr). * p < 0,05 gegenüber Ausgangslage vor Halothanexposition (0 min), $^\triangle$ p < 0,05 zwischen den Gruppen

quenz verursachten im weiteren Verlauf der MH eine Wiederabnahme des CI. Nach 60 min erreichte der CI seinen Ausgangswert und fiel präfinal deutlich unter seinen Ausgangswert ab (- 38 %). Bei den nMHS-Schweinen verursachte Halothan eine Reduktion von CI und SVI um 12 % bzw. 25 %. Vergleichbare Werte (- 18 % bzw. - 20 %) wurden in der 1. Versuchsreihe bei den nicht-thorakotomierten nMHS-Schweinen beobachtet.

Parallel zum Verhalten von Schlagvolumen und Nachlast nahm die Schlagarbeit der linken Kammer in beiden Gruppen ab (Abb. 2.23 d); allerdings war der Abfall bei den

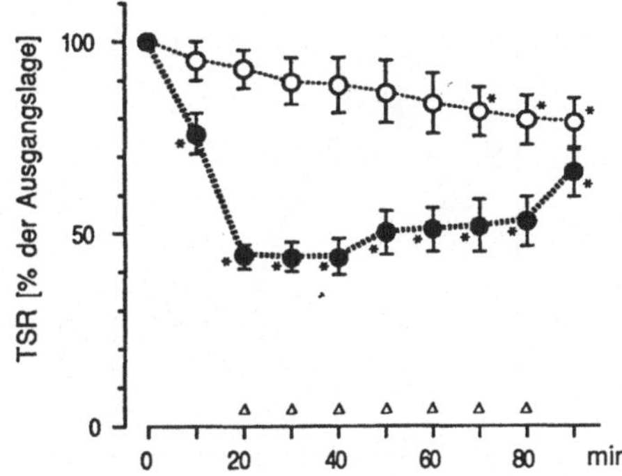

Abb. 2.24. Gesamtwiderstand im Systemkreislauf *(TSR)* bei thorakotomierten nMHS- (O ; n = 8) und MHS-Schweinen (●; n = 12) unter 90minütiger Halothanexposition (1 Vol.-%) und nach Zugabe von Succinylcholin (3 mg kg^{-1} i.v. 15 min nach Beginn der Halothanzufuhr). * p < 0,05 gegenüber Ausgangslage vor Halothanexposition (0 min), ᵃ p < 0,05 zwischen den Gruppen

hyperthermen Schweinen (- 86 %) wesentlich deutlicher ausgepägt als bei den normalen Schweinen (- 44 %). Dagegen erhöhte sich die Minutenarbeit (Leistung) des linken Herzens analog zum CI zunächst um 45 %, erreichte dann nach 40 min etwa wieder das Ausgangsniveau und fiel im weiteren Verlauf bis zum präfinalen Stadium der MH deutlich ab (- 76 %, Abb. 2.23 c).

Der Gesamtwiderstand im Systemkreislauf (TSR) reduzierte sich bereits im Initialstadium der MH rapide (innerhalb von 20min) um ca. 56 % und entsprach in etwa den Werten der ersten Versuchsreihe (-50 %). Halothan selbst verursachte bei den normalen Schweinen eine Abnahme des TSR von ca. 25 %. Die zeitlichen Verläufe des TSR sind für beide Gruppen in Abb. 2.24 dargestellt.

Die systemischen metabolischen und respiratorischen Parameter aus dieser Versuchsreihe sind in den Tabellen 13 [A] und 14 [A] zusammengefaßt und werden teilweise zusammen mit den regionalen Veränderungen des Herzens und der Skelettmuskulatur dargestellt.

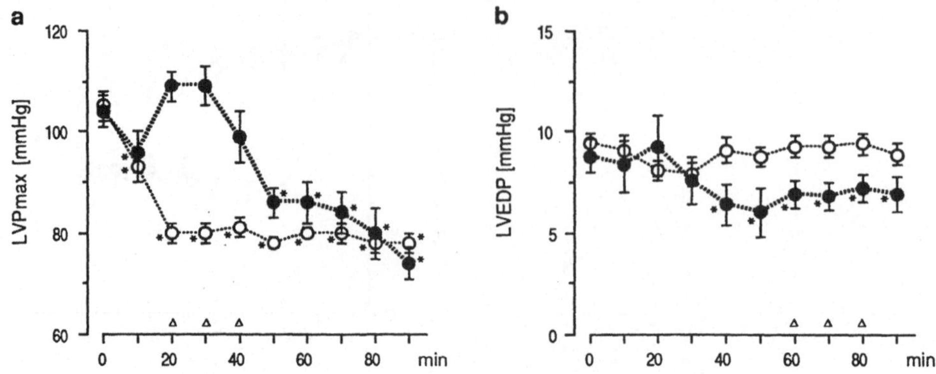

Abb. 2.25. **a** Linksventrikulärer Spitzendruck *(LVP_max)*, **b** linksventrikulärer enddiastolischer Druck *(LVEDP)* bei thorakotomierten nMHS- (O ; n = 8) und MHS-Schweinen (● ; n = 12) unter 90minütiger Halothanexposition (1 Vol.-%) und nach Zugabe von Succinylcholin (3 mg kg^{-1}i.v. 15 min nach Beginn der Halothanzufuhr). * p < 0,05 gegenüber Ausgangslage vor Halothanexposition (0 min), ᐃ p < 0,05 zwischen den Gruppen

Spezielle hämodynamische Parameter des Herzens und der Skelettmuskulatur

Linksventrikuläre Drücke und Füllungsvolumina: Der linksventrikuläre Spitzendruck (LVP$_{max}$) verhielt sich bei den MHS-Schweinen analog zum systolischen Aortendruck (Abb. 2.25 a): nach einem initialen Abfall (ca. 10 %) und einem Wiederanstieg auf etwa das Ausgangsniveau in der Frühphase der MH, fiel der LVP$_{max}$ in der Spätphase in etwa auf Werte ab, die bei den normalen Schweinen unter Halothan zu beobachten waren (Abnahme um ca. 25 % der Ausgangslage).

Der linksventrikuläre enddiastolische Druck (LVEDP) nahm in der MHS-Gruppe signifikant von 9 ± 1 mmHg auf minimal 6 ± 1 mmHg ab (Abb. 2.25 b). Insgesamt waren die in der MH-Krise beobachteten Änderungen des LVEDP geringfügig und lagen noch im physiologischen Bereich. Auffallend war, daß der Füllungsdruck des linken Ventrikels als Zeichen einer linksventrikulären Dilatation bzw. Volumenüberlastung auch präfinal nicht anstieg. Bei den normalen Schweinen bewirkte Halothan in der Dosierung von 1 Vol.-% sowie auch die zusätzliche Verabreichung von Succinylcholin keine wesentliche Änderung des LVEDP.

Die rechnerisch ermittelten (s. 2.1.7.) linksventrikulären Volumina nahmen während der Hyperthermiekrise deutlich ab (Abb. 2.26 a und b). Das endsystolische Volumen

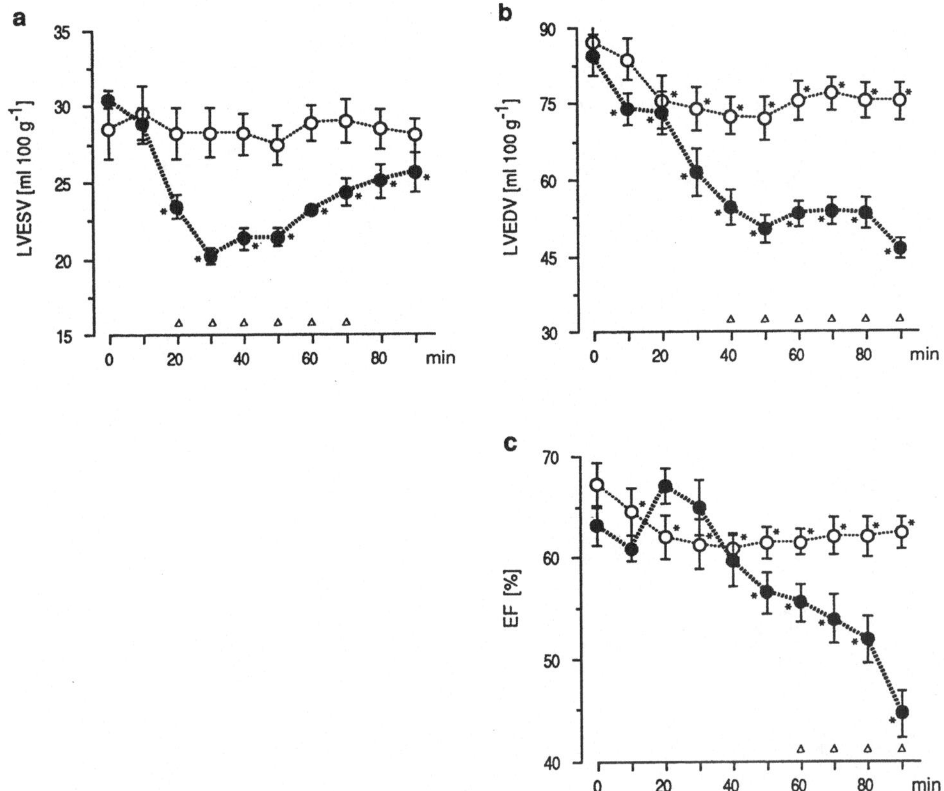

Abb. 2.26. **a** Endsystolisches Volumen *(LVESV)*, **b** enddiastolisches Volumen *(LVEDV)*, **c** Austreibungsfraktion *(EF)* des linken Ventrikels bei thorakotomierten nMHS- (O ; n = 8) und MHS-Schweinen (● ; n = 12) unter 90minütiger Halothanexposition (1 Vol.-%) und nach Zugabe von Succinylcholin (3 mg kg^{-1} i.v. 15 min nach Beginn der Halothanzufuhr). Beachte die unterschiedliche Skalierung der Ordinaten in **a** und **b**. * p < 0,05 gegenüber Ausgangslage (0 min), ᐃ p < 0,05 zwischen den Gruppen

(LVESV) fiel in der frühen Phase der MH rapide um ca. 30 % ab und zeigte in der späten Phase eine wiederansteigende Tendenz. Das enddiastolische Volumen (LVEDV) blieb dagegen auch in der späten (- 36 %) und insbesondere in der präfinalen Phase (- 45 %) erniedrigt. Die Austreibungsfraktion (EF) des linken Ventrikels, d.h. der Quotient aus Schlagvolumen und LVEDV, stieg zu Beginn der MH-Krise von 63 ± 2 % auf 67 ± 2 % geringfügig an (nicht signifikant), um dann fortschreitend abzunehmen (Abb. 2.26 c). Halothan selbst bewirkte bei den normalen Schweinen keine Änderung des LVESV, während das Volumen in der Enddiastole geringfügig abfiel (ca. 10 %). Die EF nahm in der Gruppe von 67 ± 2 % auf 61 ± 2 % ab.

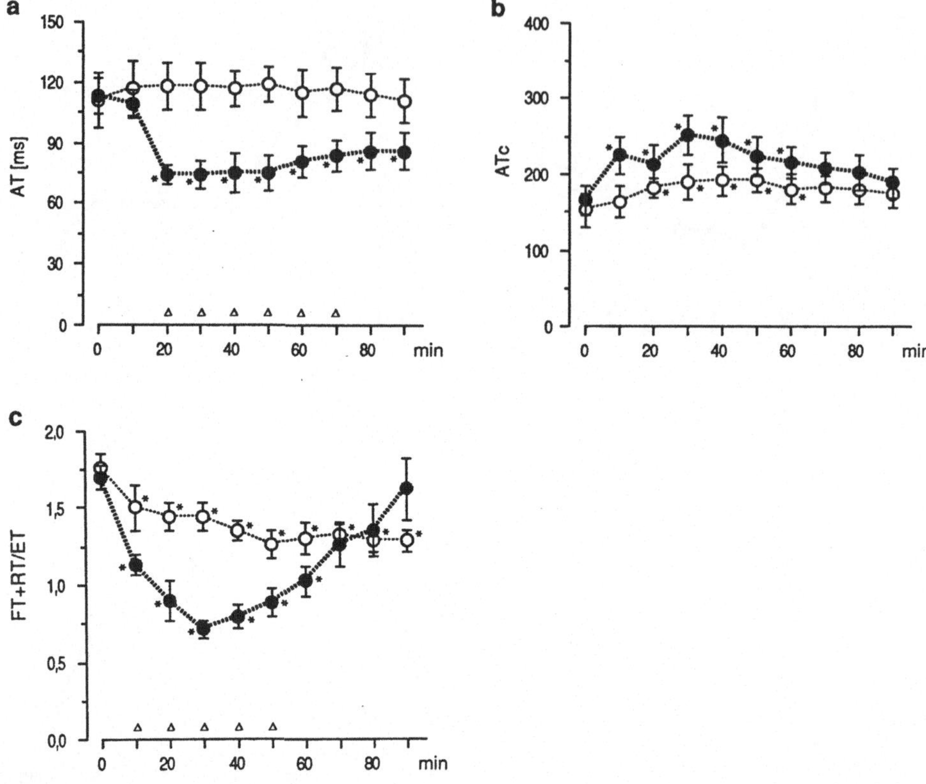

Abb. 2.27. a Anspannungszeit *(AT)*, **b** frequenzkorrigierte Anspannungszeit *(ATc)*, **c** Verhältnis von Füllungszeit *(FT)* plus Relaxationszeit *(RT)* zu Austreibungszeit (ET) bei thorakotomierten nMHS- ($\circ$; n = 8) und MHS-Schweinen ($\bullet$; n = 12) unter 90minütiger Halothanexposition (1 Vol.-%) und nach Zugabe von Succinylcholin (3 mg kg^{-1} i.v. 15 min nach Beginn der Halothanzufuhr). * p < 0,05 gegenüber Ausgangslage vor Halothanexposition (0 min), $^{\triangle}$ p < 0,05 zwischen den Gruppen

Die Anspannungzeit (AT) des linken Ventrikels fiel in der MH-Krise signifikant ab (Abb. 2.27 a). Dieser Effekt war frequenzabhängig, da die AT bezogen auf die Zykluslänge (AT dividiert durch Zykluslänge in ms; ATc) in der frühen MH sogar leicht anstieg (Abb. 2.27 b). Nach Frequenzkorrektur waren signifikante Unterschiede der AT zwischen beiden Gruppen nicht mehr feststellbar. Das Verhältnis von Füllungszeit plus Relaxationszeit (FT + RT) zu Austreibungszeit (ET) nahm in der MH zunächst rapide zu Ungunsten von FT + RT (= Diastole) ab (von 1,7 ± 0,1 auf 0,7 ± 0,1; Abb. 2.27, c). Im späteren Verlauf stieg dieser Quotient wieder an und erreichte im Präfinalstadium nahezu (1,6 ± 0,2) wieder den Ausgangswert, obwohl die Herzfrequenz zu diesem Zeitpunkt im Mittel noch ca. 50 % über dem Ausgangswert lag.

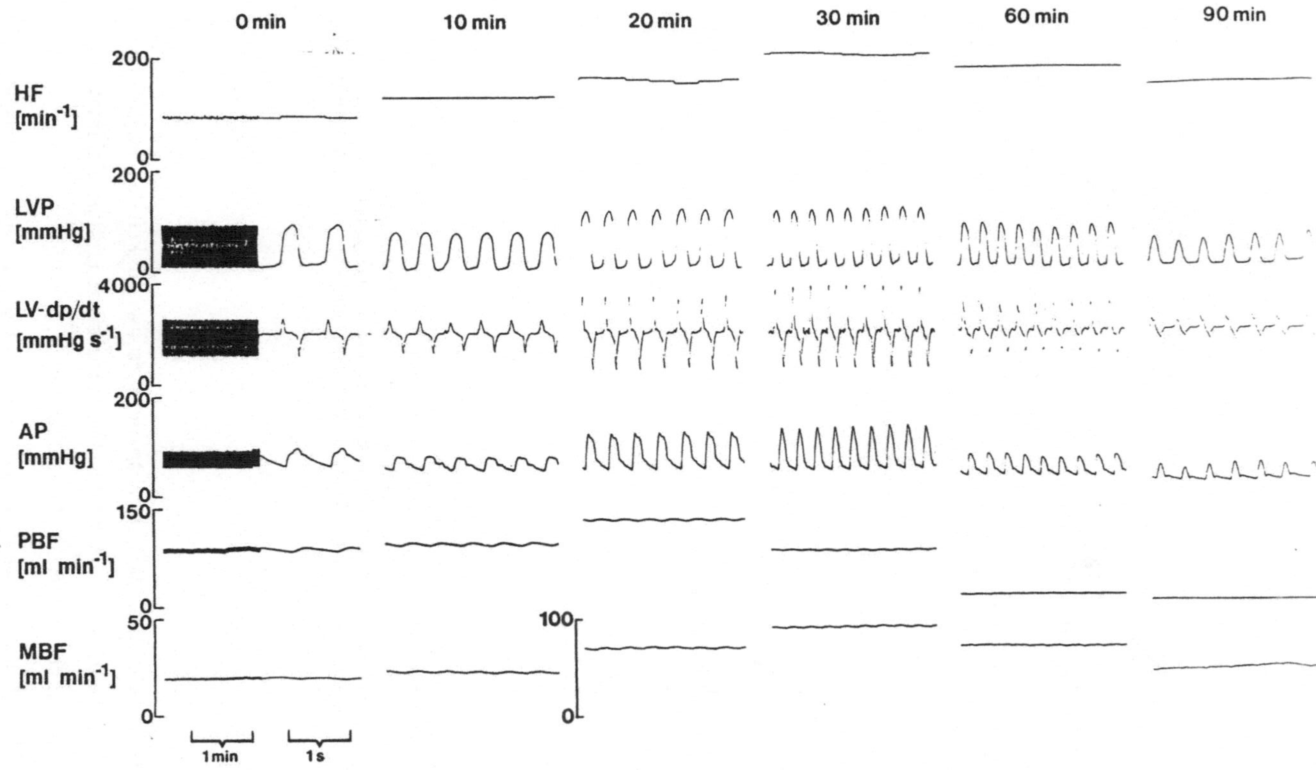

Abb. 2.28.

Originalregistrierungen von Herzfrequenz *(HF)*, linksventrikulärem Druck *(LVP)*, linksventrikulärer Druckänderungsgeschwindigkeit *(LV-dp/dt)*, Aortendruck *(AP)*, peripherem Blutfluß (mittlerer Fluß in der A. femoralis; *PBF*) und myokardialem Blutfluß (mittlerer Fluß in der A. coronaria sinistra; *MBF*) bei einem MHS-Schwein unter 90minütiger Halothanexposition (1 Vol.-%) und nach Zugabe von Succinylcholin (3 mg kg⁻¹ i.v. 15 min nach Beginn der Halothanzufuhr)

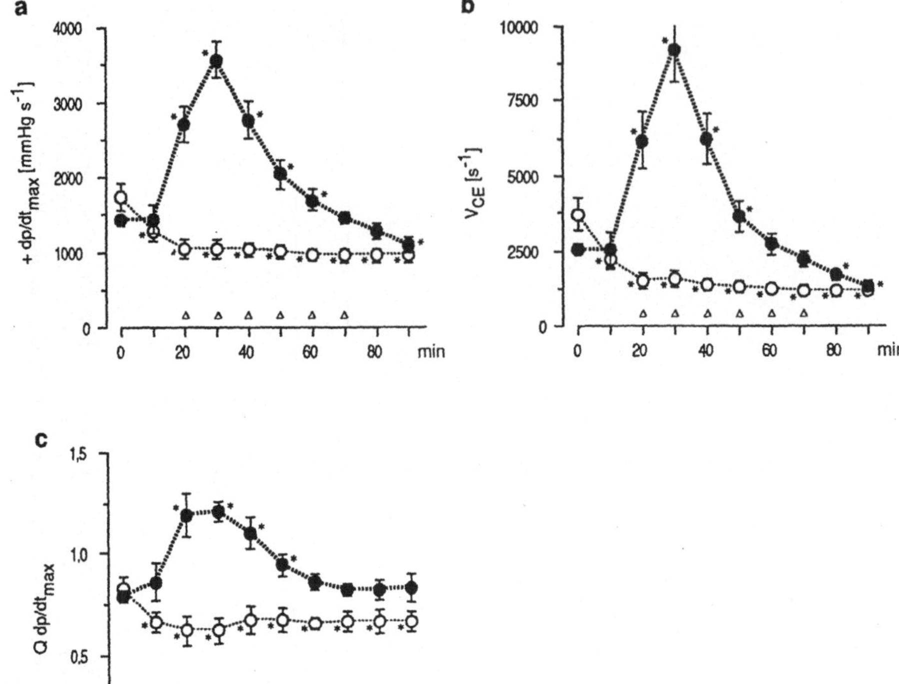

Abb. 2.29. a Maximale linksventrikuläre Druckanstiegsgeschwindigkeit $(+\ dp/dt_{max})$, **b** Verkürzungsgeschwindigkeit des kontraktilen Elementes (V_{CE}), **c** Quotient aus maximaler linksventrikulärer Druckanstiegsgeschwindigkeit und maximaler linksventrikulärer Druckabfallsgeschwindigkeit $(Q\ dp/dt_{max})$ bei thorakotomierten nMHS- ($\circ$; n = 8) und MHS-Schweinen ($\bullet$; n = 12) unter 90minütiger Halothanexposition (1 Vol.-%) und nach Zugabe von Succinylcholin (3 mg kg^{-1} i.v. 15 min nach Beginn der Halothanzufuhr). * p < 0,05 gegenüber Ausgangslage vor Halothanexposition (0 min), $^{\Delta}$ p < 0,05 zwischen den Gruppen

Inotropieparameter: Die maximale Druckanstiegsgeschwindigkeit des linken Ventrikels ($+ dp/dt_{max}$) nahm in der Frühphase der MH exzessiv zu (150 %), fiel im weiteren Verlauf kontinuierlich wieder ab und erreichte in der späten Phase in etwa das Ausgangsniveau (Abb 2.28 und 2.29 a). Erst präfinal fiel $+ dp/dt_{max}$ unter den Ausgangswert ab (-25 %). Bei den normalen Schweinen bewirkte Halothan eine deutlichere Abnahme von $+ dp/dt_{max}$ (- 45 %). Der aus $+ dp/dt_{max}$ abgeleitete Kontraktilitätsindex V_{CE} zeigte während der MH einen ähnlichen Verlauf wie $+ dp/dt_{max}$ (Abb 2.29 b).

Die maximale Druckabfallsgeschwindigkeit des linken Ventrikels ($-dp/dt_{max}$), die im weitesten Sinne auch das Relaxationsverhalten der linken Kammer widerspiegelt, verhielt sich in beiden Gruppen synchron zum $+ dp/dt_{max}$ (Tabellen 11 [A] und 12 [A]). Bei Auswertung dieser Parameter fiel auf, daß die physiologischerweise eng gekoppelten Größen in beiden Gruppen einen unterschiedlichen Verlauf nahmen. Bei den normalen Schweinen ging die Abnahme des $+ dp/dt_{max}$ unter Halothan mit einer größeren Abnahme $- dp/dt_{max}$ einher. Das Verhältnis von $+ dp/dt_{max}$ zu $- dp/dt_{max}$ (Q dp/dt_{max}) nahm in der Gruppe von 0,8 auf 0,6 signifikant ab (Abb. 2.29 c). Ein entgegengesetztes Verhalten des Quotienten war hingegen in der MH-Krise zu beobachten. Die Zunahme von $- dp/dt_{max}$ war geringer als die Zunahme von $+ dp/dt_{max}$, so daß der Quotient zu Beginn der MH auf maximal 1,2 anstieg und auch noch im weiteren Verlauf über den Vergleichswerten der nMHS-Gruppe lag.

Blutflüsse: Die relativen Änderungen der in der A. coronaria und in der A. femoralis dextra gemessenen Blutflüsse sind in Abb. 2.30 a und b dargestellt. Die absoluten Meßwerte sind in den Tabellen 11 und 12 [A] aufgeführt. Aus Abb. 2.30 a wird ersichtlich, daß die Koronardurchblutung der MHS-Schweine sich synchron zum Herzfrequenz- (Abb. 2.20) und CI-Anstieg (Abb. 2.23 a) bereits nach 10minütiger Halothanexposition signifikant erhöhte (16 %) und in der frühen MH-Krise auf maximal 300 % anstieg. Im weiteren Verlauf der MH-Krise nahm der koronare Blutfluß langsam wieder ab, blieb aber präfinal signifikant über dem Ausgangswert erhöht (40 %).

Die periphere Durchblutung zeigte im Unterschied zur koronaren Durchblutung einen biphasischen Verlauf in der Hyperthermiekrise (Abb. 2.30 b). Nach einer initialen Zunahme (48 %) nahm der periphere Blutfluß in der Spätphase deutlich ab. Nach 50 min betrug der Blutfluß in der A. femoralis 43 % des Ausgangswertes, nach 90 min, also unmittelbar präfinal, nur noch 14 %. Bei den normalen Schweinen bewirkte Halothan eine vergleichsweise geringfügige Abnahme sowohl der peripheren (- 25 %) als auch der koronaren (- 11 %) Durchblutung.

Gefäßwiderstände: Einhergehend mit der Zunahme der Koronardurchblutung war - bei gleichzeitig abnehmendem koronaren Perfusionsdruck - eine exzessive Verminderung des koronaren Gefäßwiderstandes (ca. 75 % gegenüber dem Ausgangswert) in der frühen MH zu beobachten (Abb. 2.30 c). Der Koronarwiderstand blieb im weiteren Verlauf als Zeichen einer maximalen Gefäßweitstellung konstant auf diesem Niveau reduziert, während der Koronarfluß als Ausdruck der fortschreitenden Verminderung des koronaren Perfusiondrucks wieder abnahm.

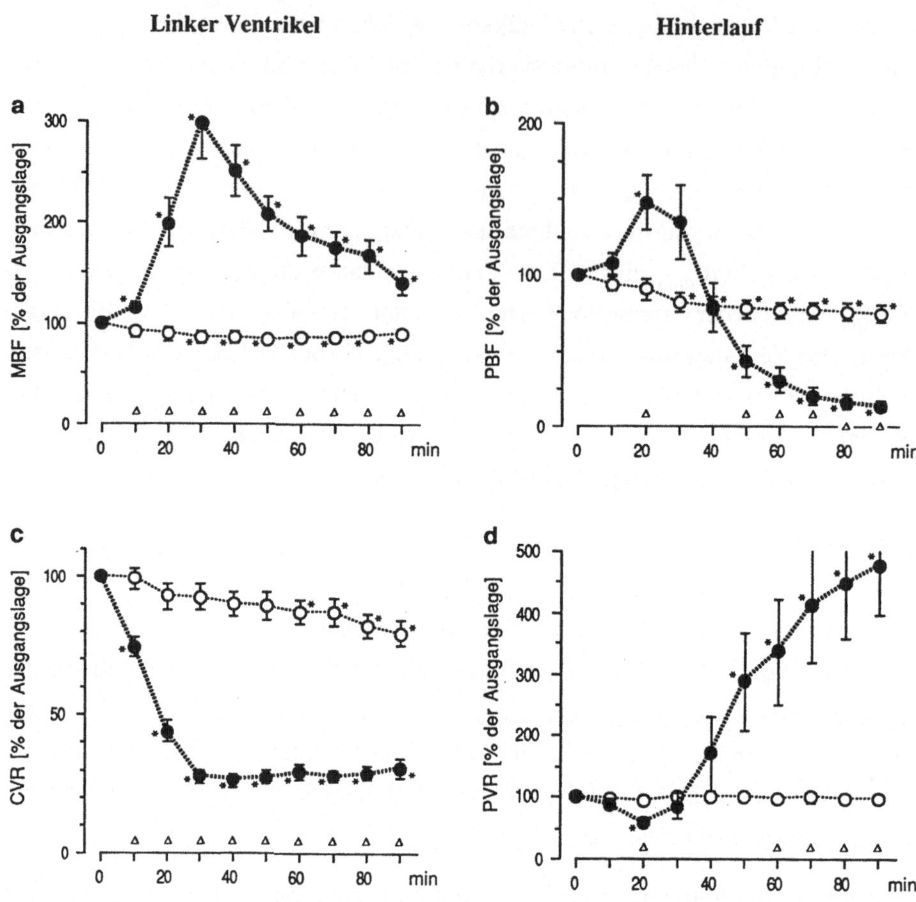

Abb. 2.30. a Myokardialer Blutfluß *(MBF)*, **b** peripherer Blutfluß *(PBF)*, **c** koronarer Gefäßwiderstand *(CVR)*, **d** peripherer Gefäßwiderstand *(PVR)* bei thorakotomierten nMHS- (○; n = 8) und MHS-Schweinen (●; n = 12) unter 90minütiger Halothanexposition (1 Vol.-%) und nach Zugabe von Succinylcholin (3 mg kg^{-1} i.v. 15 min nach Beginn der Halothanzufuhr). Beachte die unterschiedliche Skalierung der Ordinaten (Angaben in % der Ausgangslage). * $p < 0,05$ gegenüber Ausgangslage vor Halothanexposition (0 min), ᐃ $p < 0,05$ zwischen den Gruppen

Der periphere Gefäßwiderstand in der A. femoralis zeigte während der MH einen biphasischen Verlauf, der sich reziprok zur Durchblutung in der A. femoralis verhielt (Abb. 2.30 d). Nach einem initialen Abfall um maximal 42 % nahm der Gefäßwiderstand schon nach 20 min wieder zu und stieg im weiteren Verlauf auf das 5fache seines Ausgangswertes an. Aus dem relativ großen mittleren Fehler der Mittelwerte wird ersichtlich, daß der periphere Gefäßwiderstand in der Spätphase der MH individuell stark variierte.

Linker Ventrikel   **Hinterlauf**

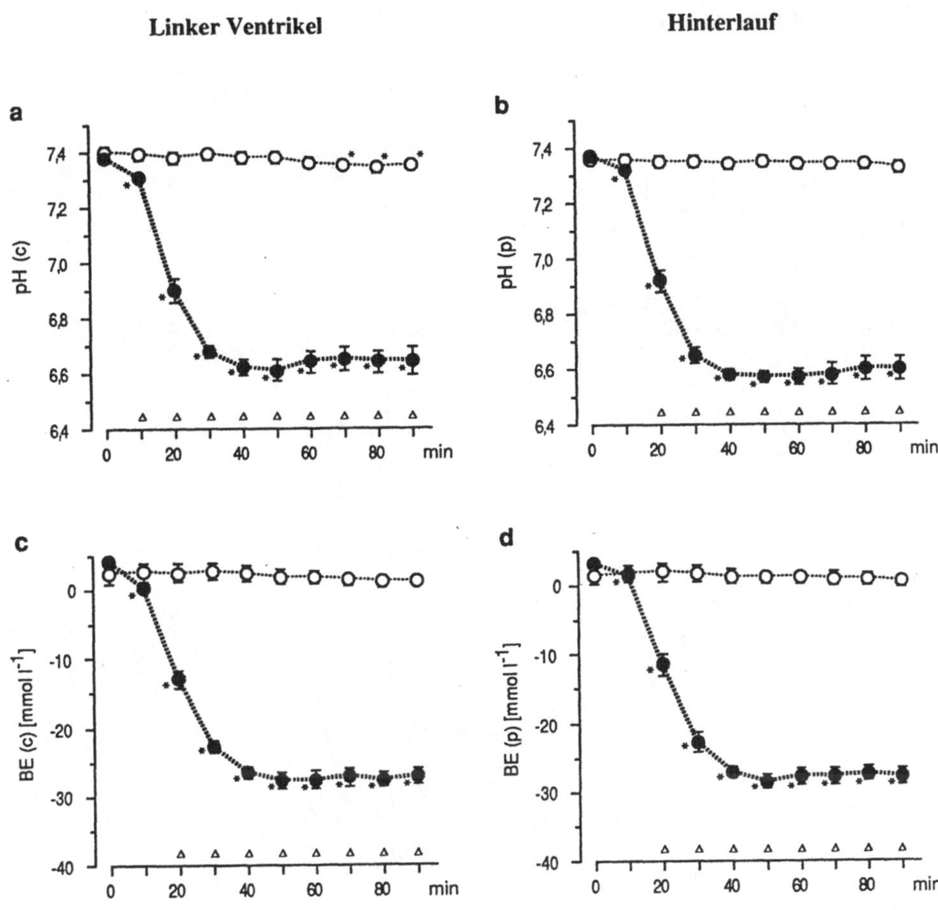

Abb. 2.31. a, b pH-Werte *(pH)*, **c, d** Basenüberschuß *(BE)* im koronarvenösen *(c)* und peripher-venösen *(p)* Blut von thorakotomierten nMHS- (O ; n = 8) und MHS-Schweinen (● ; n = 12) unter 90minütiger Halothanexposition (1 Vol.-%) und nach Zugabe von Succinylcholin (3 mg kg^{-1} i.v. 15 min nach Beginn der Halothanzufuhr). Beachte die unterschiedliche Skalierung der Ordinaten (Angaben in % der Ausgangslage). * $p < 0{,}05$ gegenüber Ausgangslage vor Halothanexposition (0 min), ᐞ $p < 0{,}05$ zwischen den Gruppen

Halothan selbst verursachte bei den gesunden Schweinen keine signifikante Änderung des peripheren Gefäßwiderstandes (Abb. 2.30 d). Der koronare Gefäßwiderstand nahm hingegen unter Halothan um ca. 20 % ab (Abb. 2.30 c).

Linker Ventrikel   **Hinterlauf**

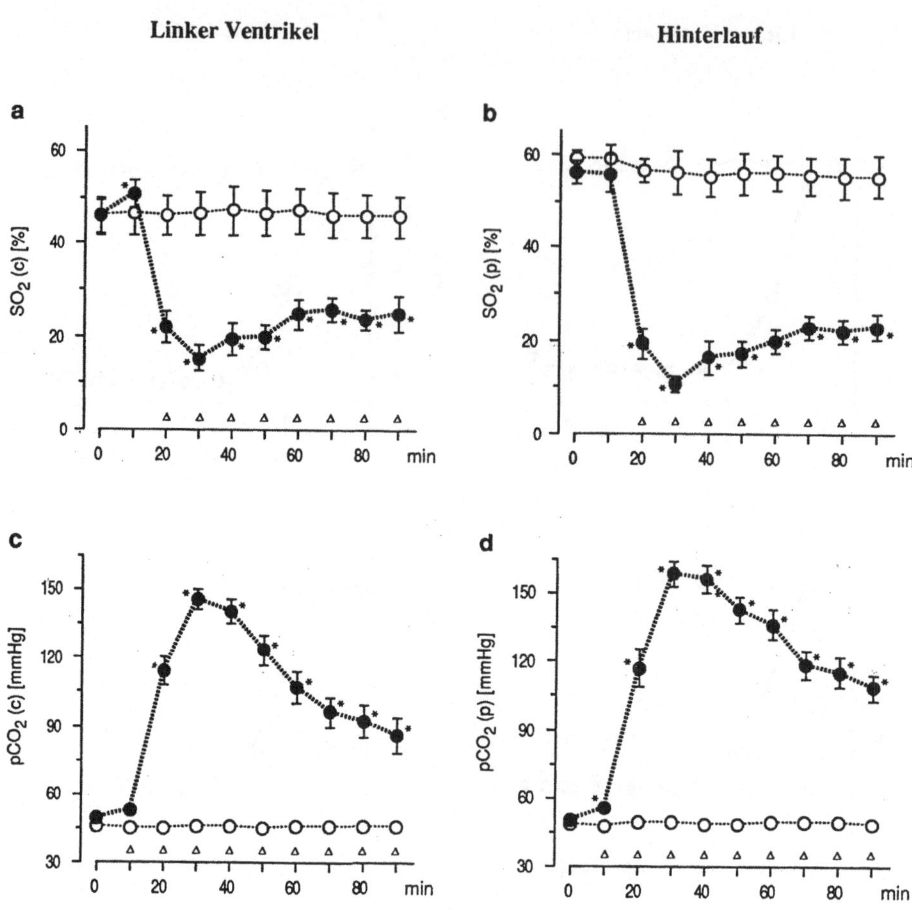

Abb. 2.32. a, b O_2-Sättigung *(SO$_2$)*, **c, d** CO_2-Partialdruck *(pCO$_2$)* im koronarvenösen *(c)* und periphervenösen *(p)* Blut von thorakotomierten nMHS- (o; n = 8) und MHS-Schweinen (●; n = 12) unter 90minütiger Halothanexposition (1 Vol.-%) und nach Zugabe von Succinylcholin (3 mg kg^{-1} i.v. 15 min nach Beginn der Halothanzufuhr). * p < 0,05 gegenüber Ausgangslage vor Halothanexposition (0 min), $^\triangle$ p < 0,05 zwischen den Gruppen

Metabolische und respiratorische Parameter des Herzens und der Skelettmuskulatur

Blutgasparameter: Die zeitlichen Verläufe der koronarvenösen (V. cordis magna) und periphervenösen (V. femoralis) pH-, BE- (Basenüberschuß-), SO$_2$- und pO$_2$-Werte sind in den Abb. 2.31 und 2.32 für beide Gruppen dargestellt. Für diese Parameter ergaben sich in der MH-Krise nahezu identische Zeitverläufe. Man erkennt, daß die

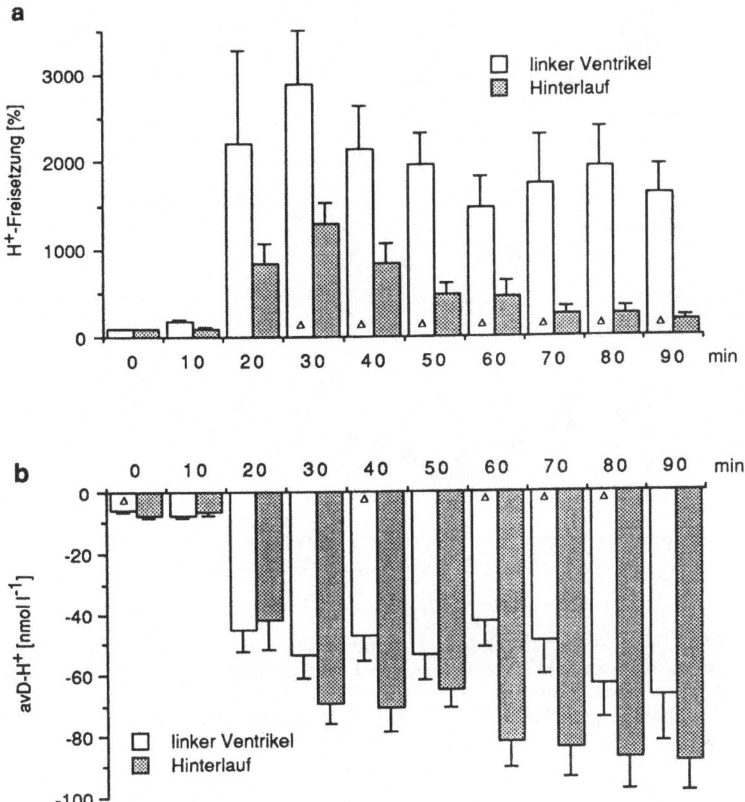

Abb. 2.33. a H$^+$-Freisetzung, **b** arteriovenöse H$^+$-Konzentrationsdifferenzen *(avD-H$^+$)* am Herzen (linker Ventrikel) und am Skelettmuskel (Hinterlauf) von thorakotomierten MHS-Schweinen (n = 12) unter 90minütiger Halothanexposition (1 Vol.-%) und nach Zugabe von Succinylcholin (3 mg kg^{-1} i.v. 15 min nach Beginn der Halothanzufuhr). * p < 0,05 gegenüber Ausgangslage vor Halothanexposition (0 min), △ p < 0,05 zwischen den Gruppen

regionalvenösen Blutgasparameter sich auch im Ausmaß nicht wesentlich voneinander unterscheiden. Auffallend war, daß die regionalvenösen O$_2$-Sättigungen (Abb. 2.32 a und b) im Unterschied zu den pH-Werten (Abb. 2.31 a und b) innerhalb der ersten 10 min nicht abfielen.

Von besonderem Interesse war der Zeitverlauf dieser Parameter zu Beginn der MH-Krise. Denn es wurde bislang vermutet, daß die kardialen Symptome z. T. Folge der metabolisch-azidotischen Veränderungen im Skelettmuskel sind. Nach dieser Hypothese müßten in der Frühentwicklung der MH zeitliche und auch qualitative Unter-

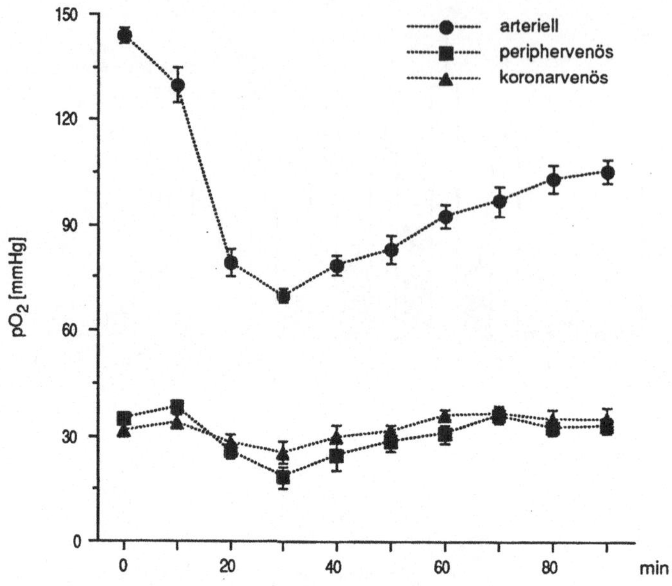

Abb. 2.34. O$_2$-Partialdruck *(pO$_2$)* im arteriellen, periphervenösen und koronarvenösen Blut von thorakotomierten MHS-Schweinen (n = 12) unter 90minütiger Halothanexposition (1 Vol.-%) und nach Zugabe von Succinylcholin (3 mg kg^{-1} i.v. 15 min nach Beginn der Halothanzufuhr). * p < 0,05 gegenüber Ausgangslage vor Halothanexposition (0 min)

schiede MH-charakteristischer Veränderungen zwischen beiden Geweben zu erkennen sein. Da die überschießende und unkontrollierte Bildung von H$^+$-Ionen (zusammen mit Laktat) in der Skelettmuskulatur als wichtiger Indikator für die anaerobe Stoffwechselentgleisung bei MH angesehen wird, wurde nach dem Fickschen Prinzip durch Multiplikation der arteriokoronarvenösen und arterioperiphervenösen H$^+$-Ionenkonzentrationsdifferenzen mit den regionalen Blutfüssen die freigesetzte H$^+$-Ionenmenge (Angaben in % der Ausgangslage) vor und während der MH-Krise ermittelt. Die Ergebnisse sind in Abb. 2.33 wiedergegeben. Danach nahm die regionale H$^+$-Ionenbildung bzw. -freisetzung in beiden Geweben gleichzeitig zu. Im Frühstadium der MH erhöhte sich die regionale H$^+$-Ionenfreisetzung am Herzen ca. um den Faktor 29 und an der Skelettmuskulatur ca. um den Faktor 13.

Bei der Analyse der Blutgaswerte fiel auf, daß der arterielle O$_2$-Partialdruck in der MH-Krise zunächst abfiel (von 143 ± 3 mmHg auf 70 ± 2 mmHg), dann aber fortschreitend bis zum Finalstadium (auf 106 ± 3 mmHg) wieder anstieg (Abb. 2.34). Ein ähnliches Verhalten zeigten die regionalvenösen O$_2$-Partialdrücke. Nach einem initialen Abfall

Linker Ventrikel   **Hinterlauf**

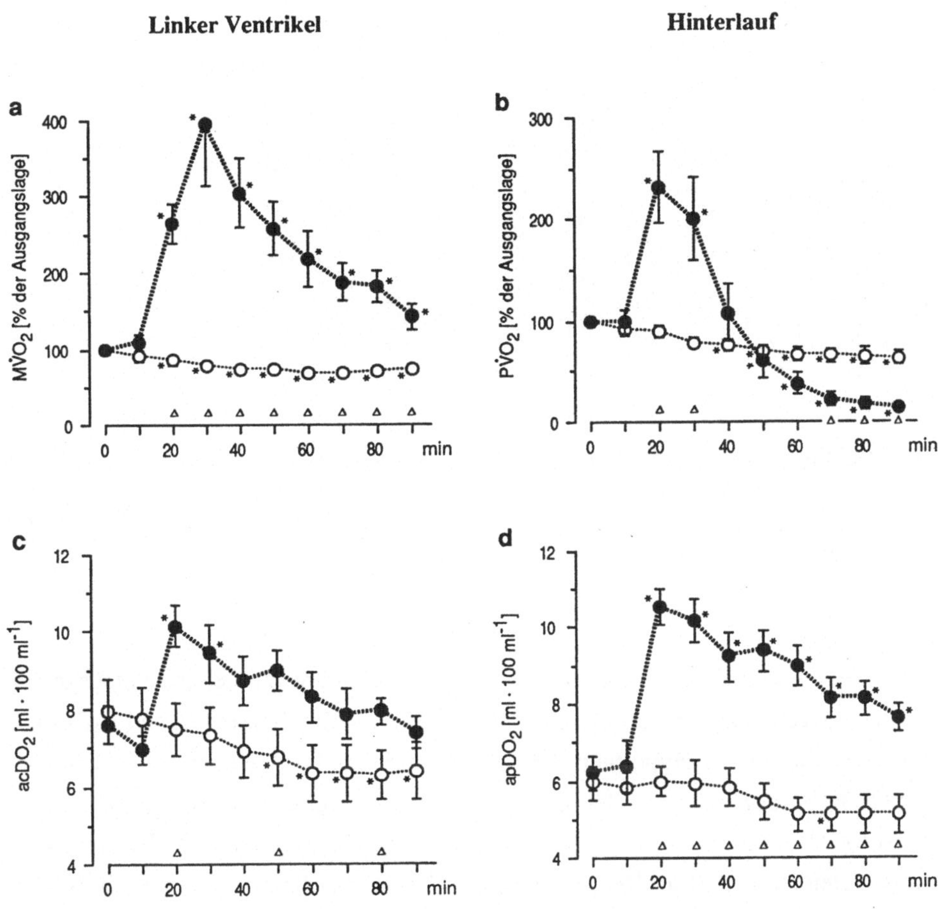

Abb. 2.35. **a** Myokardialer *(MV̇O₂)*, **b** peripherer O_2-Verbrauch *(PV̇O₂)*, **c** arteriokoronarvenöse *(acDO₂)*, **d** arterioperiphervenöse O_2-Gehaltsdifferenz *(apDO₂)* bei thorakotomierten nMHS- (o ; n = 8) und MHS-Schweinen (● ; n = 12) unter 90minütiger Halothanexposition (1 Vol.-%) und nach Zugabe von Succinylcholin (3 mg kg⁻¹ i.v. 15 min nach Beginn der Halothanzufuhr). Beachte die unterschiedliche Skalierung der Ordinaten in **a** und **b** (Angaben in % der Ausgangslage). * $p < 0,05$ gegenüber Ausgangslage vor Halothanexposition (0 min), ᐃ $p < 0,05$ zwischen den Gruppen

im Frühstadium der MH entsprachen die venösen pO_2-Werte im weiteren Verlauf denen der Ausgangsbedingungen und lagen sogar teilweise darüber. Das Verhalten der O_2-Partialdrücke ließ sich in Übereinstimmung mit den Befunden der ersten Versuchsreihe durch eine pH-, hyperkarbie- und hyperthermiebedingte Rechtsverschiebung der O_2-Dissoziationskurve erklären.

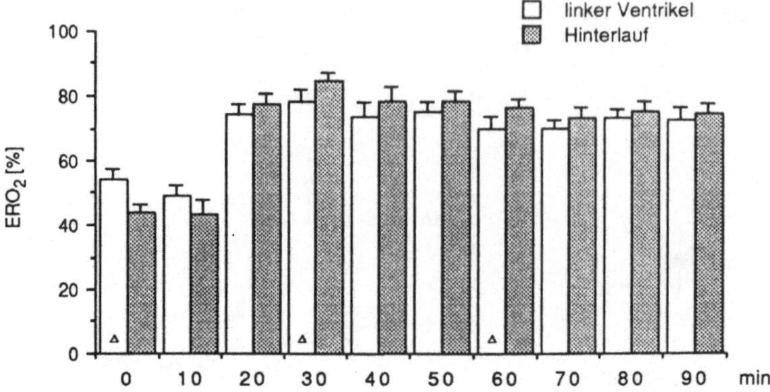

Abb. 2.36. Myokardiale (linker Ventrikel) und periphere (Hinterlauf) O_2-Extraktionsrate *(ERO$_2$)* bei thorakotomierten MHS-Schweinen (n = 12) unter 90minütiger Halothanexposition (1 Vol.-%) und nach Zugabe von Succinylcholin (3 mg kg^{-1} i.v. 15 min nach Beginn der Halothanzufuhr). * p < 0,05 gegenüber Ausgangslage vor Halothanexposition (0 min), ᐃ p < 0,05 zwischen den Gruppen

O_2-Verbrauch und CO_2-Produktion: Der linksventrikuläre O_2-Verbrauch (Angaben in % der Ausgangslage; die absoluten Werte sind in den Tabellen 15 [A] und 16 [A] angegeben) nahm in der Hyperthermiekrise erheblich zu: Nach einem exzessiven Anstieg (300 %) in der Frühphase der MH fiel der linksventrikuläre O_2-Verbrauch parallel zur Koronardurchblutung wieder ab, lag aber präfinal noch deutlich über den Ausgangswerten (Abb. 2.35 a). Der periphere O_2-Verbrauch erhöhte sich im Frühstadium der MH weniger deutlich (ca. 150 %) und fiel dann im späteren Verlauf weit unter die Ausgangswerte (-74 %) ab. Bei den nMHS-Schweinen reduzierte sich der myokardiale O_2-Verbrauch um ca. 30 %, der periphere O_2-Verbrauch um ca. 37 % (Abb. 2.35 b).

Abb. 2.35 c zeigt, daß die O_2-Versorgung des Myokards bei MH neben der erhöhten Koronardurchblutung auch auf einer Zunahme der O_2-Ausschöpfung (maximal 10,6 ± 0,7 ml · 100 ml^{-1}) beruhte. Eine vergleichbar hohe arterio-venöse O_2-Gehaltsdifferenz (maximal 11,0 ± 0,9 ml · 100 ml^{-1}) wurde unter der MH auch in der Peripherie beobachtet (Abb. 2.35 d). Bei den nMHS-Schweinen führte Halothan zu einer Abnahme der arterio-koronarvenösen und -periphervenösen O_2-Gehaltsdifferenzen um ca. 20 % (signifikant) bzw. ca. 15 % (nicht signifikant).

Abb. 2.36 zeigt den direkten Vergleich der myokardialen und peripheren O_2-Extraktionsraten vor und während der MH-Krise. Danach ergaben sich in keiner Phase der MH

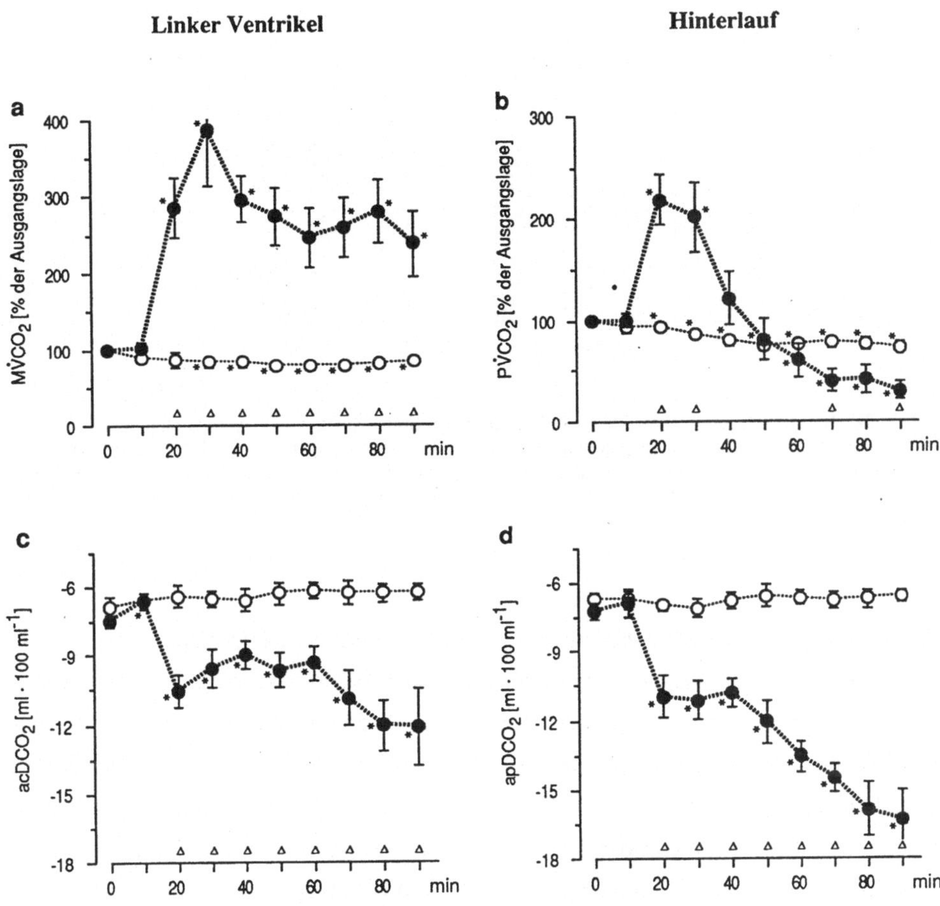

Abb. 2.37. **a** Myokardiale *(MV̇CO₂)*, **b** periphere CO_2-Produktion *(PV̇CO₂)*, **c** arteriokoronarvenöse *(acDCO₂)*, **d** arterioperiphervenöse CO_2-Gehaltsdifferenz *(apDCO₂)* bei thorakotomierten nMHS- (○; n = 8) und MHS-Schweinen (●; n = 12) unter 90minütiger Halothanexposition (1 Vol.-%) und nach Zugabe von Succinylcholin (3 mg kg⁻¹ i.v. 15 min nach Beginn der Halothanzufuhr). Beachte die unterschiedliche Skalierung der Ordinaten in **a** und **b** (Angaben in % der Ausgangslage). *p < 0,05 gegenüber Ausgangslage vor Halothanexposition (0 min), ᐃ p < 0,05 zwischen den Gruppen

wesentliche Unterschiede der O_2-Extraktionsraten von Herz- und Skelettmuskulatur. Vor Halothanzufuhr war die O_2-Extraktion aus dem Koronarblut höher als die aus dem peripheren Blut. Dies war zu erwarten, da die O_2-Extration aus dem Koronarblut physiologischerweise schon unter Ruhebedingungen höher ist als in der Peripherie.

In Abb. 2.37 sind die Zeitverläufe für die CO_2-Produktion und die arteriovenösen CO_2-Gehaltsdifferenzen des Herzens und des Skelettmuskels dargestellt. In der Frühphase

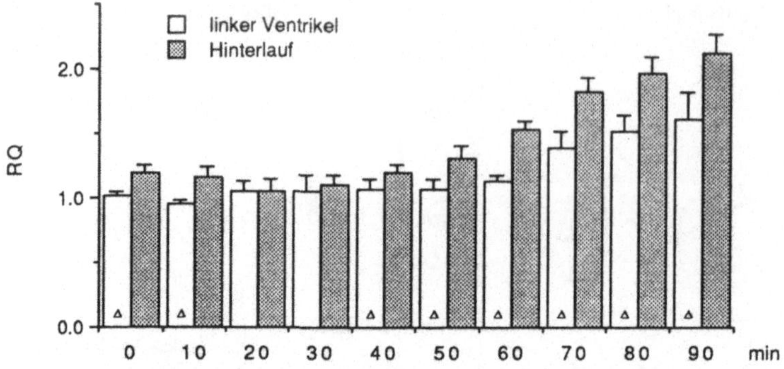

Abb. 2.38. Myokardialer (linker Ventrikel) und peripherer (Hinterlauf) respiratorischer Quotient *(RQ)* bei thorakotomierten MHS-Schweinen (n = 12) unter 90minütiger Halothanexposition (1 Vol.-%) und nach Zugabe von Succinylcholin (3 mg kg^{-1} i.v. 15 min nach Beginn der Halothanzufuhr). * p < 0,05 gegenüber Ausgangslage vor Halothanexposition (0 min), $^\triangle$ p < 0,05 zwischen den Gruppen

der MH entsprach die CO_2-Produktion in beiden Geweben weitgehend dem O_2-Verbrauch. Signifikante Veränderungen der regional-respiratorischen Quotienten waren nicht feststellbar. Der systemisch-respiratorische Quotient nahm jedoch in dieser Phase signifikant von 1,2 auf 0,9 ab. Im Spätstadium der MH lag die CO_2-Produktion in beiden Geweben deutlich über dem O_2-Verbrauch. Dies führte zu einem signifikanten Anstieg des myokardialen (von 1,0 auf 1,6) und peripheren (von 1,2 auf 2,1) respiratorischen Quotienten (Abb. 2.38). In der Kontrollgruppe waren unter Halothan keine signifikanten Änderungen der regional-respiratorischen Quotienten zu beobachten (Tabelle 16 [A]). Sämtliche Tieren wiesen allerdings vor Versuchsbeginn schon relativ hohe Quotienten auf. Dies ließ sich durch eine geringgradige Hyperventilation (arterieller pCO_2 = 37 ± 1 mmHg) der Tiere erklären, die für die Untersuchungen gewählt wurde (s. 2.1.2).

O_2-Bilanz: Um herauszufinden, ob die erhöhte O_2-Ausschöpfung bei MH Ausdruck einer unzureichenden Anpassung der O_2-Versorgung an einen stark erhöhten O_2-Bedarf ist, wurde im folgenden untersucht, ob sich das Verhältnis von O_2-Angebot zu O_2-Verbrauch während der MH ändert. Die Abb. 2.39 und 2.40 zeigen die Ergebnisse. Aus den dargestellten Verläufen ist ersichtlich, daß die starke Zunahme des O_2-Verbrauchs im Frühstadium der MH mit einer geringeren Zunahme des O_2-Angebotes einhergeht. Die Verschlechterung der O_2-Bilanz betraf Herz- und Skelettmuskulatur in etwa gleichem Maße. Auch im weiteren Verlauf der MH blieb das Verhältnis zu Ungunsten des

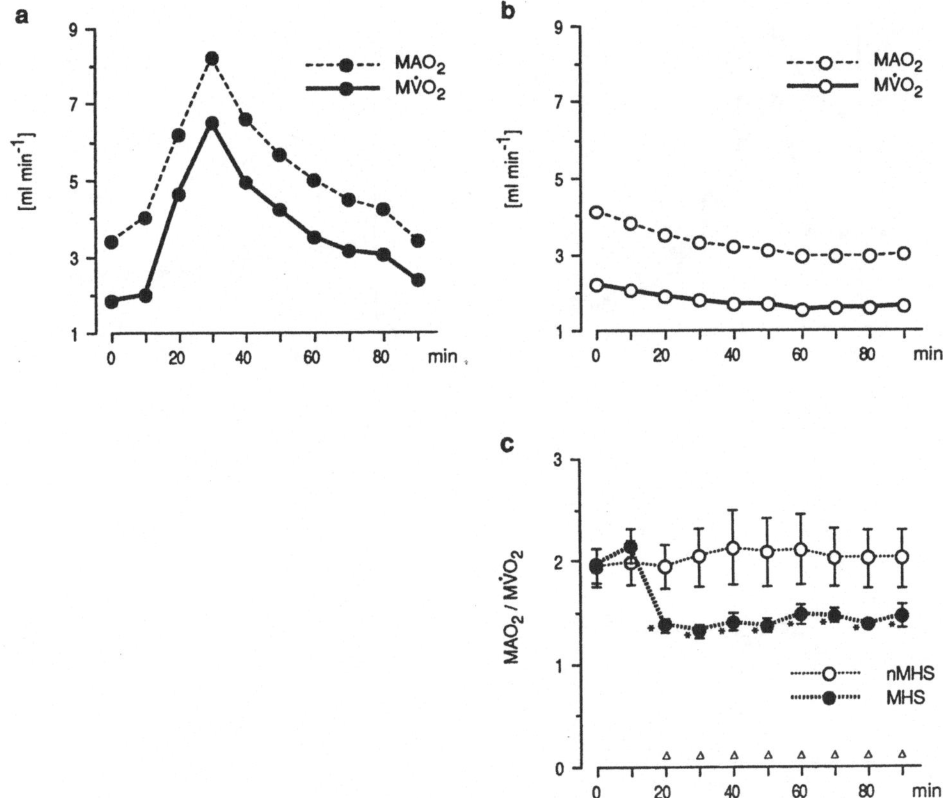

Abb. 2.39. **a** Myokardiales O_2-Angebot *(MAO$_2$)* und myokardialer O_2-Verbrauch *(MV̇O$_2$)* des linken Ventrikels bei thorakotomierten MHS- (n = 12), **b** bei nMHS-Schweinen (n = 8) unter 90minütiger Halothanexposition (1 Vol.-%) und nach Zugabe von Succinylcholin (3 mg kg^{-1} i.v. 15 min nach Beginn der Halothanzufuhr). Darstellung der Mittelwerte ohne Angaben von SEM und Mittelwertvergleiche in **a** und **b**. **c** Verhältnis von MAO$_2$ zu MVO$_2$. * $p < 0,05$ gegenüber Ausgangslage vor Halothanexposition (0 min), $\triangle$ $p < 0,05$ zwischen den Gruppen

O_2-Angebotes verschoben. Das Verhältnis von O_2-Angebot zu O_2-Verbrauch nahm am Herzen von 2,0 auf 1,4 und am Skelettmuskel von 2,4 auf 1,4 signifikant ab (Abb. 2.39 c und 2.40 c).

Bei den normalen Schweinen ging die Abnahme des myokardialen O_2-Verbrauches unter Halothan mit einer geringeren Abnahme der Durchblutung bzw. des O_2-Angebotes einher. So stieg das Verhältnis von O_2-Angebot zu O_2-Verbrauch am Herzen im Durchschnitt von 1,9 auf 2,1 (nicht signifikant). Am Skelettmuskel war eine entsprechende Tendenz nicht zu beobachten, d.h. die O_2-Bilanz blieb konstant.

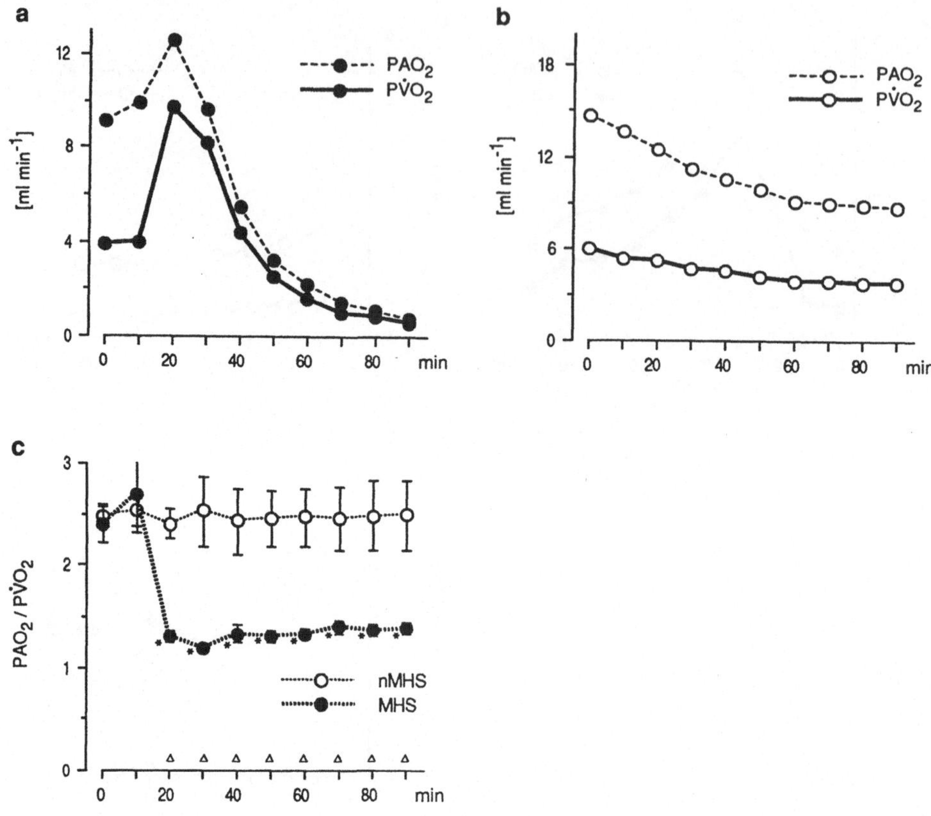

Abb. 2.40.   **a** Peripheres O_2-Angebot *(PAO$_2$)* und peripherer O_2-Verbrauch *(PV̇O$_2$)* des Hinterlaufs bei thorakotomierten MHS- (n = 12), **b** bei nMHS-Schweinen (n = 8) unter 90minütiger Halothanexposition (1 Vol.-%) und nach Zugabe von Succinylcholin (3 mg kg^{-1} i.v. 15 min nach Beginn der Halothanzufuhr). Darstellung der Mittelwerte ohne Angaben von SEM und Mittelwertvergleiche in **a** und **b**. **c** Verhältnis von PAO$_2$ zu PV̇O$_2$. * p < 0,05 gegenüber Ausgangslage vor Halothanexposition (0 min), $^\triangle$ p < 0,05 zwischen den Gruppen

Da der O_2-Verbrauch des Myokards ganz überwiegend von der hämodynamischen Belastung des Herzens abhängig ist, wurde untersucht, ob das Verhältnis von linksventrikulärer Minutenarbeit (Leistung) zu linksventrikulärem O_2-Verbrauch sich während der MH ändert. Abb. 2.41 zeigt die Ergebnisse. Während bei den nMHS-Schweinen die Abnahme der Herzleistung unter Halothan mit einer etwa gleich großen Abnahme des O_2-Verbrauches einherging, war bei den MHS-Schweinen die Kopplung des O_2-Verbrauches an die Leistung in der Hyperthermiekrise aufgehoben. Obwohl die linksventrikuläre Leistung im Frühstadium der MH nur um etwa 45 % zunahm, stieg der linksventrikuläre O_2-Verbrauch gleichzeitig um 300 %. Auch im späten Stadium der MH,

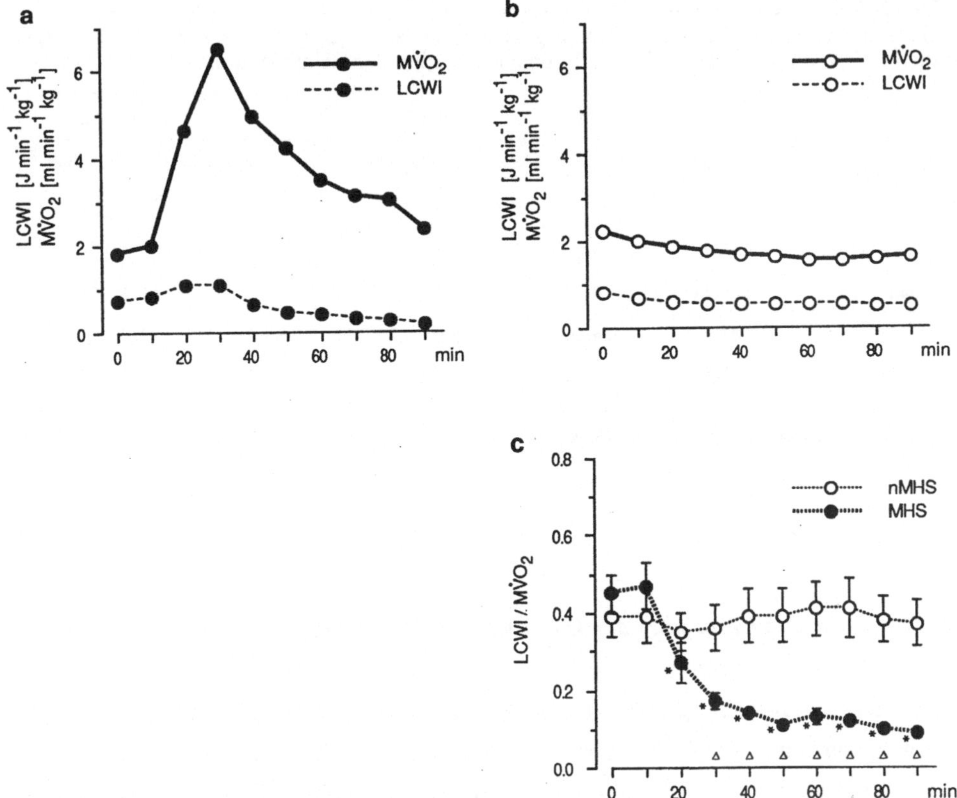

Abb. 2.41. a Linkskardialer Leistungsindex *(LCWI)* und myokardialer O_2-Verbrauch *(M$\dot{V}O_2$)* bei thorakotomierten MHS- (n = 12), **b** bei nMHS-Schweinen (n = 8) unter 90minütiger Halothanexposition (1 Vol.-%) und nach Zugabe von Succinylcholin (3 mg kg^{-1} i.v. 15 min nach Beginn der Halothanzufuhr). Darstellung der Mittelwerte ohne Angaben von SEM und Mittelwertvergleiche in **a** und **b**. **c** Verhältnis von LCWI zu M$\dot{V}O_2$. * $p < 0{,}05$ gegenüber Ausgangslage vor Halothanexposition (0 min), $^\triangle$ $p < 0{,}05$ zwischen den Gruppen

als die Herzleistung bereits stark erniedrigt war, lag der O_2-Verbrauch des Herzens noch weit über den Ausgangsbedingungen. Als Hinweis auf einen reduzierten Wirkungsgrad des linken Ventrikels nahm der aus Leistung und O_2-Verbrauch gebildete Quotient im Verlauf der MH signifikant von 0,45 auf 0,09 , also um den Faktor 5, ab. Bei den normalen Schweinen änderte sich der Quotient unter Halothan dagegen nicht.

Tabelle 2.5. Substrataufnahme $(\mathring{A})$ des Herzens (linker Ventrikel) bei nMHS- (n = 8) und MHS-Schweinen (n = 12) unter 90minütiger Halothanexposition (1 Vol.-%) und nach Zugabe von Succinylcholin (3 mg kg^{-1} i.v. 15 min nach Beginn der Halothanzufuhr)

		0 min	30 min	60 min	90 min
$\mathring{A}$-Laktat	MHS	10±6	-134±40 [a,b]	-47±16 [a,b]	-82±17 [a,b]
[μmol min^{-1}]	nMHS	14±2	16±3	9±3	13±3
$\mathring{A}$-Glukose	MHS	5±6	-38±43	50±56	5±30
[μmol min^{-1}]	nMHS	9±4	4±2	9±6	8±3
$\mathring{A}$-FFS	MHS	0,4±0,4	3,0±1,2 [a]	0,3±0,4	0,1±0,2
[μmol min^{-1}]	nMHS	1,4±1,1	1,2±0,6	1,3±0,7	0,8±0,2

[a] p < 0,05 gegenüber Ausgangslage vor Halothanexposition (0 min).

[b] p < 0,05 gegenüber nMHS-Gruppe.

Laborchemische Parameter des Herzens und der Skelettmuskulatur

Substrate: Da der Energiebedarf des Herzens unter physiologischen Bedingungen vorwiegend durch aereobe Metabolisierung von freien Fettsäuren (FFS) , Glukose und Laktat gedeckt wird, wurde im folgenden die myokardiale Aufnahme speziell dieser Substrate untersucht. Pyruvat, Ketonkörper und Aminosäuren haben für die aerobe Energiegewinnung eine geringe Bedeutung. Das besondere Interesse galt dem Laktatstoffwechsel, der als ein wichtiger metabolischer Parameter bei MH angesehen wird.

In Tabelle 2.5 sind die Ergebnisse der myokardialen Substrataufnahme für die wichtigsten Phasen des Versuchsablaufs zusammengestellt. Tabelle 2.6 gibt einen qualitativvergleichenden Überblick über das Verhalten derselben Parameter am Skelettmuskel. Vor Halothanexposition zeigten beide Gruppen übereinstimmend eine positive Laktatbilanz ($\mathring{A}$ = Aufnahme von Laktat) des Herzens und eine negative Laktatbilanz (-$\mathring{A}$ = Abgabe bzw. Freisetzung von Laktat) am Skelettmuskel. Die geringgradige periphere Lacatfreisetzung aus der Skelettmuskulatur nahm im Frühstadium der MH signifikant zu. Gleichzeitig konnte eine Umkehr der myokardialen Laktatbilanz beobachtet werden. Eine myokardiale Freisetzung von Laktat war auch im weiteren Verlauf der MH nachzuweisen. Bei den nMHS-Schweinen änderte sich unter Halothan die myokardiale und periphere Lactatbilanz nicht wesentlich. Die detaillierten Zeitverläufe der myokardialen und peripheren Laktataufnahme sind in Abb. 2.42, die der regionalvenö-

Tabelle 2.6. Substrataufnahme *(Å)* des Skelettmuskels (Hinterlauf) bei nMHS- (n = 8) und MHS-Schweinen (n = 12) unter 90minütiger Halothanexposition (1 Vol.-%) und nach Zugabe von Succinylcholin (3 mg kg^{-1} i.v. 15 min nach Beginn der Halothanzufuhr)

		0 min	30 min	60 min	90 min
Å-Laktat	MHS	-9±7	-161±45 [a,b]	-19±6	-24±10
[µmol min^{-1}]	nMHS	-30±15	-16±11	-16±6	-10±7
Å-Glukose	MHS	13±11	-11±44	13±19	6±4
[µmol min^{-1}]	nMHS	53±20	22±20	23±15	19±13
Å-FFS	MHS	0,5±0,9	3,2±1,6	0,1±0,2	0,04±0,08
[µmol min^{-1}]	nMHS	2,3±1,9	1,3±1,3	1,0±1,0	1,5±0,9

[a] $p < 0,05$ gegenüber Ausgangslage vor Halothanexposition (0 min).

[b] $p < 0,05$ gegenüber nMHS-Gruppe.

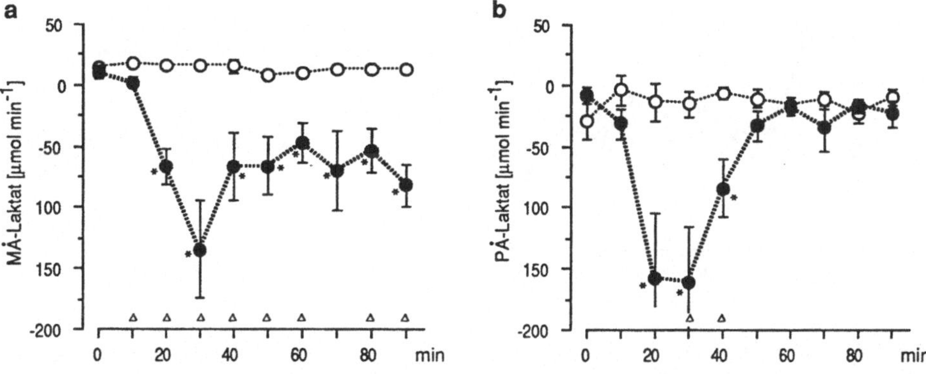

Abb. 2.42. a Myokardiale *(MÅ)*, b periphere Aufnahme *(PÅ)* von Laktat bei thorakotomierten nMHS- (O; n = 8) und MHS-Schweinen (●; n = 12) unter 90minütiger Halothanexposition (1 Vol.-%) und nach Zugabe von Succinylcholin (3 mg kg^{-1} i.v. 15 min nach Beginn der Halothanzufuhr). * $p < 0,05$ gegenüber Ausgangslage vor Halothanexposition (0 min), △ $p < 0,05$ zwischen den Gruppen

sen Konzentrationen und arterio-regionalvenösen Konzentrationsdifferenzen von Laktat in Abb. 2.43 dargestellt. Daraus wird ersichtlich, daß die regionalvenösen Laktatspiegel bereits innerhalb der ersten 10 min signifikant anstiegen. Ein Abfall von O_2-Sättigung und O_2-Partialdruck im koronar-, peripher- und zentralvenösen Blut war gleichzeitig nicht zu beobachten, vielmehr stiegen diese Parameter z. T. zunächst sogar noch an (Tabellen 13 [A] und 15 [A]).

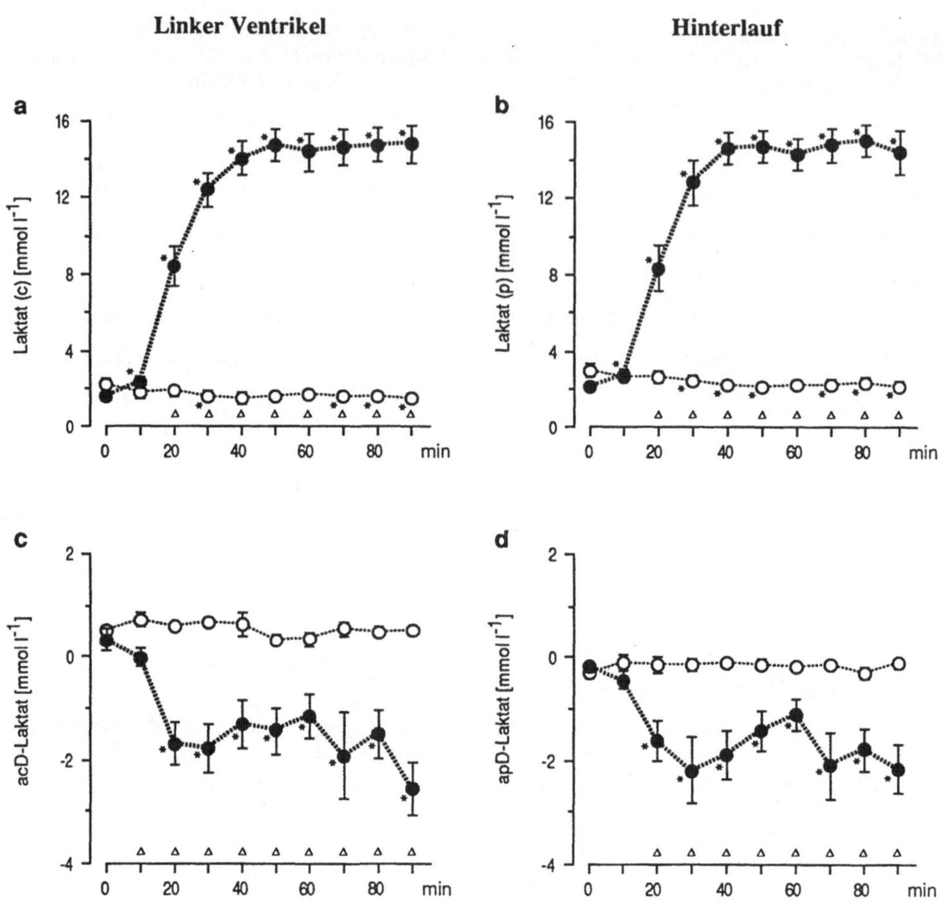

Abb. 2.43. a Koronarvenöse *(c)*, **b** periphervenöse *(p)* Konzentrationen, **c** arteriokoronarvenöse *(acD)*, **d** arterioperiphervenöse Konzentrationsdifferenzen *(apD)* von Laktat bei thorakotomierten nMHS- (O; n = 8) und MHS-Schweinen (●; n = 12) unter 90minütiger Halothanexposition (1 Vol.-%) und nach Zugabe von Succinylcholin (3 mg kg^{-1} i.v. 15 min nach Beginn der Halothanzufuhr). * $p < 0{,}05$ gegenüber Ausgangslage vor Halothanexposition (0 min), $^\triangle$ $p < 0{,}05$ zwischen den Gruppen

Die Glukosekonzentrationen im arteriellen und regionalvenösen Blut nahmen im Verlauf der MH zunächst zu und fielen später geringfügig wieder ab. Signifikante Änderungen der myokardialen und peripheren Aufnahme von Glukose konnten im gesamten Versuchsablauf jedoch nicht nachgewiesen werden (Tabellen 2.5 und 2.6). Allerdings fiel im Frühstadium der MH an beiden Geweben die Tendenz einer Glukosefreisetzung auf. Gleichzeitig war die Aufnahme freier Fettsäuren in dieser Phase erhöht (Tabellen 2.5 und 2.6). Statistisch sichern ließ sich dieser Anstieg allerdings nur für das

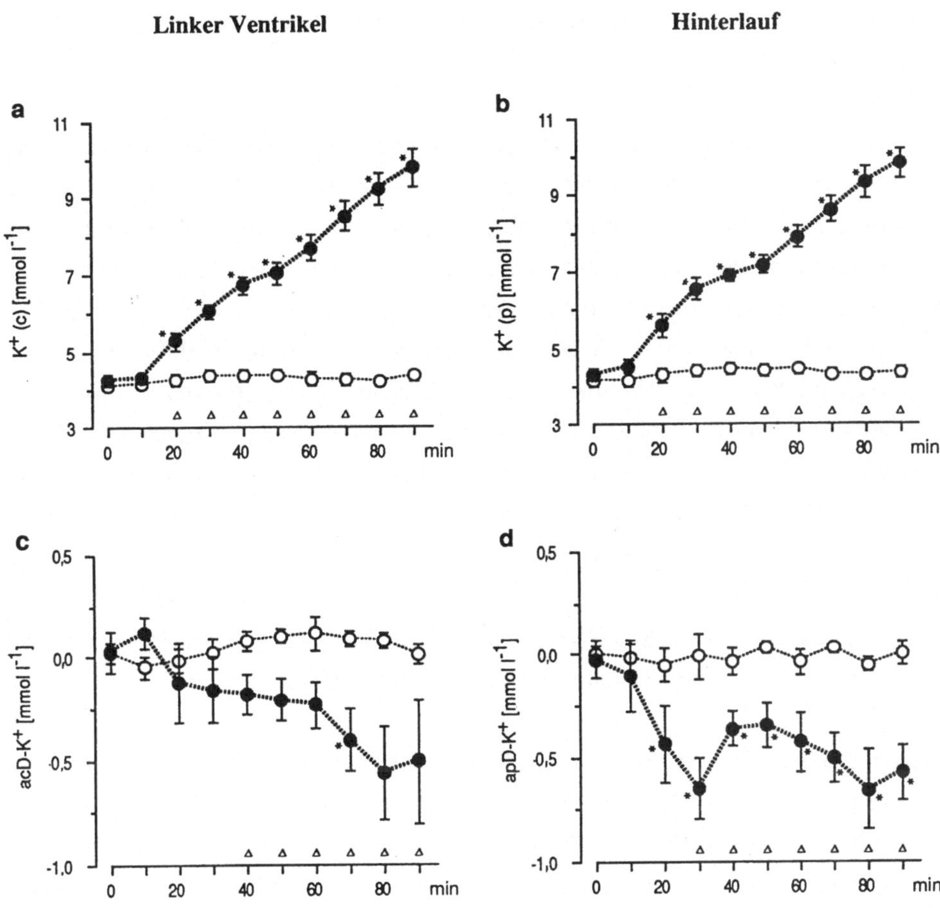

Abb. 2.44. a Koronarvenöse *(c)*, **b** periphervenöse *(p)* Konzentrationen, **c** arteriokoronarvenöse *(acD)*, **d** arterioperiphervenöse Konzentrationsdifferenzen *(apD)* von Kalium (K$^+$) bei thorakotomierten nMHS- (○; n = 8) und MHS-Schweinen (●; n = 12) unter 90minütiger Halothanexposition (1 Vol.-%) und nach Zugabe von Succinylcholin (3 mg kg^{-1} i.v. 15 min nach Beginn der Halothanzufuhr). * p < 0,05 gegenüber Ausgangslage vor Halothanexposition (0 min), △ p < 0,05 zwischen den Gruppen

Myokard, da die methodische Streuung bei der Bestimmung der Substrate relativ groß war und durch die Multiplikation mit der Durchblutung zusätzlich noch potenziert wurde. Die arteriellen und regionalvenösen FFS-Konzentrationen nahmen im Verlauf der MH-Krise deutlich ab (Tabelle 17 [A]).

Bei den nMHS-Schweinen bewirkte Halothan eine signifikante Abnahme der Laktatspiegel (Tabelle 18[A]). Signifikante Änderungen der myokardialen und peripheren

Laktatbilanz waren nicht nachzuweisen. Dies galt auch für die übrigen Substrate wie Glukose und FFS.

Elektrolyte: In Übereinstimmung mit den Befunden der 1. Versuchsreihe waren für alle Elektrolyte erhöhte Serumspiegel bei MH nachzuweisen. Während signifikante Änderungen arteriokoronarvenöser und -periphervenöser Konzentrationsdifferenzen für Kalzium und Magnesium nicht zu beobachten waren, ergaben sich für Kalium und Natrium signifikante Anstiege, die im zeitlichen Ablauf voneinander abwichen. Die koronar- und periphervenösen Serumkonzentrationen von Kalium erhöhten sich von $4,2 \pm 0,2$ auf $7,8 \pm 0,5$ mmol l^{-1} bzw. von $4,3 \pm 0,2$ auf $9,8 \pm 0,4$ mmol l^{-1} (Abb. 2.44). Die Verläufe für die regionalen arterio-venösen Konzentrationsdifferenzen von Kalium zeigen, daß Kalium vom Skelettmuskel schon relativ früh freigesetzt wurde, während eine Freisetzung aus dem Herzen erst spät auftrat. Gegensätzlich verhielt sich Natrium, dessen arteriovenöse Konzentrationsdifferenzen im Sinne einer Aufnahme von Natrium durch die Zellen anstiegen, in der Peripherie wiederum früher als am Herzen. Die gesamten Ergebnisse für die Serumelektrolytkonzentrationen am Herzen und am Skelettmuskel sind in den Tabellen 19 [A] und 20 [A] zusammengefaßt.

Katecholamine: Um einen Hinweis auf das Verhalten der sympathonervalen Aktivität des Skelettmuskels und des Herzens unter Halothan und bei MH zu erhalten, wurden im folgenden die arteriokoronarvenösen und -periphervenösen Konzentrationsdifferenzen bzw. - unter Einbeziehung der Durchblutung - die regionale Nettoaufnahme (Å) bzw. -abgabe (-Å) von Noradrenalin untersucht, die das Gleichgewicht zwischen postganglionärer Freisetzung und neuronaler bzw. extraneuronaler Aufnahme von Noradrenalin als Neurotransmitter widerspiegeln.

Abb. 2.45 zeigt die Zeitverläufe der myokardialen und peripheren Aufnahme sowie der arteriokoronarvenösen und -periphervenösen Konzentrationsdifferenzen von Noradrenalin. Daraus wird ersichtlich, daß bei den narkotisierten Tieren die Noradrenalinbilanz vor Halothangabe weitgehend ausgeglichen ist. Insgesamt war die regionale Spontanaufnahme bzw. -abgabe von Noradrenalin in beiden Geweben und Gruppen sehr gering (Ausgangslage im Mittel < 5 ng min^{-1}) und individuell stark schwankend (Tabellen 21 [A] und 22 [A]). Eine signifikante Abgabe- oder Aufnahme von Noradrenalin war daher für beide Gewebe und Gruppen unter den Ausgangsbedingungen nicht nachweisbar. Dies änderte sich bei den nMHS-Schweinen auch unter Halothanexposition nicht. Unmittelbar nach Succinylcholinapplikation erhöhte sich am Herzen die

Linker Ventrikel　　　　　　　**Hinterlauf**

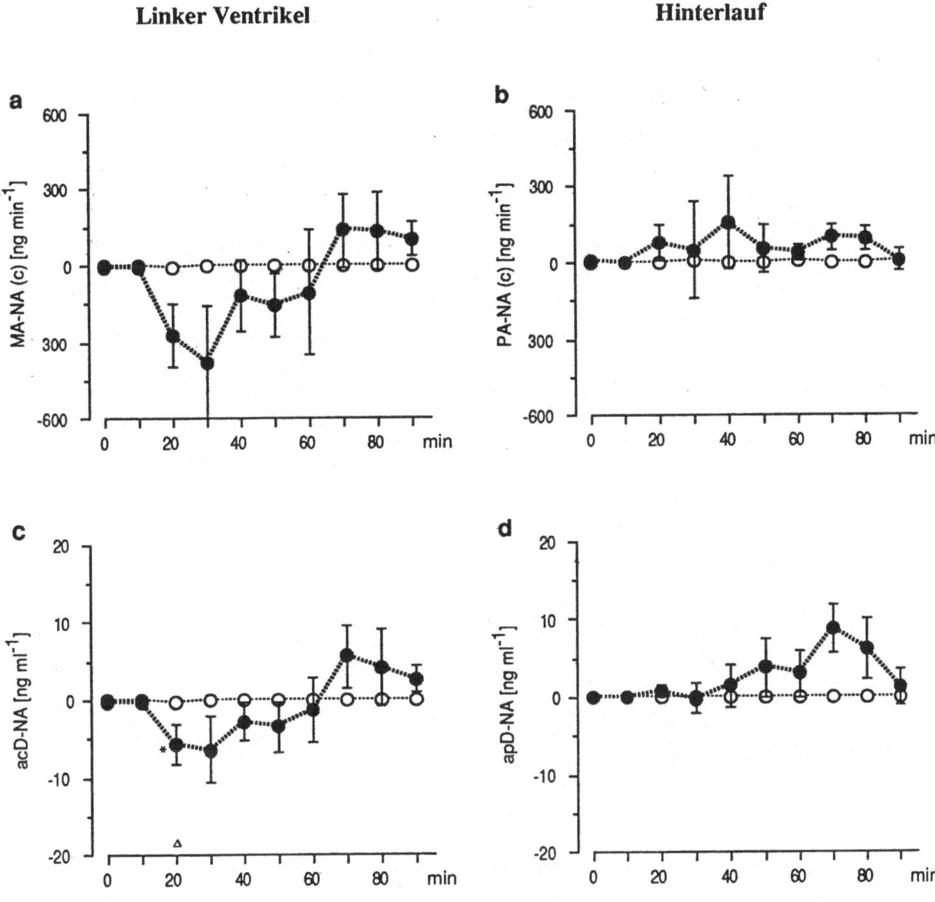

Abb. 2.45. a Myokardiale *(MÅ)*, b periphere Aufnahme *(PÅ)*, c arteriokoronarvenöse *(acD)*, d arterioperiphervenöse Gehaltsdifferenz *(apD)* von Noradrenalin *(NA)* bei thorakotomierten nMHS- (O ; n = 8) und MHS-Schweinen (● ; n = 12) unter 90minütiger Halothanexposition (1 Vol.-%) und nach Zugabe von Succinylcholin (3 mg kg⁻¹ i.v. 15 min nach Beginn der Halothanzufuhr). * p < 0,05 gegenüber Ausgangslage vor Halothanexposition (0 min), ᐃ p < 0,05 zwischen den Gruppen

Noradrenalinabgabe von -2,6 ± 3,0 auf 6,2 ± 9,5 ng min⁻¹ . Dieser Anstieg war allerdings nicht signifikant.

Zu Beginn der MH waren am Herzen die Zeichen einer postganglionären Noradrenalinfreisetzung nachzuweisen (Abb. 2.45). So stieg die (negative) arteriokoronarvenöse Konzentrationsdifferenz von Noradrenalin um den Faktor 40 von - 0,14 ± 0,05 auf - 5,7 ± 2,5 ng ml⁻¹ an (signifikant). Der Anstieg der Noradrenalinabgabe von -4,1 ± 1.9

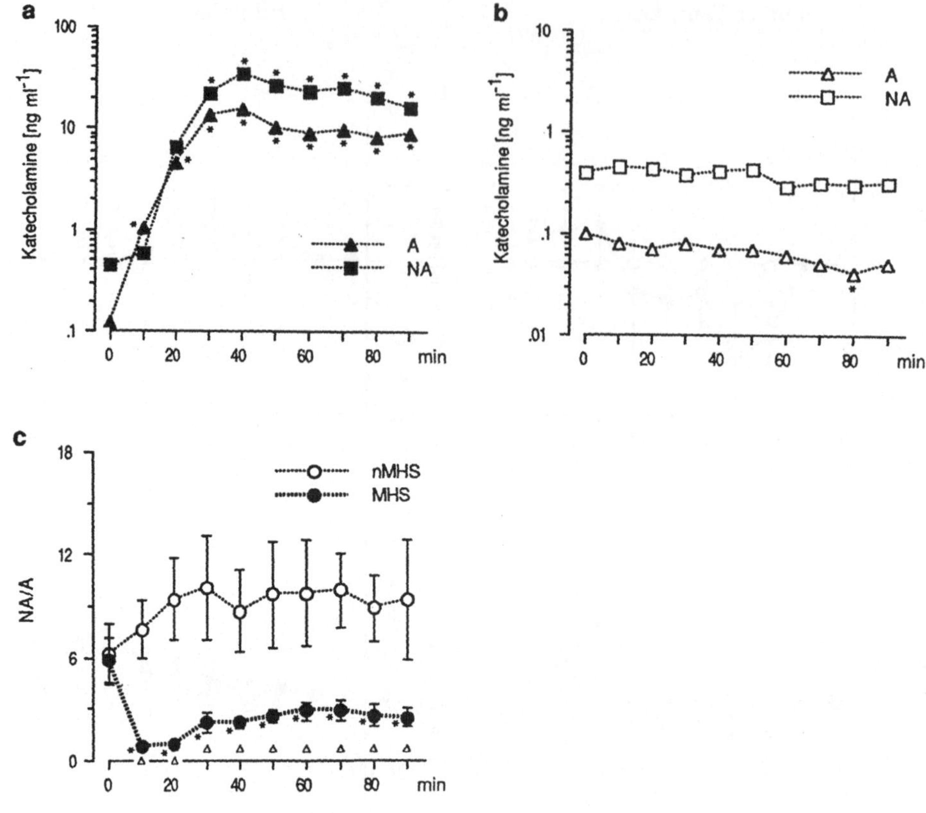

Abb. 2.46. **a** Arterielle Plasmakonzentrationen von Adrenalin *(A)* und Noradrenalin *(NA)* bei thorakotomierten MHS- (n = 12), **b** nMHS-Schweinen (n = 8) unter 90minütiger Halothanexposition (1 Vol.-%) und nach Zugabe von Succinylcholin (3 mg kg^{-1} i.v. 15 min nach Beginn der Halothanzufuhr). Beachte die unterschiedliche Skalierung in **a** und **b** (Darstellung der Mittelwerte ohne SEM und Mittelwertvergleiche). **c** Verhältnis von *NA* zu *A*. * p < 0,05 gegenüber Ausgangslage vor Halothanexposition (0 min), ᐃ p < 0,05 zwischen den Gruppen

auf -272 ± 128 ng min^{-1} (Faktor 67) ließ sich allerdings statistisch nicht sichern, da die Streuung der Konzentrationsdifferenzen für Noradrenalin schon groß war und durch die Multiplikation mit der Durchblutung weiter vergrößert wurde. Erst in der Spätphase der MH war am Herzen die Tendenz einer Umkehr der Noradrenalinbilanz, d.h. eine Aufnahme von Noradrenalin zu beobachten. Diese Beobachtung war auch am Skelettmuskel zu machen (nicht signifikant).

In Übereinstimmung mit den Befunden der 1. Versuchsreihe war auch bei diesen MHS-Schweinen ein signifikanter Konzentrationsanstieg von Adrenalin im arteriel-

Tabelle 2.7. Ergebnisse der einfachen Korrelation zwischen arteriellen Plasmakatecholaminkonzentrationen und Laktatkonzentrationen im koronar- und periphervenösen Blut bei nMHS- (n = 8) und MHS-Schweinen (n = 12) unter 90minütiger Halothanexposition (1 Vol.-%) und nach Zugabe von Succinylcholin (3 mg kg^{-1} i.v. 15 min nach Beginn der Halothanzufuhr). *(c)* koronarvenös, *(p)* periphervenös, *r* Korrelationskoeffizient

| | Adrenalin vs. | | | | Noradrenalin vs. | | | |
| | Laktat (c) | | Laktat (p) | | Laktat (c) | | Laktat (p) | |
[min]	r	p	r	p	r	p	r	p
0	0,11	n.s.	0,20	n.s.	0,37	n.s.	0,22	n.s.
10	0,69	< 0,012	0,69	< 0,013	0,73	< 0,007	0,72	< 0,009
20	0,03	n.s.	0,03	n.s.	0,04	n.s.	0,00	n.s.
30	0,41	n.s.	0,39	n.s.	0,44	n.s.	0,34	n.s.
40	0,49	n.s.	0,45	n.s.	0,52	n.s.	0,31	n.s.
50	0,04	n.s.	0,12	n.s.	0,32	n.s.	0,35	n.s.
60	0,31	n.s.	0,10	n.s.	0,25	n.s.	0,20	n.s.
70	0,21	n.s.	0,17	n.s.	0,17	n.s.	0,09	n.s.
80	0,08	n.s.	0,13	n.s.	0,02	n.s.	0,17	n.s.
90	0,02	n.s.	0,42	n.s.	0,25	n.s.	0,14	n.s.

len Plasma früher nachweisbar als von Noradrenalin. Die Adrenalinkonzentration war bereits 10 min nach Beginn der Halothannarkose um den Faktor 9 (von 0,12 ± 0,05 auf 1,02 ± 0,22 ng ml^{-1}; signifikant) und nach weiteren 10 min um den Faktor 38 (auf 4,6 ± 1,2 ng ml^{-1}; signifikant) angestiegen, während der Noradrenalinspiegel sich im gleichen Zeitraum nur um den Faktor 0,4 (von 0,4 ± 0,1 auf 0,6 ± 0,1 ng ml^{-1}; nicht signifikant) bzw. 15 (auf 6,6 ± 3,6 ng ml^{-1}; nicht signifikant) erhöhte. Im weiteren Verlauf der MH-Krise stieg die Adrenalinkonzentration maximal um den Faktor 129 und die Noradrenalinkonzentration maximal um den Faktor 80 an. Die zeitlichen Verläufe der arteriellen Adrenalin- und Noradrenalinkonzentrationen sind in Abb. 2.46 vergleichend dargestellt. Als Ausdruck des vergleichsweise nicht nur früheren sondern auch stärkeren Konzentrationsanstieges von Adrenalin nahm das Konzentrationsverhältnis von Noradrenalin zu Adrenalin im arteriellen Plasma der MHS-Schweine unmittelbar nach Beginn der Halothanexposition im Mittel von etwa 6 auf 1 ab und blieb auch im weiteren Verlauf der MH-Krise deutlich (im Mittel < 3) erniedrigt. In der Vergleichsgruppe stieg dieser Quotient im Mittel von 6 auf etwa 9 an, da unter Halothan der Noradrenalinspiegel weitgehend unverändert blieb und die Adrenalinkonzentration gleichzeitig geringfügig abnahm. Der Anstieg des Quotienten ließ sich statistisch nicht

Tabelle 2.8. Ergebnisse der einfachen Korrelation zwischen arteriellen Plasmakatecholaminkonzentrationen und myokardialem $(M\dot{V}O_2)$ sowie peripherem O_2-Verbrauch $(P\dot{V}O_2)$ bei nMHS- (n = 8) und MHS-Schweinen (n = 12) unter 90minütiger Halothanexposition (1 Vol.-%) und nach Zugabe von Succinylcholin (3 mg kg^{-1} i.v. 15 min nach Beginn der Halothanzufuhr). r Korrelationskoeffizient, p Signifikanz

| | Adrenalin vs. | | | | Noradrenalin vs. | | | |
| | $M\dot{V}O_2$ | | $P\dot{V}O_2$ | | $M\dot{V}O_2$ | | $P\dot{V}O_2$ | |
[min]	r	p	r	p	r	p	r	p
0	-0,23	n.s.	0,06	n.s.	0,02	n.s.	0,06	n.s.
10	0,25	n.s.	-0,37	n.s.	0,33	n.s.	-0,03	n.s.
20	0,41	n.s.	0,11	n.s.	0,33	n.s.	0,07	n.s.
30	0,13	n.s.	0,23	n.s.	0,18	n.s.	0,57	n.s.
40	0,50	n.s.	0,43	n.s.	0,19	n.s.	0,28	n.s.
50	-0,16	n.s.	0,05	n.s.	0,05	n.s.	0,04	n.s.
60	0,18	n.s.	0,14	n.s.	0,13	n.s.	-0,09	n.s.
70	-0,43	n.s.	0,16	n.s.	-0,31	n.s.	-0,13	n.s.
80	0,06	n.s.	0,00	n.s.	-0,28	n.s.	0,09	n.s.
90	-0,16	n.s.	0,05	n.s.	0,19	n.s.	0,49	n.s.

sichern, da die z. T. sehr niedrigen Konzentrationen von Adrenalin am Rande der unteren Nachweisgrenze lagen und daher im Vergleich zur Noradrenalinkonzentration relativ stärker schwankten.

Um zu prüfen, ob zwischen der Aktivierung des sympathischen Systems und der regionalen Laktatbildung im Herzen und in der Skelettmuskulatur bei MH ein Zusammenhang besteht, wurden im folgenden die arteriellen Katecholaminspiegel (Adrenalin und Noradrenalin) und die regionalvenösen Laktatspiegel miteinander korreliert. In Einklang mit den Befunden der ersten Versuchreihe ergab sich ebenfalls nur in der sehr frühen Phase der MH (innerhalb der ersten 10 min nach Halothanexposition) eine enge Beziehung zwischen den Parametern und zwar ohne wesentlichen Unterschied sowohl am Herzen als auch am Skelettmuskel (Tabelle 2.7). Eine signifikante Korrelation zwischen den Katecholaminspiegeln und dem regionalen O_2-Verbrauch in beiden Geweben ließ dagegen nicht nachweisen (Tabelle 2.8).

3 In-vitro-Untersuchungen

3.1　Material und Methode

3.1.1　Versuchstiere und Organentnahme

Als Versuchstiere wurden wiederum MH-suszeptible (MHS) Pietrain-Schweine und MH-unempfindliche (nMHS) deutsche Landrassenschweine verwendet. Die MH-Testung und Haltung der Tiere war die gleiche wie unter 2.1.1 beschrieben. Nach intraperitonealer Gabe von Metomidat[1] (20 mg kg^{-1}) und Azaperon[2] (30-50 mg) wurden die narkotisierten Tiere mit einem Bolzenschußapparat getötet, aus den Karotiden entblutet und die Herzen möglichst schnell exzidiert. Die Herzen wurden unmittelbar nach der Exzision in kalte (4 °C), mit Carbogen begaste Badlösung (Zusammensetzung s. unten) eingebracht und innerhalb von 10 min ins Labor transportiert.

3.1.2　Messung der Kontraktionskraft des Herzens

Präparation und Versuchsanordnung: Die Versuche wurden an isolierten, elektrisch gereizten Trabekeln aus rechten Ventrikeln der Schweineherzen durchgeführt. Die Präparation der Trabekel erfolgte in mit Carbogen (95 % O_2 + 5 % CO_2) äquilibrierter Badlösung (Zusammensetzung s. unten) bei Zimmertemperatur in einer Petrischale. Die Trabekel, deren Durchmesser weniger als 1 mm betrugen, wurden mit Seidenfäden zwischen Platinreizelektroden befestigt und in 10 ml fassende Organbäder eingebracht. Zur Messung der isometrischen Kontraktionskraft waren die Präparate durch einen Stahldraht (Durchmesser: 0,5 mm; Länge 16,5 mm) mit einem induktiven Kraftaufnehmer (TF 3V 100 induktiv; W. Fleck, Mainz) verbunden, der eine maximale Eigenauslenkung von 0,5 μm mN^{-1} besaß. Das Signal wurde mit einem Trägerfrequenzverstärker (TF 19, Firma Hellige) übertragen. Die Kontraktionskraft wurde auf einem Schreiber (Firma Hellige) aufgezeichnet. Die Reizung erfolgte mit Rechteckimpulsen von 5 ms Dauer, einer Frequenz von 0,2 Hz und einer Intensität von 10 - 20 %

über der Reizschwelle (Grass Stimulator SD 9). Die Präparate wurden auf eine Länge vorgespannt, bei der der Muskel die größte Kontraktionsamplitude entwickelte.

3.1.2.1 Lösungen: Die verwendete Badlösung bestand bei den Versuchen zur Messung der Kontraktionskraft aus einer Tyrodelösung folgender Zusammensetzung (angegeben in mmol l^{-1}): NaCl 119,6; KCl 5,4; $CaCl_2$ 1,8; $MgCl_2$ 1,05; NaH_2PO_4 0,42; $NaHCO_3$ 22,6; Dinatrium-EDTA 0,05; Ascorbinsäure 0,28; Glukose 5,0. Die Temperatur der Badlösung wurde konstant bei 35 °C gehalten. Die Badlösung wurde ständig mit Carbogen begast und hatte einen pH-Wert von 7,4.

Untersuchte Substanzen: Folgende Substanzen wurden verwendet: Carbachol (Sigma Chemical Co., München), Koffein (Boehringer, Ingelheim), Halothan (ICI-Pharma, Heidelberg), (±)-Isoprenalinhydrochlorid, Phenylephrin (beide von Boehringer, Ingelheim), Prazosin-HCl (Pfizer, Karlsruhe), (±)-Propranololhydrochlorid (Rheinpharma, Heidelberg), Succinylcholinchlorid (Hormon-Chemie, München). Alle weiteren Substanzen waren "pro analysi" oder hatten den höchsten Reinheitsgrad, der im Handel erhältlich war. Die untersuchten Substanzen wurden täglich frisch in begaster und auf 35 °C vorgewärmter Badlösung gelöst. Die Substanzlösungen wurden in entsprechender Verdünnung direkt in die Organbäder pipettiert. Halothan wurde aus einem kalibrierten Vapor (Dräger, Lübeck) dem Carbogen zugemischt und zusammen mit Carbogen der Badlösung zugeführt.

Versuchsablauf: Alle Präparate wurden im Organbad elektrisch gereizt und vor Substanzgabe mindestens 30 min äquilibriert. Dann wurden zunächst Konzentrations-Wirkungs-Kurven für Halothan, Koffein und Succinylcholin wie folgt bestimmt: Halothan und Koffein wurden kumulativ alle 20 min bzw. 10 min dem Organbad zugegeben. Für Succinylcholin wurde die Konzentrations-Wirkungskurve in Einzelkonzentrationen bestimmt, da Vorversuche bei wiederholter Gabe von Succinylcholin einen Wirkungsverlust (Tachyphylaxie) gezeigt hatten. Die Einwirkzeit für Succinylcholin betrug 30 min. Danach wurde dem Organbad zusätzlich Carbachol (10 µmol l^{-1}) zugegeben. Die Einwirkzeit von Carbachol betrug 10 min. In weiteren Versuchsreihen wurden in entsprechender Weise Konzentrations-Wirkungs-Kurven für Halothan, Koffein und Succinylcholin in Anwesenheit von Propranolol (30 min Präinkubation mit 1 µmol l^{-1}) erstellt. Weitere kumulative Konzentrations-Wirkungs-Kurven wurden für Phenylephrin in An- und Abwesenheit von Succinylcholin (1 mmol l^{-1}) und in An- und Abwesenheit von Prazosin (0,1 µmol l^{-1}) erhoben. Diese Versuche mit Phenylephrin wurden nach Präinkubation der Präparate mit 1 μmol l^{-1} Propranolol durchgeführt, um mögliche Interferenzen aus β-adrenerger Stimulation zu verhindern. Kumulative Konzentrations-Wirkungs-Kurven wurden ebenso für Isoprenalin in An- und Abwesenheit von Succinylcholin (1 mmol l^{-1}) und in An- und Abwesenheit von Propranolol (1 μmol l^{-1}) bestimmt. Die Einwirkzeit von Isoprenalin und Phenylephrin betrug jeweils 10 min zwischen den einzelnen Konzentrationsschritten. Als positiv- oder negativ-inotrope Wirkung einer Substanz wird in Einklang mit der Literatur eine Zunahme bzw. Abnahme der isometrischen Kontraktion bei konstanter Vorspannnung definiert [225, 371]. Der Einfluß der inotropen Substanzen auf die maximale Verkürzungsgeschwindigkeit der kontraktilen Elemente [455, 240] wurde nicht untersucht.

3.1.3 Messung elektrophysiologischer Parameter des Herzens

Präparation und Versuchsanordnung: Die Versuche zur Messung transmembranärer Aktionspotentiale wurden ebenfalls an isolierten, elektrisch gereizten Trabekeln (Durchmesser < 1,0 mm) aus rechten Ventrikeln der Schweineherzen durchgeführt. Die Präparation der Trabekel erfolgte in mit Carbogen (97 % O_2 + 3 % CO_2) äquilibrierter Badlösung (Zusammensetzung s. unten) bei 20 °C in einem speziellen Präparierbad. Dort wurde das eine Ende der noch an der Herzwand sitzenden Trabekel in einer Halterung befestigt und das andere Ende über eine Seidenschlaufe mit einem mechano-elektrischen Transducers (Typ SS 201, Collins Corp. USA) verbunden. Anschließend wurden die zwischen Halterung und induktivem Kraftaufnehmer eingespannten Präparate jeweils distal der fixierten Enden schonend aus dem rechten Ventrikel exzidiert und anschließend in Horizontallage in eine kleine Perfusionskammer (Gesamtvolumen: 0,8 ml) eingehängt. Das Durchströmungsvolumen betrug das 10fache der Perfusionskammer, d. h. 8 ml min^{-1}. Die horizontal eingehängten Präparate wurden an ihrer Basis durch eine justierbare, im Fuß der Perfusionskammer eingelassene konzentrische bipolare Platinelektrode (Elektrodenabstand: 0,14 mm; Elektrodendurchmesser: 0,18 mm) mit Rechteckimpulsen fortlaufend mit 1 Hz gereizt (Impulsdauer: 4 ms; Reizspannung knapp überschwellig, d. h. ca. 105 % der Schwellenspannung). Diese Reizfrequenz wurde gewählt, um die intrazelluläre Mikroelektrodenposition besser kontrollieren zu können. Die Aktionspotentiale wurden zwischen einer konventionellen intrazellulären Glasmikroelektrode, die mit KCl-Lösung (3 mol l^{-1}) gefüllt war, und einer extrazellulären Ag-AgCl-Elektrode, die in die Nähe des Präparates plaziert wurde, registriert [350]. Die maximale Anstiegssteilheit des Aktionspotentials bzw. die

Aufstrichsgeschwindigkeit (dV/dt_{max}) wurde mit Hilfe eines Analogdifferentiators (Linearitätsbereich 1 bis 1000 V s^{-1}) elektronisch ermittelt. Aktionspotential und dV/dt wurden zusammen mit mechanischer Aktivität fortlaufend auf einem Oszillographen (Tektronix D11) registriert, zur späteren Auswertung digital umgeformt (Tektronix, 5D10 waveform digitizer) und mit einem XY-Schreiber ausgeschrieben. Zusätzlich wurde ein Speicheroszillograph (Tektronix D13) intermittierend eingesetzt, um die einzelnen Phasen für Abbildungen fotographisch festzuhalten.

Lösungen: Als Badlösung wurde eine modifizierte Tyrodelösung mit folgender Zusammensetzung (mmol l^{-1}) verwendet: NaCl 140; KCl 4,7; $CaCl_2$ 3,2; $MgCl_2$ 1,0; $NaHCO_3$ 11,4; NaH_2PO_4 0,38; Glukose 6. Bei einer Temperatur von 35 °C und einer Begasung mit Carbogen (97 % O_2 und 3 % CO_2) lag ein pH von 7,4 vor.

Untersuchte Substanzen: Für die elektrophysiologischen Untersuchungen wurden Halothan und Koffein, wie zuvor für die Kontraktionsversuche beschrieben, verwendet. Die Koffeinlösungen wurden in entsprechender Verdünnung in ein Organbadreservoir pipettiert. Halothan wurde wiederum aus einem geeichten Vapor (Dräger, Lübeck) dem Carbogen beigemischt und zusammen mit Carbogen der Badlösung zugeführt.

3.1.3.1 Versuchsablauf: Alle Präparate wurden im Organbad elektrisch gereizt. Unter isometrischen Bedingungen wurde der optimale Dehnungsgrad bestimmt, bei dem die Kontraktionskraft ein Maximum erreichte. Anschließend wurde unter mikroskopischer Sicht die Mikroelektrode eingestochen und das Membranpotential abgeleitet. Vor dem eigentlichen Versuchsbeginn mußten sich die elektrischen Parameter der angestochenen Myokardfaser für mindestens 30 min stabilisieren. Dann wurde für 30 min Halothan (1 Vol.-%) zugeführt. In einer weiteren Versuchsreihe wurde den Präparaten nach einer 30minütigen Präinkubation mit Halothan kumulativ Koffein (1, 2 und 4 mmol l^{-1}) zugegeben. Die Einwirkzeit jeder Koffeinkonzentration betrug 5 min. Es wurden nur Versuche ausgewertet, bei denen während der gesamten Versuchsdauer in ein und derselben Myokardzelle ein Dauereinstich gehalten werden konnte.

3.1.4 Statistische Auswertung

Die angegebenen Werte sind arithmetische Mittelwerte ± mittlerer Fehler der Mittelwerte (SEM); n ist die Anzahl der Versuche. Prüfungen auf Normalverteilung wurden

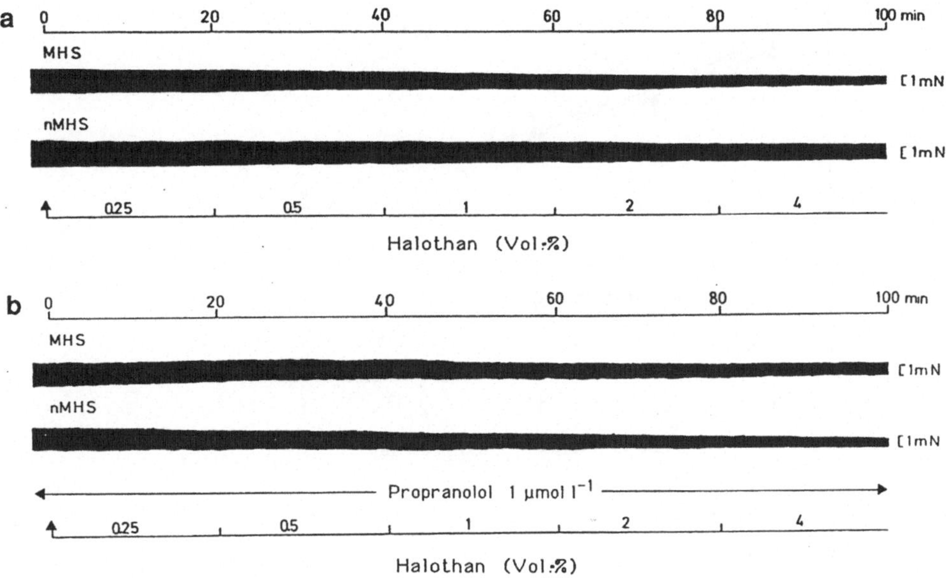

Abb. 3.1 a, b. Originalregistrierungen der Kontraktionskraftentwicklung von isolierten, elektrisch gereizten Trabekeln aus rechten Ventrikeln von nMHS- und MHS-Schweinen unter Einwirkung von Halothan allein (0,25-4 Vol.-%; a) und von Halothan in Gegenwart des β-Adrenozeptorantagonisten Propranolol (1 µmol l⁻¹; b)

mit Hilfe des Kolmogoroff-Smirnoff-Tests durchgeführt. Mittelwertsvergleiche erfolgten mit dem t-Test für verbundene und unverbundene Stichproben. Eine Irrtumswahrscheinlichkeit kleiner als 5 % ($p < 0,05$) wurde als signifikant angesehen. IC_{50}-Werte geben die Konzentrationen an, die eine Hemmung um 50 % bewirken. Diese Konzentrationen wurden graphisch aus jedem Einzelversuch ermittelt, das geometrische Mittel wurde gebildet und der 95%-Vertrauensbereich errechnet. Der 95%-Vertrauensbereich ist bei den geometrischen Mittelwerten in Klammern angegeben.

3.2 Ergebnisse

3.2.1 Wirkung von Halothan auf die Kontraktionskraft des Herzens

In Abb. 3.1 a ist anhand von Originalregistrierungen die Wirkung kumulativer Konzentrationen von Halothan auf die Kontraktionskraft isolierter, elektrisch gereizter Trabekel aus den Herzen von nMHS- und MHS-Schweinen dargestellt. Halothan wirk-

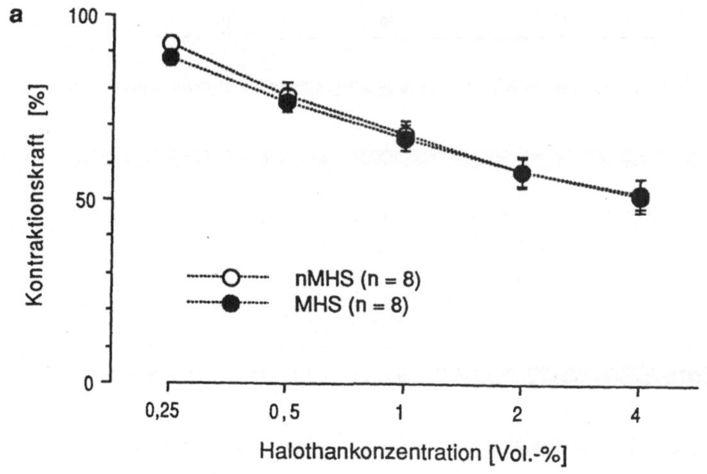

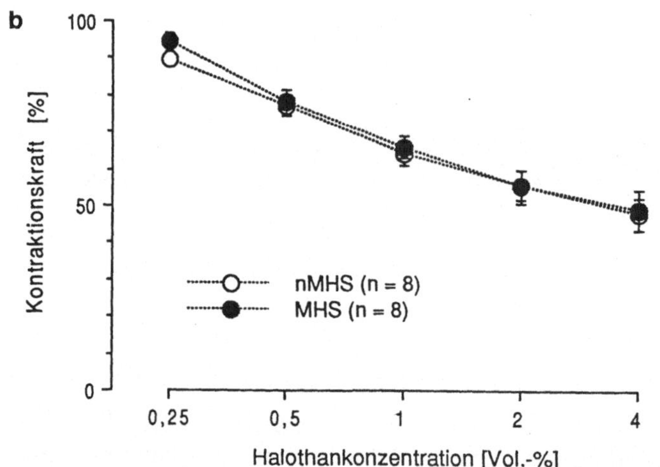

Abb. 3.2 a, b. Kumulative Konzentrations-Wirkungs-Kurven für den Effekt von Halothan allein (0,25-4 Vol. %; **a**) und von Halothan in Gegenwart von Propranolol (1 µmol l⁻¹; **b**) auf die Kontraktionskraft isolierter, elektrisch gereizter Trabekel aus rechten Ventrikeln von MHS- und nMHS-Schweinen. Die Präinkubationszeit von Propranolol betrug 30 min und die Einwirkzeit jeder Halothankonzentration 20 min. *Ordinaten:* Kontraktionskraft in % der Ausgangslage unmittelbar vor Zugabe von Halothan; *Abszissen:* Halothankonzentration. Die Ausgangslagen in Abwesenheit von Propranolol betrugen 3,8 ± 0,8 mN bei den MHS- bzw. 3,9 ± 0,4 mN bei den nMHS-Präparaten und die in Anwesenheit von Propranolol 2,3 ± 0,5 mN (MHS-Präparate) bzw. 2,6 ± 0,3 mN (nMHS-Präparate). Ab 0,25 Vol.-% war der negativ-inotrope Effekt in allen Fällen signifikant. Signifikante Unterschiede zwischen den Gruppen waren nicht nachweisbar

te in beiden Gruppen konzentrationsabhängig (0,25-4,0 Vol.-%) negativ-inotrop. Eine Änderung der Basisspannung wurde nicht beobachtet. Abb. 3.2 a zeigt die Ergebnisse. Bei 4 Vol.-% betrug die Kontraktionskraft 51,9 ± 4,5 % (MHS-Schweine) bzw. 52,3 ±

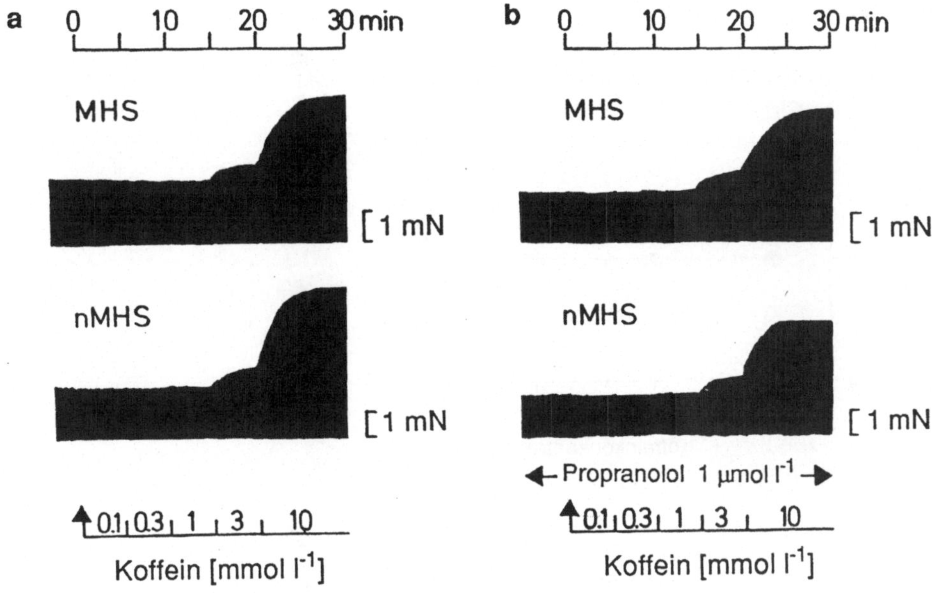

Abb. 3.3 a, b. Originalregistrierungen der Kontraktionskraftentwicklung von isolierten, elektrisch gereizten Trabekeln aus rechten Ventrikeln von nMHS- und MHS-Schweinen unter Einwirkung von Koffein allein (0,1-10 mmol l⁻¹; **a**) und Koffein in Gegenwart von Propranolol (1 µmol l⁻¹; **b**)

4,0 % (nMHS-Schweine) der Ausgangslage. Höhere Konzentrationen von Halothan konnten nicht untersucht werden, da klinisch verfügbare Verdampfer maximal 4 Vol.-% Halothan abgeben. Signifikante Unterschiede zwischen beiden Gruppen waren nicht nachzuweisen. Kontrollversuche ohne Halothan ergaben innerhalb von 100 min einen Inotropieabfall von < 10 %. Abb. 3.2 a zeigt nahezu identische Konzentrations-Wirkungs-Kurven für beide Gruppen. Dies ergab sich auch für die Versuche in Gegenwart des β-Adrenozeptor-Antagonisten Propranolol (Abb. 3.1 b und 3.2 b). Die Anwesenheit von Propranolol (1 µmol l⁻¹) hatte keinen signifikanten Einfluß auf die negativ-inotrope Wirkung von Halothan in beiden Gruppen.

3.2.2 Wirkung von Koffein auf die Kontraktionskraft des Herzens

Koffein bewirkte an den isolierten Schweinetrabekeln der MHS- und nMHS-Schweine einen konzentrationsabhängigen (0,1-10 mmol l⁻¹) positiv-inotropen Effekt, wie aus den Originalregistrierungen in Abb. 3.3 a ersichtlich ist. Eine Änderung der Basisspan-

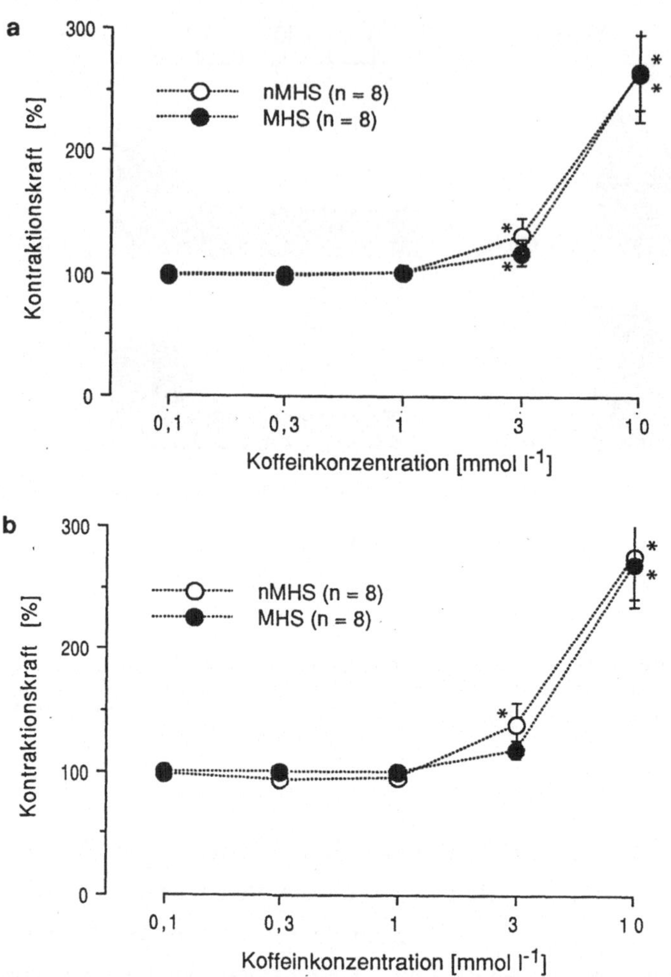

Abb. 3.4 a, b. Kumulative Konzentrations-Wirkungs-Kurven für den Effekt von Koffein allein (0,1-10 mmol l⁻¹; **a**) und Koffein in Anwesenheit von Propranolol (1 µmol l⁻¹; **b**) auf die Kontraktionskraft isolierter, elektrisch gereizter Trabekel aus rechten Ventrikeln von MHS- und nMHS-Schweinen. Die Präinkubationszeit von Propranolol betrug 30 min und die Einwirkzeit jeder Koffeinkonzentration 5 min. *Ordinaten:* Kontraktionskraft in % der Ausgangslage unmittelbar vor Zugabe von Koffein. *Abszissen:* Koffeinkonzentration. Die Kontraktionskraft betrug $1,4 \pm 0,2$ mN bei den MHS- bzw. $2,5 \pm 0,4$ mN bei den nMHS-Präparaten ohne Vorbehandlung und $1,1 \pm 0,2$ mN (MHS-Präparate) bzw. $1,7 \pm 0,2$ mN (nMHS-Präparate) mit Propranololvorbehandlung. Die positiv-inotropen Effekte in allen Gruppen unterschieden sich nicht voneinander. $* p < 0,05$ gegenüber Ausgangslage

nung ergab sich dabei nicht. Aus den kumulativen Konzentrations-Wirkungs-Kurven für den positiv-inotropen Effekt von Koffein ist zu ersehen (Abb. 3.4 a), daß die Kontraktionskraft in beiden Gruppen erst bei einer realtiv hohen Konzentration von 3 mmol l⁻¹ anstieg. Bei 10 mmol l⁻¹ erhöhte sich die Kontraktionskraft auf 265 ± 31 %

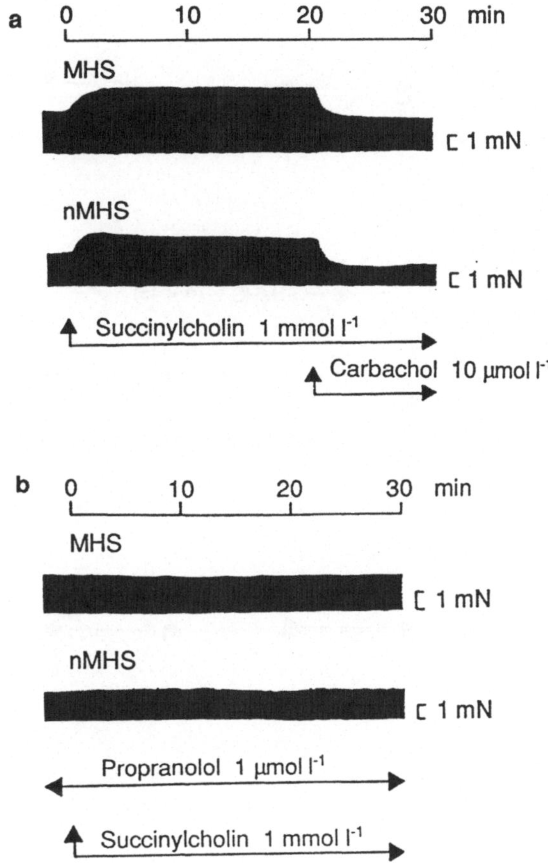

Abb. 3.5 a, b. Originalregistrierungen der Kontraktionskraftentwicklung von isolierten, elektrisch gereizten Trabekeln aus rechten Ventrikeln von nMHS- und MHS-Schweinen unter Einwirkung von Succinylcholin nach Zugabe von Carbachol (**a**), Succinylcholin in Gegenwart von Propranolol (**b**) und Succinylcholin nach Zugabe von Carbachol (10 µmol l⁻¹).

(MHS-Schweine) bzw. 265 ± 39 % (nMHS-Schweine) der Ausgangslage. Höhere Konzentrationen von Koffein konnten wegen der begrenzten Löslichkeit nicht untersucht werden. Die Gegenwart von Propranolol (1 mmol l⁻¹) beeinflußte den positiv-inotropen Effekt von Koffein in beiden Gruppen nicht (Abb. 3.3 b und 3.4 b). Signifikante Unterschiede zwischen beiden Gruppen waren bei den Versuchen mit Koffein sowohl in Ab- als auch in Anwesenheit von Propranolol nicht nachzuweisen.

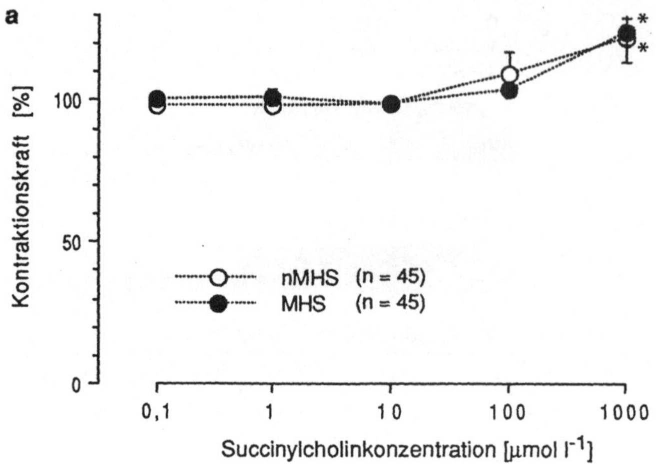

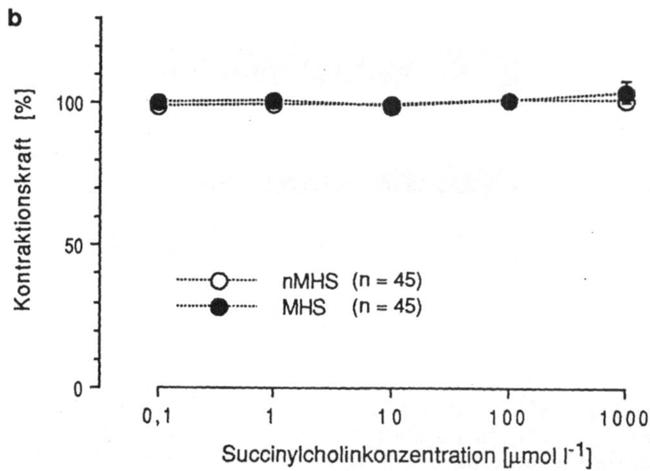

Abb. 3. 6 a, b. Konzentrations-Wirkungs-Kurven für den Effekt von Succinylcholin allein (0,1-1000 µmol l^{-1}; **a**) und Succinylcholin in Gegenwart von Propranolol (1 µmol l^{-1}; **a**) auf die Kontraktionskraft isolierter, elektrisch gereizter Trabekel aus rechten Ventrikeln von MHS- und nMHS-Schweinen (n = 8-10 pro Meßpunkt). Die Präinkubationszeit von Propranolol betrug 30 min und die Einwirkzeit jeder Einzelkonzentration von Succinylcholin ebenfalls 30 min. *Ordinaten:* Kontraktionskraft in % der Ausgangslage unmittelbar vor Zugabe von Succinylcholin. *Abszissen:* Succinylcholinkonzentration. Die Ausgangslagen vor Zugabe von Succinylcholin betrugen 2,2 ± 0,4 mN bei den MHS- bzw. 2,6 ± 0,5 mN bei den nMHS-Präparaten und in Anwesenheit von Propranolol 2,0 ± 0,3 mN (MHS-Präparate) bzw. 2,2 ± 0,6 mN (nMHS-MHS-Präparate). Zwischen den MHS- und nMHS-Gruppen waren keine signifikanten Unterschiede nachweisbar. * p < 0,05 gegenüber Ausgangslage

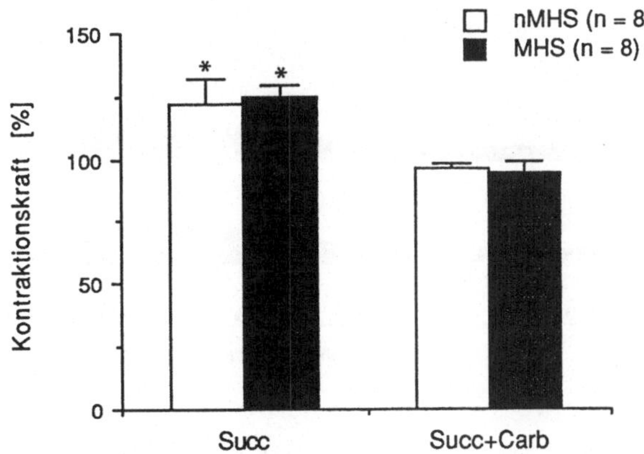

Abb. 3.7. Einfluß des m-Cholinozeptoragonisten Carbachol (*Carb*; 10 μmol l^{-1}) auf den positiv-inotropen Effekt von Succinylcholin (*Succ*; 1 mmol l^{-1}) an isolierten, elektrisch gereizten Trabekeln aus rechten Ventrikeln von MHS- und nMHS-Schweinen. Die Einwirkzeit von Succinylcholin betrug 20 min und die von Carbachol 10 min. Die Kontraktionskraft vor Zugabe von Succinylcholin (100 %) betrug 2,2 ± 0,2 mN bei den MHS- bzw. 2,2 ± 0,3 mN bei den nMHS-Präparaten. Signifikante Unterschiede zwischen den Gruppen waren nicht vorhanden. * p < 0,05 gegenüber Ausgangslage

3.2.3 Wirkung von Succinylcholin auf die Kontraktionskraft des Herzens

Succinylcholin verursachte bei den MHS- und nMHS-Schweinen konzentrationsabhängig (0,1-1000 μmol l^{-1}) einen positiv-inotropen Effekt von 125 ± 5 % bzw. 123 ± 9 % der Ausgangslage. Ein Beispiel für den maximalen Anstieg der Kontraktionskraft nach Einzelgabe von 1 mmol l^{-1} Succinylcholin gibt Abb. 3.5 a. Bei keiner der untersuchten Einzelkonzentrationen von Succinylcholin war eine Änderung der Basisspannung nachweisbar. Bei wiederholter Gabe von Succinylcholin trat ein Wirkungsverlust (Tachyphylaxie) auf (nicht abgebildet). Nach Vorinkubation der Präparate mit Propranolol (1 μmol l^{-1}) hatte Succinylcholin keinen positiv-inotropen Effekt mehr (Abb. 3.5 b). In Abb. 3.6 sind die Ergebnisse für Succinylcholin in Ab- und Anwesenheit von Propranolol zusammengefaßt. Nach Zugabe des m-Cholinozeptoragonisten Carbachol (10 μmol l^{-1}) wurde der maximale positiv-inotrope Effekt von 1 mmol l^{-1} Succinylcholin aufgehoben (Abb. 3.5 a und 3.7). Die inotropen Wirkungen von Succinylcholin waren unter den vorliegenden Bedingungen in beiden Gruppen gleich.

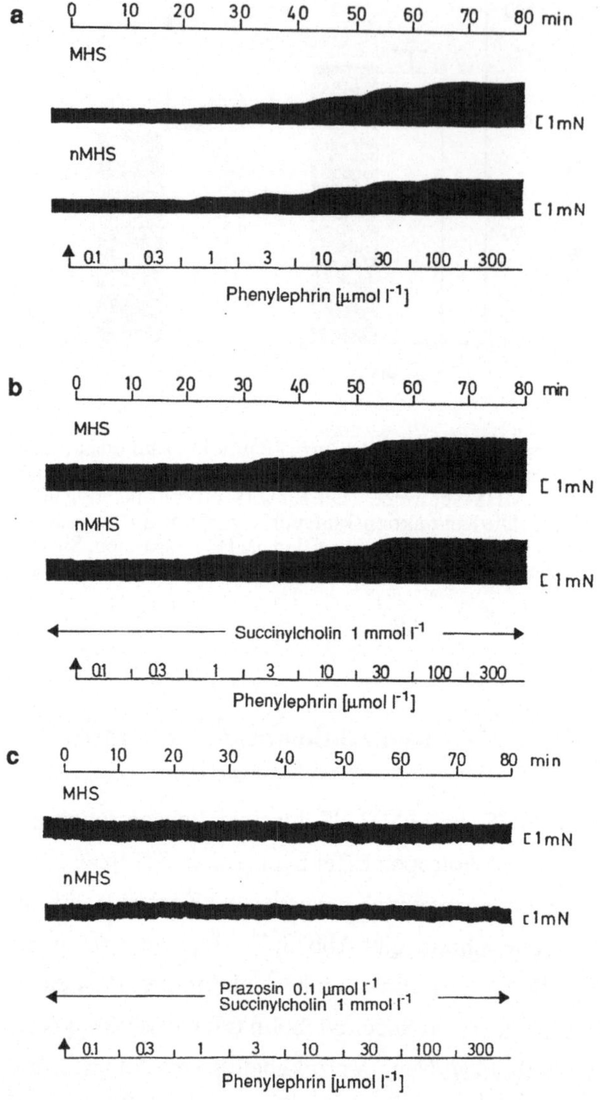

Abb. 3.8 a-c. Originalregistrierungen der Kontraktionskraftentwicklung von isolierten, elektrisch gereizten Trabekeln aus rechten Ventrikeln von nMHS- und MHS-Schweinen unter Einwirkung des α-Adrenozeptoragonisten Phenylephrin allein (0,1-300 µmol l⁻¹; **a**), von Phenylephrin in Gegenwart von Succinylcholin (1 mmol l⁻¹; **b**) und von Phenylephrin in Anwesenheit von Succinylcholin plus Prazosin (0,1 µmol l⁻¹; **c**). Alle Versuche mit Phenylephrin wurden nach 30 minütiger Präinkubation der Präparate mit 1 µmol l⁻¹ Propranolol durchgeführt, um mögliche Interferenzen aus ß-adrenerger Stimulation zu verhindern

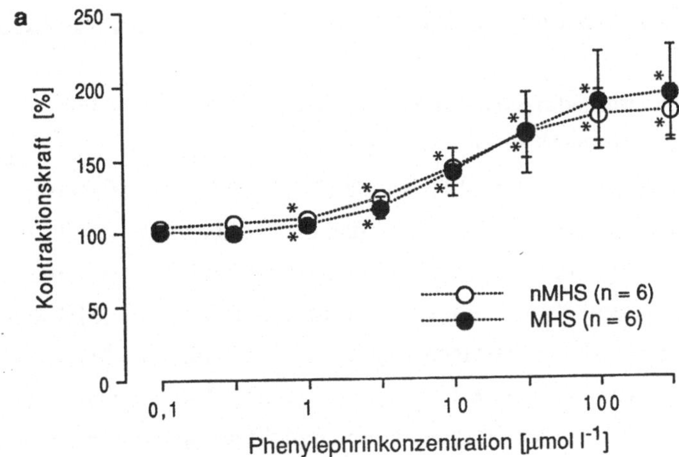

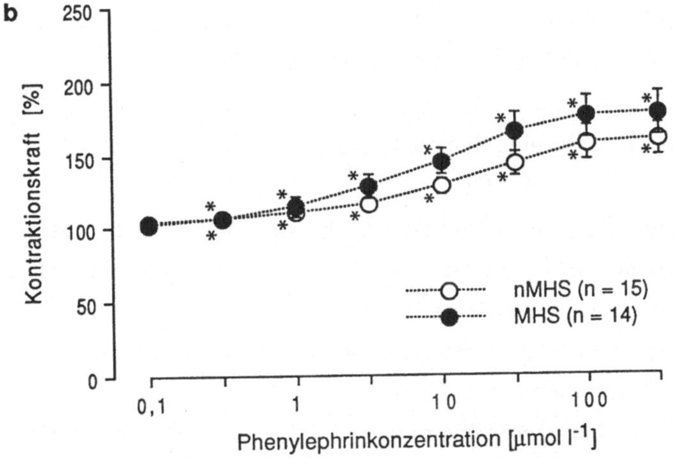

Abb. 3.9 a, b. Kumulative Konzentrations-Wirkungs-Kurven für den Effekt von Phenylephrin allein (0,1-300 µmol l⁻¹; **a**) und Phenylephrin in Anwesenheit von Succinylcholin (1 mmol l⁻¹; **b**) auf die Kontraktionskraft isolierter, elektrisch gereizter Trabekel aus rechten Ventrikeln von MHS- und nMHS-Schweinen. Sämtliche Präparate wurden mit Propranolol (1 µmol l⁻¹) vorbehandelt. Propranolol und Succinylcholin wurden 30 min vor Beginn der Konzentrations-Wirkungs-Kurve zugegeben. *Ordinaten:* Kontraktionsktaft in % der Ausgangslage unmittelbar vor Zugabe von Phenylephrin; *Abszissen:* Phenylephrinkonzentration. Die Ausgangslagen der Kontraktionskraft vor Zugabe von Phenylephrin betrugen in Abwesenheit von Succinylcholin 3,3 ± 0,9 mN (n = 6) bei den MHS- bzw. 2,8 ± 0,3 mN bei den nMHS-Präparaten und in Anwesenheit von Succinylcholin 2,8 ± 0,4 mN (MHS-Präparate) bzw. 2,5 ± 0,3 mN (nMHS-Präparate). Signifikante Unterschiede zwischen den Konzentrations-Wirkungs-Kurven bestanden nicht. * p < 0,05 gegenüber Ausgangslage

3.2.4 Wirkung von Phenylephrin auf die Kontraktionskraft des Herzens

Die Originalmechanogramme in Abb. 3.8 a zeigen die konzentrationsabhängige positiv-inotrope Wirkung des α-Adrenozeptor-Agonisten Phenylephrin in Gegenwart von Propranolol (1 μmol l^{-1}). Aus den in Abb. 3.9 a für beide Gruppen zusammengefaßten Ergebnissen wird ersichtlich, daß die positiv-inotrope Wirkung von Phenylephrin in beiden Gruppen bei 1 μmol l^{-1} begann und bei 100 μmol l^{-1} maximal war. Phenylephrin erhöhte die Kontraktionskraft maximal auf 193 $\pm$ 33 % (MHS) und 180 $\pm$ 18 % (nMHS). Die IC50-Werte betrugen 15,2 μmol l^{-1} (4,7-49,3; n = 6) bei den MHS-Schweinen und 10,0 μmol l^{-1} (3,5-28,1; n = 6) bei den nMHS-Schweinen. Signifikante Unterschiede zwischen beiden Gruppen konnten nicht nachgewiesen werden.

3.2.5 Wirkung von Phenylephrin in Anwesenheit von Succinylcholin auf die Kontraktionskraft des Herzens

Abb. 3.9 b zeigt, daß die kumulativen Konzentrations-Wirkungs-Kurven für Phenylephrin in beiden Gruppen auch in Gegenwart von Succinylcholin (1 mmol l^{-1}) gleich sind. Der positiv-inotrope Effekt von Phenylephrin begann bei 0,3 μmol l^{-1} und war wieder bei 100 μmol l^{-1} maximal ausgeprägt. Die Kontraktionskraft erhöhte sich bei dieser Konzentration auf 175 $\pm$ 15 % (MHS) bzw. 157 $\pm$ 11 % (nMHS) der Ausgangslage und unterschied sich nicht signifikant von den maximalen positiv-inotropen Effekten, die durch Phenylephrin allein vermittelt wurden (Abb. 3.9 b). Die IC50-Werte betrugen 7,06 μmol l^{-1} (2,3-21,2; n = 14) in der MHS- bzw. 11,3 μmol l^{-1} (6,5-19,9; n = 15) in der nMHS-Gruppe. Signifikante Unterschiede zwischen den IC50-Werten ergaben sich nicht. Eine Vorbehandlung der Präparate mit dem α-Adrenozeptorantagonisten Prazosin (0,1 μmol l^{-1}) hob in Anwesenheit von Succinylcholin den positiv-inotropen Effekt von Phenylephrin in beiden Gruppen vollständig auf (Abb. 3.8 c und 3.10).

3.2.6 Wirkung von Isoprenalin auf die Kontraktionskraft des Herzens

Die konzentrationsabhängige positiv-inotrope Wirkung des β-Adrenozeptoragonisten Isoprenalin auf die Trabekel von MHS- und nMHS-Schweinen ist anhand der Originalmechanogramme in Abb. 3.11 a vergleichend dargestellt. Daraus wird ersichtlich,

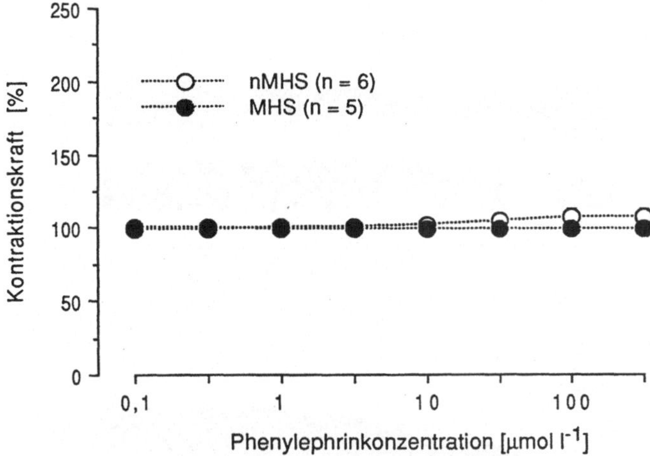

Abb. 3.10. Kumulative Konzentrations-Wirkungs-Kurven für den Effekt von Phenylephrin (0,1-300 µmol l^{-1}) in Gegenwart von Propranolol (0,1 µmol l^{-1}) plus Succinylcholin (1 mmol l^{-1}) plus dem α-Adrenozeptorantagonisten Prazosin (0,1 µmol l^{-1}) auf die Kontraktionskraft isolierter, elektrisch gereizter Trabekel aus rechten Ventrikeln von MHS- und nMHS-Schweinen. Propranolol, Succinylcholin und Prazosin wurden 30 min vor Beginn der Konzentrations-Wirkungskurve zugegeben. *Ordinate:* Kontraktionskraft in % der Ausgangslage unmittelbar vor Zugabe von Phenylephrin; *Abszisse:* Phenylephrinkonzentration. Die Kontraktionkraft vor Zugabe von Phenylephrin betrug 2,2 ± 0,4 mN bei den MHS- und 1,8 ± 0,2 mN bei den nMHS-Präparaten. Signifikante Unterschiede zwischen MHS- und nMHS-Schweinen waren nicht nachzuweisen.

daß Isoprenalin in der MHS-Gruppe einen stärkeren positiv-inotropen Effekt verursachte. Abb. 3.12 a faßt die Ergebnisse zusammen. In beiden Gruppen war ein positiv-inotroper Effekt ab 0,01µmol l^{-1} nachweisbar. Ein signifikanter Unterschied zwischen beiden Gruppen ergab sich ab 0,1 µmol l^{-1}. Die Konzentrations-Wirkungskurve zeigte in der MHS-Gruppe einen steileren Anstieg auf höhere maximale Werte. Die Kontraktionskraft erhöhte sich bei den MHS-Schweinen maximal auf 396 ± 31 % der Ausgangslage, bei den nMHS-Schweinen dagegen auf 275 ± 21 %. Die IC_{50}-Werte für Isoprenalin betrugen in der MHS-Gruppe 0,07 µmol l^{-1} (0,03-0,15; n = 6) und in der nMHS-Gruppe 0,05 µmol l^{-1} (0,02-0,10; n = 11). Die Werte unterschieden sich nicht signifikant.

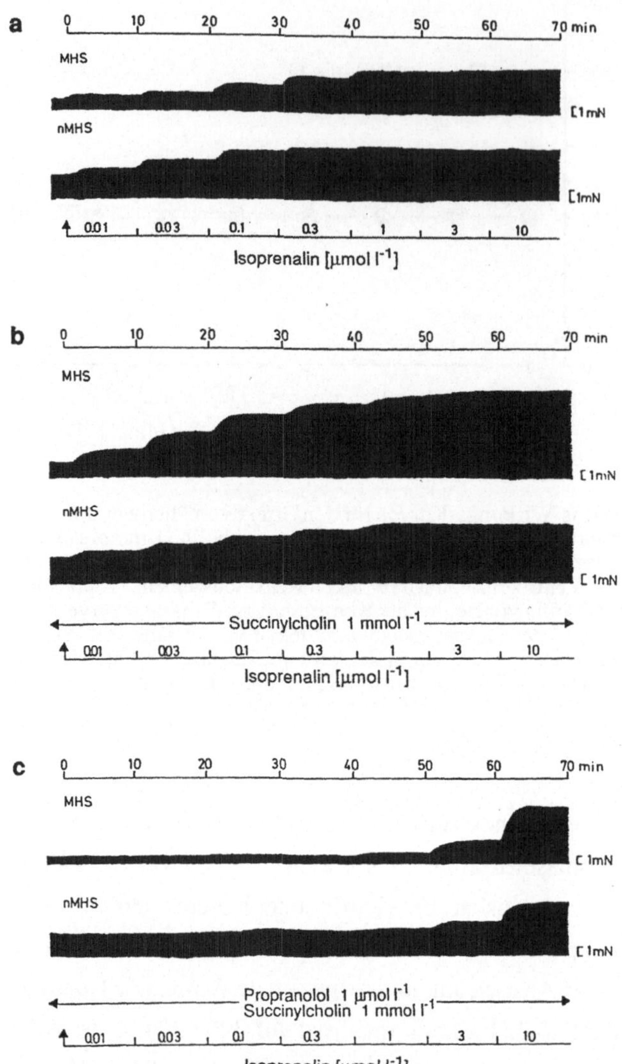

Abb. 3.11 a-c. Originalregistrierungen der Kontraktionskraftentwicklung von isolierten, elektrisch gereizten Trabekeln aus rechten Ventrikeln von nMHS- und MHS-Schweinen unter Einwirkung des β-Adrenozeptoragonisten Isoprenalin allein (0,01-10 µmol l^{-1}; **a**), von Isoprenalin in Gegenwart von Succinylcholin (1 mmol l^{-1}; **b**) und von Isoprenalin in Gegenwart von Succinylcholin plus Propranolol (1 µmol l^{-1}; **c**).

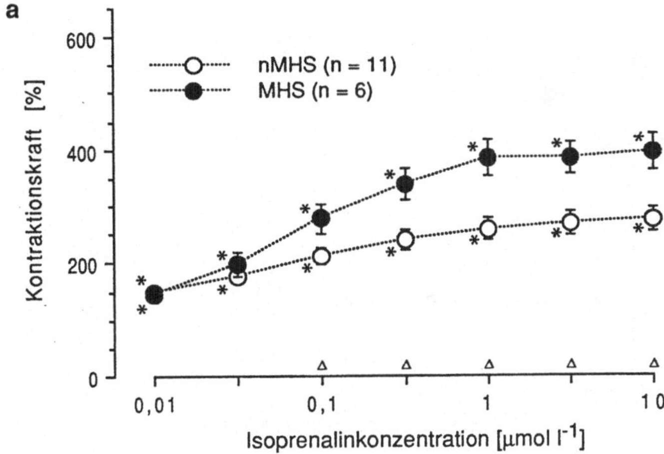

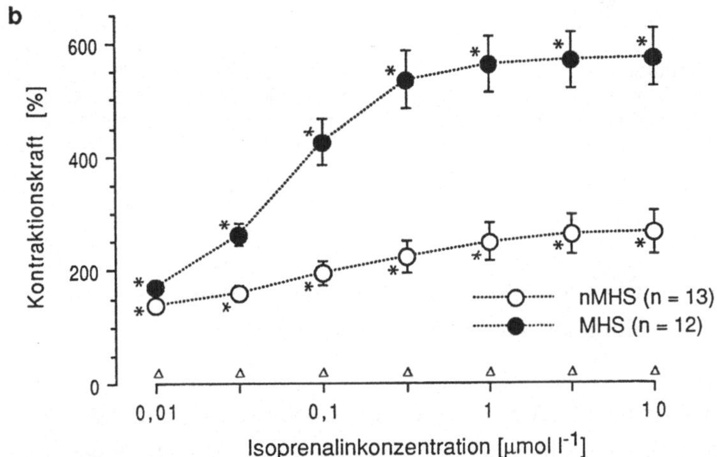

Abb. 3.12 a, b. Kumulative Konzentrations-Wirkungs-Kurven für den Effekt von Isoprenalin allein (0,01-10 µmol l⁻¹; a) und Isoprenalin in Gegenwart von Succinylcholin (1 mmol l⁻¹; b) auf die Kontraktionskraft isolierter, elektrisch gereizter Trabekel aus rechten Ventrikeln von MHS- und nMHS-Schweinen. *Ordinaten*: Kontraktionskraft in % der Ausgangslage unmittelbar vor Zugabe von Isoprenalin; *Abszissen:* Isoprenalinkonzentration. Die Ausgangslagen vor Zugabe von Isoprenalin betrugen in Abwesenheit von Succinylcholin 1,9 ± 0,2 mN bei den MHS- bzw. 2,5 ± 0,4 mN bei den nMHS-Präparaten und in Anwesenheit von Succinylcholin 3,1 ± 0,3 mN (MHS-Präparate) bzw. 3,2 ± 0,6 mN (nMHS-Präparate). * p < 0,05 gegenüber Ausgangslage; △ p < 0,05 zwischen den Gruppen

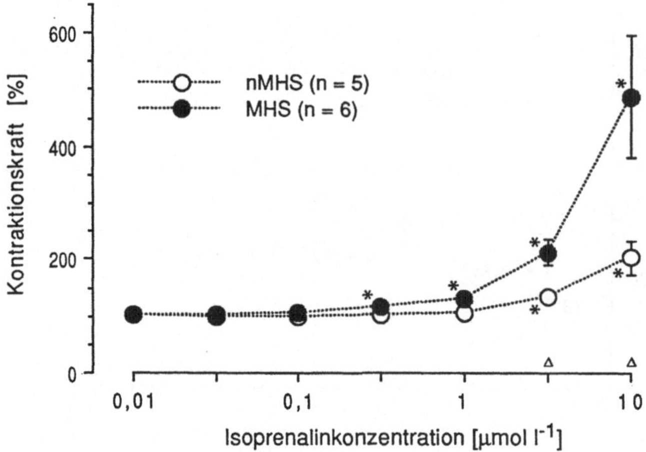

Abb. 3.13. Kumulative Konzentrations-Wirkungs-Kurven für den Effekt von Isoprenalin (0,01-10 µmol l⁻¹) in Gegenwart von Succinylcholin (1 mmol l⁻¹) plus Propranolol (0,1 µmol l⁻¹) auf die Kontraktionskraft isolierter, elektrisch gereizter Trabekel aus rechten Ventrikeln von MHS- und nMHS-Schweinen. Succinylcholin und Propranolol wurden 30 min vor Beginn der Konzentrations-Wirkungs-Kurve zugegeben. *Ordinate:* Kontraktionskraft in % der Ausgangslage unmittelbar vor Zugabe von Isoprenalin; *Abszisse:* Isoprenalinkonzentration. Die Ausgangslagen vor Zugabe von Isoprenalin betrugen 1,6 ± 0,2 mN bei den MHS- und 1,8 ± 0,3 mN bei den nMHS-Präparaten. * p < 0,05 gegenüber Ausgangslage; ᐃ p < 0,05 zwischen MHS- und nMHS-Gruppe

3.2.7 Wirkung von Isoprenalin in Anwesenheit von Succinylcholin auf die Kontraktionskraft des Herzens

In Gegenwart von Succinylcholin war bei den MHS-Schweinen der maximale Inotropieanstieg noch wesentlich stärker ausgeprägt als unter Isoprenalin allein (Abb. 3.12 b). Isoprenalin erhöhte in diesen Versuchen die Kontraktionskraft maximal auf 574 ± 51 % der Ausgangslage. Bei den nMHS-Schweinen bewirkte Isoprenalin in Gegenwart von Succinylcholin nur einen maximalen Anstieg der Kontraktionskraft auf 275 ± 21 % der Ausgangslage. Abb. 3.11 b zeigt typische Beispiele für beide Gruppen. Die Konzentrations-Wirkungskurve der nMHS-Gruppe (3.12 b) unterschied sich nicht von der in Abwesenheit von Succinylcholin (Abb. 3.12 a). Signifikante Unterschiede zwischen der MHS- und nMHS-Gruppe ließen sich ab 0,01 µmol l⁻¹ nachweisen. Eine Linksverschiebung der Konzentrations-Wirkungskurve konnte in die MHS-Gruppe ebenfalls nicht beobachtet werden, wie die Ermittlung der IC50-Werte zeigt. Sie betrugen bei den MHS-Schweinen 0,05 µmol l⁻¹ (0,04-0,07; n = 12)und bei den nMHS-Schweinen 0,05 µmol l⁻¹ (0,02-0,16; n = 13). Die statistische Prüfung ergab keinen sig-

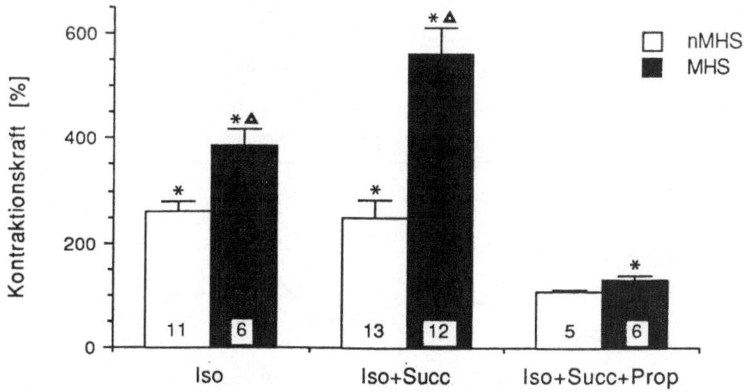

Abb. 3.14. Zusammenfassender Vergleich der kumulativen Konzentrations-Wirkungs-Kurven für 1 µmol l^{-1} Isoprenalin . Kontraktionskraft (% der Ausgangslage vor Isoprenalingabe) der rechtsventrikulären Trabekel von nMHS- und MHS-Schweinen unter Isoprenalin *(Iso)* allein, unter Isoprenalin plus 1 mmol l^{-1} Succinylcholin *(Succ)* und unter Isoprenalin plus Succinylcholin plus 1 µmol l^{-1} Propranolol *(Prop)*. Die Zahlen in den Säulen geben die Anzahl der Experimente an. * $p < 0{,}05$ gegenüber Ausgangslage; ▲ $p < 0{,}05$ zwischen den Gruppen

nifikanten Unterschied der Werte. Die Präinkubation der Präparate mit Propranolol (1 µmol l^{-1}) führte in beiden Gruppen zu einer starken Rechtsverschiebung der Konzentrations-Wirkungs-Kurven (Abb. 3.13). Die Originalmechanogramme in Abb. 3.11 c veranschaulichen die Wirkung von Isoprenalin in Gegenwart von Succinylcholin und Propranolol. In Abb. 3.14 wurden die Isoprenalineffekte bei 10 µmol l^{-1} in An- und Abwesenheit von Succinylcholin und Propranolol vergleichend gegenübergestellt.

3.2.8 Transmembranäre Aktionspotentiale des Herzens in An- und Abwesenheit von Halothan

Um einen Hinweis zu erhalten, ob die Herzmuskelzellen von MHS-Schweinen ein abnormes elektrophysiologisches Verhalten aufweisen, wurden die normalen Aktionspotentiale an isolierten, elektrisch gereizten Trabekeln aus rechten Ventrikeln von MHS- Schweinen untersucht. Zum Vergleich wurden entsprechende Untersuchungen an Herzmuskelzellen von normalen nMHS-Schweinen durchgeführt.

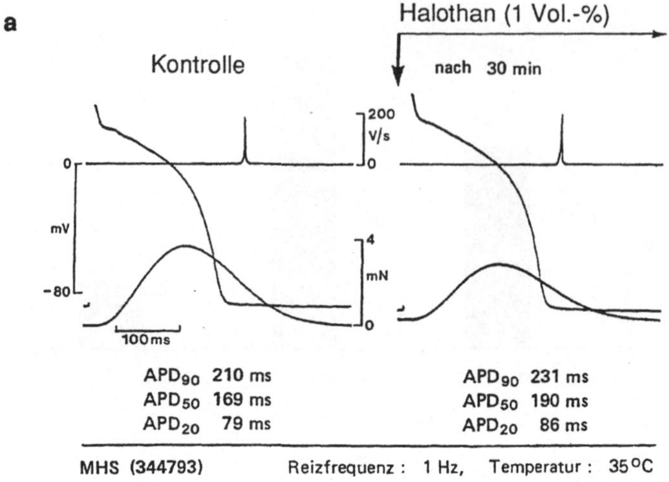

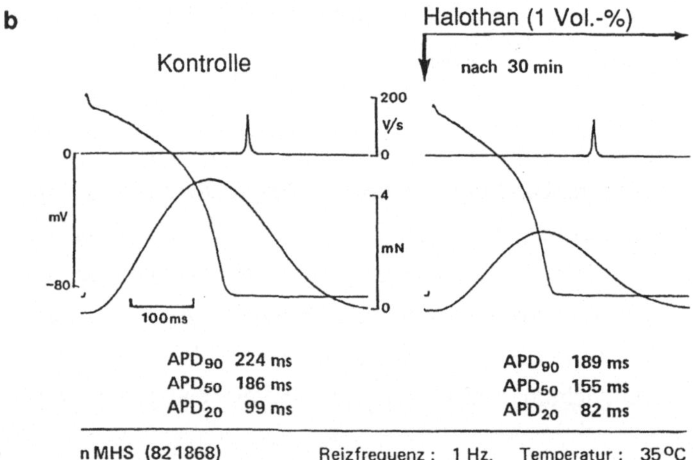

Abb. 3.15 a, b. Transmembranäre Aktionspotentiale an isolierten, elektrisch gereizten Trabekeln aus rechten Ventrikeln von MHS- **(a)** und nMHS-Schweinen **(b)**.

Normales Aktionspotential *(mittlerer Strahl)*, maximale Depolarisationsgeschwindigkeit des Aktionspotentials *(oberer Strahl, zeitversetzt)* und Mechanogramm *(unterer Strahl)* wurden vor *(Kontrolle)* und 30 min nach Zugabe von *Halothan* registriert. Die Aktionspotentialdauer wurde bei 90 % (APD₉₀), 50 % (APD₅₀) und 20 % (APD₂₀) der Repolarisation ausgewertet

Für beide Gruppen typische Aktionspotentiale zeigt Abb. 3.15 (a und b). Anhand dieser Originalregistrierungen wird ersichtlich, daß die Formen der Aktionspotentiale in Abwesenheit von Halothan (Kontrolle) weitgehend identisch sind. Die verschiedenen Aktionspotentialparameter sind in Tabelle 3.1 für beide Gruppen vergleichend zusammengestellt. Das Ruhemembranpotential und die maximale Depolarisationsgeschwin-

Tabelle 3.1. Parameter transmembranärer Aktionspotentiale an isolierten, elektrisch gereizten Trabekeln aus rechten Ventrikeln von nMHS- (n = 8) und MHS-Schweinen (n = 8) vor *(Kontrolle)* und unter Exposition von *Halothan* (1 Vol.-%). [a] p < 0,05 gegenüber Kontrolle; [b] p < 0,05 gegenüber nMHS-Gruppe

		RMP [mV]	APA [mV]	dV/dt_{max} [V s^{-1}]	APD_{90} [ms]	APD_{50} [ms]	APD_{20} [ms]
nMHS	Kontrolle	91 ± 1,0	132 ± 2	183 ± 7	212 ± 5	175 ± 5	77 ± 7
	Halothan	91 ± 1	126 ± 1 [a]	179 ± 8	189 ± 6 [a]	153 ± 8 [a]	64 ± 7 [a]
	Δ %	-0,2 ± 0,6	-4,2 ± 0,8	-2,2 ± 1,8	-11,3 ± 2,6	-13,0 ± 2,7	-17,7 ± 5,2
MHS	Kontrolle	92 ± 1	131 ± 1	183 ± 7	219 ± 7	180 ± 7	79 ± 5
	Halothan	92 ± 1	136 ± 2 [a,b]	190 ± 7	230 ± 6 [a,b]	191 ± 6 [a,b]	92 ± 8 [a,b]
	Δ %	0,1 ± 0,4	4,3 ± 1,2 [b]	4,2 ± 2,8	4,8 ± 1,1 [b]	6,2 ± 1,2 [b]	15,8 ± 5,0 [b]

RMP Ruhemembranpotential, *APA* Aktionspotentialamplitude, dV/dt_{max} maximale Anstiegssteilheit in der Phase 0, APD_{90} Aktionspotentialdauer bei 90%iger Repolarisation, APD_{50} Aktionspotentialdauer bei 50%iger Repolarisation, APD_{20} Aktionspotentialdauer bei 20%iger Repolarisation

digkeit des normalen Aktionspotentials (dV/dt_{max}), die den schnellen Natriumeinwärtsstrom (Phase 0 des Aktionspotentials) widerspiegelt, wiesen unter Kontrollbedingungen keine signifikanten Unterschiede zwischen den Gruppen auf. Ebensowenig unterschied sich die Aktionspotentialdauer am Ende der Repolarisation (APD_{90}) und in Höhe des Plateaus (APD_{20}). Die Herzmuskelzellen von MHS-Schweinen verhalten sich also unter normalen Bedingungen elektrophysiologisch unauffällig.

Ein anderes Bild ergab sich dagegen in Anwesenheit von Halothan, das die Konfiguration der Aktionspotentiale bei den MHS- und nMHS-Schweinen unterschiedlich beeinflußte (Abb 3.15). Während der negativ-inotrope Effekt von Halothan bei den nMHS-Schweinen mit einer Verkürzung der Aktionspotentialdauer und einer Abnahme der Aktionspotentialamplitude einherging, war bei den MHS-Schweinen ein gegenläufiger Effekt zu beobachten. Die Ergebnisse für Halothan sind in Tabelle 3.1 zusammengefaßt. Im Mittel wurde in der nMHS-Gruppe die Amplitude des Aktionspotentials (APA) um ca. 4 %, die APD_{90} um 11 %, APD_{20} um 18 % gegenüber den Ausgangsbedingungen vermindert. In der MHS-Gruppe nahm dagegen die APA um 4 %, die APD_{90} um 5 % und die APD_{20} um 16 % zu. Eine gegenläufige, aber nicht signifikante Tendenz wurde auch im Hinblick auf die maximale Depolarisationsgeschwindigkeit

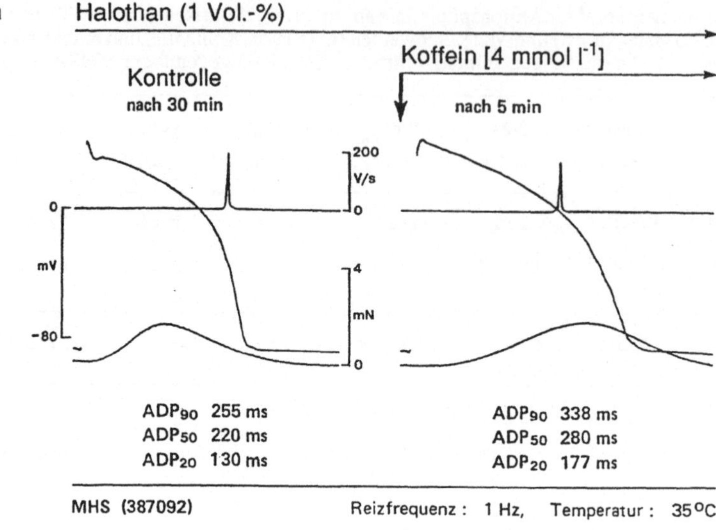

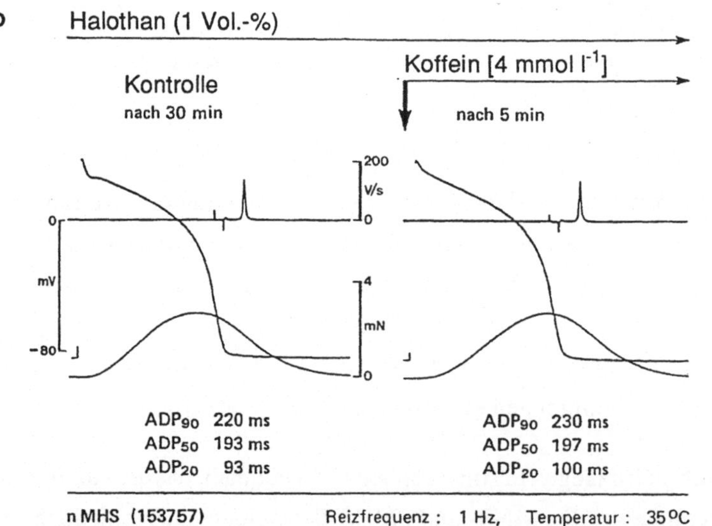

Abb. 3.16 a, b. Effekt von Koffein auf das transmembranäre Aktionspotential an mit Halothan vorbehandelten Trabekeln aus rechten Ventrikeln von MHS- (**a**) und nMHS-Schweinen (**b**).

Normales Aktionspotential *(mittlerer Strahl)*, maximale Depolarisationsgeschwindigkeit des Aktionspotentials *(oberer Strahl, zeitversetzt)* und Mechanogramm *(unterer Strahl)* wurden vor *(Kontrolle)* und jeweils 5 min nach kumulativer Zugabe von Koffein (1, 2 und 4 mmol l⁻¹) registriert. Halothan wurde 30 min vor Koffeinzugabe appliziert. Die Aktionspotentialdauer wurde bei 90 % (APD_{90}), 50 % (APD_{50}) und 20 % (APD_{20}) der Repolarisation ausgewertet

Tabelle 3.2. Effekt von Koffein auf die Parameter des normalen Aktionspotentials an mit Halothan vorbehandelten Trabekeln aus rechten Ventrikeln von nMHS- (n = 6) und MHS-Schweinen (n = 6). Die Aktionspotentiale wurden vor *(Kontrolle)* und unter kumulativer Zugabe von Koffein (1, 2 und 4 mmol l^{-1} ; Einwirkdauer jeweils 5 min) registriert. Die Präinkubatioszeit für Halothan (1 Vol.-%) betrug bei allen Versuchen 30 min. [a] p < 0,05 gegenüber Kontrolle; [b] p < 0,05 gegenüber nMHS-Gruppe

	Koffein-konzentration	RMP [mV]	APA [mV]	dV/dt_{max} [V s^{-1}]	APD_{90} [ms]	APD_{50} [ms]	APD_{20} [ms]
nMHS	Kontrolle	91 ± 1	126 ± 1	174 ± 7	207 ± 7	160 ± 3	74 ± 7
	1 mmol l^{-1}	91 + 1	125 ± 2	172 ± 7	220 ± 4 [a]	184 ± 7 [a]	88 ± 7
	2 mmol l^{-1}	91 ± 1	122 ± 1 [a]	170 ± 8	232 ± 4 [a]	193 ± 6 [a]	92 ± 6
	4 mmol l^{-1}	88 ± 2 [a]	120 ± 1 [a]	166 ± 8 [a]	244 ± 5 [a]	203 ± 7 [a]	96 ± 8
	Δ %	-3,5 ± 1,3	-4,2 ± 0,5	-4,7 ± 0,6	18,5 ± 4,0	18,1 ± 4,6	24,8 ± 11
MHS	Kontrolle	92 ± 1	137 ± 2	189 ± 8	232 ± 8 [b]	193 ± 7 [b]	91 ± 10
	1 mmol l^{-1}	91 ± 1	139 ± 2	182 ± 7	250 ± 9 [a,b]	213 ± 10 [a,b]	103 ± 6 [b]
	2 mmol l^{-1}	91 ± 1	142 ± 2 [a,b]	180 ± 8 [a]	284 ± 14 [a,b]	238 ± 12 [a,b]	116 ± 8 [a,b]
	4 mmol l^{-1}	90 ± 1 [a]	143 ± 2 [a,b]	176 ± 6 [a]	308 ± 12 [a,b]	257 ± 13 [a,b]	124 ± 11 [a,b]
	Δ %	-2,3 ± 0,7	3,6 ± 0,5 [b]	-7,2 ± 1,2	32,7 ± 2,3 [b]	33,2 ± 4,3 [b]	39,8 ± 10,4

RMP Ruhemembranpotential, *APA* Aktionspotentialamplitude, *dV/dt$_{max}$* maximale Anstiegssteilheit in der Phase 0, *APD$_{90}$* Aktionspotentialdauer bei 90%iger Repolarisation, *APD$_{50}$* Aktionspotentialdauer bei 50%iger Repolarisation, *APD$_{20}$* Aktionspotentialdauer bei 20%iger Repolarisation

bzw. Anstiegssteilheit in der Phase 0 beobachtet. Das Ruhemembranpotential blieb in beiden Gruppen unverändert.

3.2.9 Wirkung von Koffein auf transmembranäre Aktionspotentiale des Herzens in Anwesenheit von Halothan

Da die halothaninduzierten Veränderungen an den Aktionspotentialen suszeptibler Schweine insgesamt nur schwach ausgeprägt waren, wurde untersucht, ob Koffein in Analogie zum Koffein-Halothan-Skelettmuskelkontraktionstest die Halothaneffekte verstärkt.

Typische Experimente mit Koffein an halothanvorbehandelten Trabekeln von nMHS- und MHS-Schweinen zeigt Abb. 3.16. Die kumulative Zugabe von Koffein bewirkte an beiden Präparaten eine Verbreiterung des Aktionspotentials, die aber beim MHS-Schwein wesentlich stärker ausgeprägt war. Die Zunahme der Aktionspotentialdauer war in beiden Experimenten von einer Zunahme der Kontraktionsdauer begleitet, wie aus den simultan registrierten Mechanogrammen ersichtlich wird. In Tabelle 3.2 sind die elektrophysiologischen Befunde aus allen Versuchen zusammengefaßt. Die APD_{90} und APD_{20} erhöhten sich konzentrationsabhängig (1, 2 und 4 mmol l^{-1}) um maximal 22 % bzw. 29 % in der nMHS-Gruppe und um 34 % bzw. 40 % in der MHS-Gruppe. Die Unterschiede waren signifikant. Die Verlängerung der Aktionspotential-dauer ging bei den MHS-Schweinen mit einer geringfügigen, aber signifikanten Erhöhung der Aktionspotentialamplitude einher, bei den nMHS-Schweinen dagegen mit einer Abnahme. Ruhemembranpotential und maximale Depolarisationsgeschwindigkeit nahmen in beiden Gruppen geringfügig ab, ohne sich signifikant zu unterscheiden. Aus den Befunden ergibt sich, daß Koffein die halothaninduzierten Veränderungen an transmembranären Aktionspotentialen von MHS-Schweinen verstärkt.

4 Histologische und histochemische Untersuchungen

4.1 Material und Methode

4.1.1 Versuchstiere, Gruppeneinteilung und Versuchsablauf

Als Versuchstiere dienten wiederum MH-suszeptible (MHS) Pietrain-Schweine und MH-unempfindliche (nMHS) deutsche Landrasse-Schweine. MH-Testung und Haltung der Tiere waren die gleichne wie unter 2.1.1 beschrieben. Die Experimente erfolgten an 6 nMHS- und 9 MHS-Schweinen. Die insgesamt 15 Schweine wurden in 5 Gruppen (zu je 3 Tieren) eingeteilt. Die Einteilung wurde wie folgt vorgenommen:

Gruppe I: nMHS-Schweine ohne Halothanexposition.
Die Schweine dieser Gruppe wurden, wie unter 3.3.1. beschrieben, mit Metomidat[1] ($20\,mg\,kg^{-1}$ i.p.) und Azaperon[2] (30-50 mg i.p.) narkotisiert und dann getötet. Die Tiere erhielten kein Halothan.
Gruppe II: MHS-Schweine ohne Halothanexposition.
Gleiche Vorgehensweise wie bei Gruppe I.
Gruppe III: MHS-Schweine mit Halothanexposition (frühe MH-Krise).
Die Einleitung der Narkose erfolgte bei den Tieren wie zuvor beschrieben. Über eine Maske wurde dann den narkotisierten, spontan atmenden Schweinen zusammen mit einem Luft-O_2-Gemisch (2:1) Halothan (1 Vol.-%) zugeführt. Mit einem Infrarot-CO_2-Analysator[8] wurde der endexspiratorische CO_2-Gehalt fortlaufend gemessen. Gleichzeitig erfolgte die kontinuierliche Ableitung des EKG[17] über Nadelelektroden sowie die fortlaufende Messung der Rektaltemperatur über eine Thermosonde[11]. Die Tiere wurden 10 min nach Eintritt der ersten MH-Symptome (Tachykardie, Hyperventilation mit Anstieg der endexspiratorischen CO_2-Konzentration, Temperaturanstieg und beginnendem Rigor der Hinterläufe) mittels Bolzenschußgerät getötet.
Gruppe IV: MHS-Schweine mit Halothanexposition (späte MH-Krise).
Gleiche Vorgehensweise wie bei Gruppe III. Mit der Gewebeentnahme wurde bis zum Herzstillstand in der Hyperthermiekrise gewartet.

Gruppe V: nMHS-Schweine mit Halothanexposition.
Die Tiere wurden wie oben beschrieben mit 1 Vol.-% Halothan beatmet. Nach 30minütiger Halothanexposition wurden die Tiere mittels Bolzenschußgerät getötet.

4.1.2 Entnahme des Muskelgewebes

Bei jeder Gruppe wurden folgende Organe bzw. Muskeln untersucht: Herzmuskulatur (Vorderwand des linken Ventrikels) und Skelettmuskulatur (M. longissimus dorsi). Es wurden für histologische und enzymchemische Untersuchungen 10 x 10 x 10 mm große Gewebestücke, für die elektronenoptische Untersuchung 3 x 3 x 3 mm große Gewebestücke entnommen. Der Zeitpunkt der Gewebeentnahme richtete sich nach dem vorgegebenen Versuchsablauf der einzelnen Gruppen: *Gruppe I-III und V:* Entnahme unmittelbar nach Tötung; *Gruppe IV:* Entnahme unmittelbar nach Eintritt des Herzstillstandes.

4.1.3 Vorbereitung des Gewebes zur histologischen und enzymhistochemischen Untersuchung

Das Muskelgewebe wurde mit einem Gewebekleber ("Tissue-Tec": II O.C.T., Nr. 4583; Fa. Lab-Tec-Products, Division Miles Laboratories) als Bindemittel quer zum Faserverlauf auf Holzblöckchen unter Sicht (Präparationsmikroskop der Fa. Zeiss) aufgeblockt. Das Gewebe wurde anschließend ca. 30-40 s lang in mit flüssigem Stickstoff bis auf -160 °C gekühltem Isopentan tiefgefroren. Die Proben wurden in einer Tiefkühltruhe bei Temperaturen zwischen -30 °C und -70 °C bis zur weiteren Aufarbeitung aufbewahrt. Für die morphologische Untersuchung wurden von diesen Blöcken 8 µm dicke Serienschnitte mit dem Kryostat (SLEE, Type HR) angefertigt und angefärbt (s. unten). Danach erfolgte die Auswertung und fotografische Darstellung im Durchlicht- und Phasenkontrastinterferenzmikroskop bzw. im Fluoreszenzmikroskop zum Kalziumnachweis durch Morinfärbung (Zeiss Photomikroskop III). Die Intensität der Fluoreszenz wurde semiquantitativ mit der folgenden Graduierung ausgewertet: 0: keine; 1 +: geringe; 2 +: mittelgradige; 3 +: starke Fluoreszenz.

Die Aufarbeitung des Materials sowie die photographische Dokumentation erfolgte in der Abteilung für Neuropathologie des Pathologischen Instituts der Universität Göttingen durch Herrn Priv.-Doz. Dr. A. Bardosi.

Folgende Färbungen wurden vorgenommen:

- Hämatoxylin-Eosin-Färbung,
- Periodsäure-Schiffreaktion,
- Oil-red-O-Lipidfärbung,
- Morin-Kalzium-Färbung,
- modifizierte Gomori-Trichrom-Färbung,
- Myofibrilläre-Adenosintriphosphatase-(ATPase-)Reaktion,
- NADH-Tetrazoliumreduktasereaktion,
- Menadiongebundene α-Glycerolphosphatdehydrogenasereaktion,
- Succinatdehydrogenasereaktion,
- Amylophosphorylasereaktion,
- Myoadenylatdeaminasereaktion,
- Saure-Phosphatasereaktion,
- Alkalische-Phosphatasereaktion,
- Unspezifische-Esterasereaktion.

4.1.4 Vorbereitung des Gewebes zur elektronenmikroskopischen Untersuchung

Nach der bioptischen Entnahme wurde das Muskelstück in einer gekühlten mit 0,2 Mol Na-Kakodylat gepufferten Glutaraldehydfixationslösung 3-4 h fixiert. Nach der Fixation wurde das Muskelgewebe weiter in 1 mm^3 -Blöcke zerkleinert, in 0,2 Mol Kakodylatpuffer gespült und in 1,3%igem Osmiumtetroxid nachfixiert. Nach der Entwässerung in einer aufsteigenden Alkoholreihe wurde das Gewebe in Kunstharz (Araldit MY 212) eingebettet und in einem Ultramikrotom (M U3; Reichert, Österreich) zuerst semidünn und aus geeigneten Regionen ultradünn geschnitten. Die so hergestellten Ultradünnschnitte wurden in einer Bleizitratlösung (Serva) nachkontrastiert und im Elektronenmikroskop (EM10; Zeiss) untersucht.

4.1.5 Histologische Färbungen der Skelettmuskulatur

Oil-red-O-Lipidfärbung(ORO-Färbung): Die Färbung der vorliegenden Präparate erfolgte nach Angaben von *Brumback* u. *Leech* [65]. Die Muskelfaserpopulation läßt sich aufgrund des unterschiedlichen Lipidgehalts in 2 Hauptgruppen, Typ- I- und Typ-II-Fasern, unterteilen. Die Hauptenergiequelle der Typ-I-Muskelfasern sind die Lipide (Triglyzeride, Neutralfett). Die langsamen, mitochondrienreichen Typ-I-Muskelfasern enthalten wesentlich mehr Lipide (Trigylzeride) als die schnellen Typ-II-Fasern.

Periodicsäure-Schiff-Reaktion (PAS-Reaktion): Die Färbung erfolgte nach einer von *Brumback* u. *Leech* [65] angegebenen Vorgehensweise. Die Muskulatur stellt neben der Leber das Glykogenhauptreservoir des Körpers dar. Aufgrund des Glykogengehaltes innerhalb der Muskelfasern ist eine Differenzierung der Muskelfasern möglich. Die Typ-I-Fasern enthalten wenig Glykogen. Der höchste Glykogengehalt kann in den Typ-II A-Fasern nachgewiesen werden, während die Typ-II B- und Typ-II C-Fasern geringere Mengen Glykogen enthalten.

Modifizierte Gomori-Trichom-Färbung: Die Färbung erfolgte nach einer von *Brumback* u. *Leech* [65] beschriebenen Methode. Diese einfache Färbung ist die am meisten angewendete Reaktion für die morphologische Beurteilung einer Muskelbiopsie. Verschiedene Komponenten der Muskelfaser färben sich an. Die Kerne erscheinen purpur, das interfilamentäre Netzwerk rot und die Myofibrillen grün (ausgenommen die Z-Bande, die sich rot färben). Oft kann man mit dieser Färbung ebenfalls eine Differenzierung erreichen, wobei die Typ-I-Fasern dunkler angefärbt werden als die Typ-II-Fasern.

Hämatoxylin-Eosin-Färbung (HE-Färbung): Die Färbung der Präparate richtete sich nach einer Beschreibung von *Schröder* [372]. Mit dieser Färbung können die Kerne von Muskelfasern und anderen Zellen dargestellt werden. Das interfilamentäre Netzwerk erscheint blau gefärbt. Das Sarkoplasma der Muskelfasern sowie das Zytoplasma von anderen Zellen, umgeben von Bindegewebe, färben sich rosarot.

4.1.6 Enzymhistochemie der Skelettmuskulatur

Nach der Identifikation des metabolischen und funktionellen Unterschiedes zwischen individuellen "roten" und "weißen" Muskelfasern kann man die Gesamtfaserpopulation eines Muskels nach ihrer unterschiedlichen Enzymaktivität in Untergruppen einteilen. Diese sog. Klassifikation der Fasertypen ermöglicht die morphologische Darstellung der verschiedenen motorischen Einheiten. *Dubowitz* u. *Pearse* [103] demonstrierten das Reziprozitätsverhalten zwischen den oxidativen und phosphorylativen histochemischen Aktivität der Muskelfasern. Die Fasern mit starker Positivität in der

oxidativen NADH-Enzymreaktion zeigen eine schwache Reaktion in der Myosin-AT-
Pase-Präparation bei alkalischem pH-Wert.

Myofibrilläre-Adenosintriphosphatase-(ATPase-)Reaktion: Diese Enzymreaktion
ist die heute allgemein angewandte Methode zur Typisierung der unterschiedlichen
Muskelfasern [61]. Sie wurde bei pH-Werten von 10,4, 4,5 und 4,3 durch- geführt. Die
einzelnen Schritte der ATPasepräparation erfolgten nach Angaben von *Brumback* und
Leech [65]. Die Färbemethode beruht auf einer Aktivierung der Myosin-ATPase
durch Kalzium. In schnellen Fasern ist das ATPaseenzym aktiver und alkalisch-stabil.
Aufgrund dieser Enzymstabilität zeigen die Fasern unterschiedlich starke Reaktionen
bei alkalischem und saurem pH-Wert. Bei pH 10,4 sind die stark reagierenden Fasern
als schnelle Fasern zu identifizieren; sie werden als Typ-II-Fasern bezeichnet. Im
saueren pH-Bereich lassen sich die Typ-II-Fasern weiter subtypisieren (Typ-II A-C).

NADH-Tetrazoliumreduktasereaktion (NADH-TR-Reaktion): Dieses Enzym katalysiert die Oxidation des reduzierten Coenzyms I (NADH) mit Tetrazolium und Cyto-
chrom C in den Mitochondrien:

$$NADH + Tetrazolium \quad \rightleftharpoons \quad NAD^+ + Formazan .$$

Die Typ-I-Fasern zeigen starke, die Typ-II A- und Typ-II C-Fasern mittlere und die
Typ-II B-Fasern schwache Aktivität mit dieser Reaktion. Außer der Fasertypisierung
bietet diese Methode Informationen über den morphologischen Zustand des interfila-
mentären Netzwerkes. Durch die Zerstörung des Sarkomers in verschiedenen pathologischen Prozessen wird die Verteilung der Mitochondrien verändert, und es treten
charakteristische architektonische Veränderungen der Muskelfasern auf. Weitere
Sub-strukturen wie das sarkoplasmatische Retikulum und das T-Tubulussystem reagieren ebenfalls. Die einzelnen Schritte der hier angewandten NADH-TR-Methode
werden von *Brumback* u. *Leech* [65] beschrieben.

*Menadiongebundene-α-Glycerolphosphatdehydrogenase-Reaktion   (MAG-Reak-
tion):* Diese Reaktion beruht auf der Beobachtung, daß Menadion Elektronen von dem
reduzierten Flavoprotein (α-GDP) auf das Tetrazolium transportieren kann:

$$\alpha\text{-}Glycerol\text{-}3\text{-}phosphat + Akzeptor \rightleftharpoons Dihydroxyacetonphosphat + reduzierter\ Akzeptor.$$

Die 2 Haupttypen von Muskelfasern zeigen im Vergleich mit der NADH-TR-Reaktion
ein Reziprozitätsverhalten. Während die Typ-II-Fasern eine starke Anfärbung zeigen,
bleiben die Typ-I-Fasern schwach gefärbt. Die hier nach der Beschreibung von

Brumback u. *Leech* [65] vorgenommene Enzymreaktion wird außerdem bei der Beurteilung der architektonischen Veränderungen der Typ-II-Fasern verwendet.

Amylophosphorylasereaktion: Diese histochemische Reaktion, die nach einer Beschreibung von *Brumback* u. *Leech* [65] durchgeführt wurde, ist ebenfalls eine routinemäßig in der Muskelpathologie angewandte Methode. Der wichtigste Weg des Energiemetabolismus der Muskelzelle wird durch 2 Enzyme, Phosphorylase und 1,6-Glukosidase, katalysiert. Die Phosphorylase setzt Glukosyleinheiten in Form von Glukose-1-phosphat vom Glykogen frei. Sie existiert im Muskel in 2 Formen: die relativ inaktive Phosphorylase-B (Dimer) und die aktive Phosphorylase-A (Tetramer). Die Umwandlung der Phosphorylase B in Phosphorylase A benötigt Energie von ATP:

$$2\ Phosphorylase\ B + 4\ ATP \longrightarrow Phosphorylase\ A + 2\ ATP.$$

Die Muskelfasern lassen sich mit dieser Enzymreaktion ebenfalls differenzieren. Die Typ-II-Fasern zeigen starke Aktivität, während die Typ-I-Fasern schwache Aktivität aufweisen.

Myoadenylatdesaminasereaktion (MAD-Reaktion): Das Enzym katalysiert die Reaktion

$$Asparat + GPT + H_2O \longrightarrow Fumarat + NH_3 + GPD + P.$$

In der normalen Biopsie zeigen die Typ-I-Fasern eine netzförmige, etwas schwächere Reaktion als die Typ-I-Fasern. Die hier angewandte MAD-Methode richtete sich nach der Beschreibung von *Fishbein et al.* [124].

Saure-Phosphatase-Reaktion (SP-Reaktion): Mit dieser, nach einer Beschreibung von *Schröder* [372] durchgeführten Methode identifiziert man in erster Linie die eine erhöhte lysosomale Aktivität aufweisenden Fasern. Positive Reaktionen zeigen die nekrotischen Fasern sowie Makrophagen.

Alkalische-Phosphatase-Reaktion (AP-Reaktion): Dieses Enzym ist normalerweise in embryonalen Myotomen nachzuweisen. Später findet man es nur in Endothelzellen der Blutgefäße. Unter pathologischen Umständen können die degenerierenden und regenerierenden Fasern eine Aktivität aufweisen. Die Alkalische-Phosphatase-Methode wurde nach Angaben von *Brumback* u. *Leech* [65] durchgeführt.

Unspezifische-Esterase-Reaktion (USE-Reaktion): Alle Enzyme dieser Gruppe katalysieren die folgende Reaktion:

$$RCOOR' + H_2O \rightleftharpoons RCOOH + R'OH.$$

Wenn es sich um ein einfaches Substrat wie Methylbutyrat oder Naphthylacetat handelt, ist das Enzym als unspezifische Esterase klassifiziert. Die histochemisch wichtigsten Typen sind die Carboxylesterase, die Arylesterase und die Cholinesterase. Mit dem Enzym können die motorischen Endplatten, entzündliche Zellelemente und Lipofuszinpigment nachgewiesen werden. Einige Einschlußkörper sowie degenerierte Fasern zeigen ebenfalls eine starke Aktivität dieses Enzyms. Die Durchführung der Methode erfolgte nach Angaben von *Pearse* [318].

Morinfärbung für Kalziumnachweis (nach Pearse 1972 [319]): 3,5,7,2´,4´-Pentahydroxyflavanol (Morin) bildet mit verschiedenen Salzen (Aluminium, Beryllium, Indium, Gallium, Thorium, Scandium und Zirkonium) fluoreszierende Komplexe. Nach der Beobachtung von *Pearse* [319] fluoreszieren Kalziumablagerungen gelb-grün in verschiedenen Geweben, so auch in den Muskelfasern. Die Empfindlichkeit der Reaktion ist höher als die der anderen Nachweismethoden und erlaubt durch den charakteristischen Farbeffekt eine adäquate Identifizierung des im Gewebe abgelagerten Kalziums.

4.1.7 Histologische Färbungen und enzymchemische Reaktionen der Herzmuskulatur

Am Myokard wurden die folgenden, zuvor schon beschriebenen histologischen Färbungen und enzymhistochemischen Reaktionen durchgeführt:
- Hämatoxylin-Eosin-Färbung,
- modifizierte Gomori-Trichrom-Färbung,
- Morin Kalzium-Färbung,
- Periodsäure-Schiff-Reaktion,
- NADH-Tetrazoliumreduktasereaktion,
- MAG-Reaktion,
- Myoadenylatdeaminasereaktion,
- Amylophosphorylasereaktion,
- Alkalische-Phosphatase-Reaktion,
- Saure-Phosphatase-Reaktion,
- Unspezifische-Esterase-Reaktion.

4.2   Ergebnisse

4.2.1 Skelettmuskulatur

Lichtmikroskopische und enzymhistochemische Morphologie bei
nMHS-Schweinen (Gruppe I)

Die hier untersuchten Skelettmuskeln von nMHS-Schweinen zeigten den gleichen morphologischen Aufbau wie die Skelettmuskulatur des Menschen.

Die unterschiedlich großen Muskelfaszikel waren von einem dünnen Perimysium umgeben, in dem zahlreiche Arteriolen und periphere Nervenästchen eingebettet waren. Zwischen den einzelnen Muskelfasern lag ein dünnes Endomysium, bestehend aus Kollagenfasern. Die einzelnen Muskeln waren mit Kapillaren reichlich versorgt, die sich durch erhöhte Alkalische-Phosphatase-Aktivität des Endotheliums darstellen ließen. In mehreren Arealen konnte man immer wieder größere Gefäße, wie Arteriolen und Venolen, identifizieren. Die Kerne waren in den Muskelfasern in der Regel subsarkolemmal eingelagert. In mehreren paranukleären Regionen fand man auf saure Phosphatase positiv reagierende Granula, die als Lipofuszinablagerungen zu identifizieren waren. Glykogen- und Lipidmenge entsprachen dem Fasertyp. Keiner der untersuchten Muskeln zeigte Hinweise für einen Degenerationsprozeß. Es fanden sich keine basophilen Muskelfasern mit typischer vesikulärer Kernstruktur als Ausdruck einer regenerierenden Muskelfaser. Motorische Endplatten waren nur vereinzelt vorhanden und zeigten die typische Aktivität in der Unspezifischen-Esterase-Enzymreaktion. Interstitielle Zellelemente, Phagozyten und entzündliche Infiltrate waren nicht zu beobachten.

Die wesentlichsten Unterschiede zwischen der Skelettmuskulatur des Schweines und des Menschen [102] bestanden in dem Durchmesserspektrum und der Verteilung der motorischen Einheiten.

Die Muskelfaserquerschnitte waren unregelmäßig polygonal begrenzt, wobei abgerundete kleinere Muskelfasern vorkamen. Der Durchmesser der Fasern - insbesondere der Typ-II-Fasern - wies im Vergleich zur normalen menschlichen Extremitätenmuskulatur ein verbreitertes Spektrum auf.

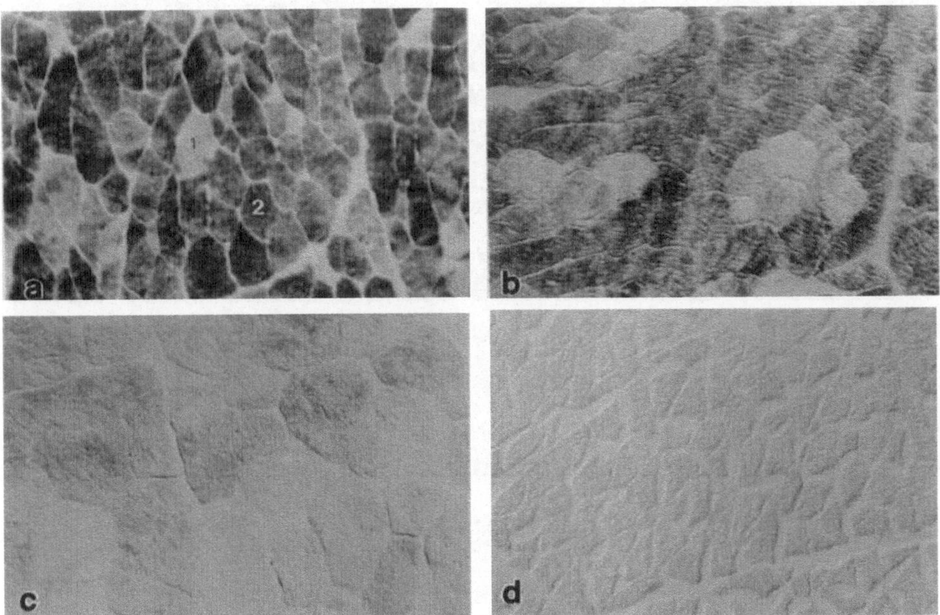

Abb. 4.1a–d. Amylophosphorylaseenzymreaktion der Skelettmuskulatur (M. longissimus dorsi). **a** nMHS-Schweine (Gruppe I). Normale Enzymaktivität. Die Muskelfasern lassen sich in Typ-I- *(1)* und Typ-II-Fasern *(2)* differenzieren. x 166. **b** MHS-Schweine (Gruppe II). Normale Aktivität. x 166. **c** MHS-Schweine in der frühen MH-Krise (Gruppe III). Stark abgeschwächte Enzymaktivität. x 333. **d** MHS-Schweine in der späten MH-Krise (Gruppe IV). Keine Enzymaktivität. x 166

Die verschiedenen enzymhistochemischen Untersuchungen erbrachten eine eindeutige, mit der menschlichen Muskulatur vergleichbare Differenzierung der verschiedenen Fasertypen, sowohl mit den glykolytischen als auch den mit oxidativen Enzymen. In den oxidativen Enzymreaktionen, namentlich NADH-Tetrazoliumreduktase und MAG, war ein reziprokes Enzymverhalten gegeben, da die Typ-I-Fasern in der NADH-Tetrazoliumreduktasepräparation stärker, in der MAG-Präparation schwächer und die Typ-II-Fasern entsprechend umgekehrt reagierten. Das interfibrilläre Netzwerk, entsprechend der Verteilung der Mitochondrien und des sarkoplasmatischen Retikulums mit NADH-TR-Reaktion dargestellt, zeigte keine strukturellen Veränderungen, wie "Target"- oder "Core-targetoid-Muster" oder Mottenfraßdefekte [198] in der Substratverteilung.

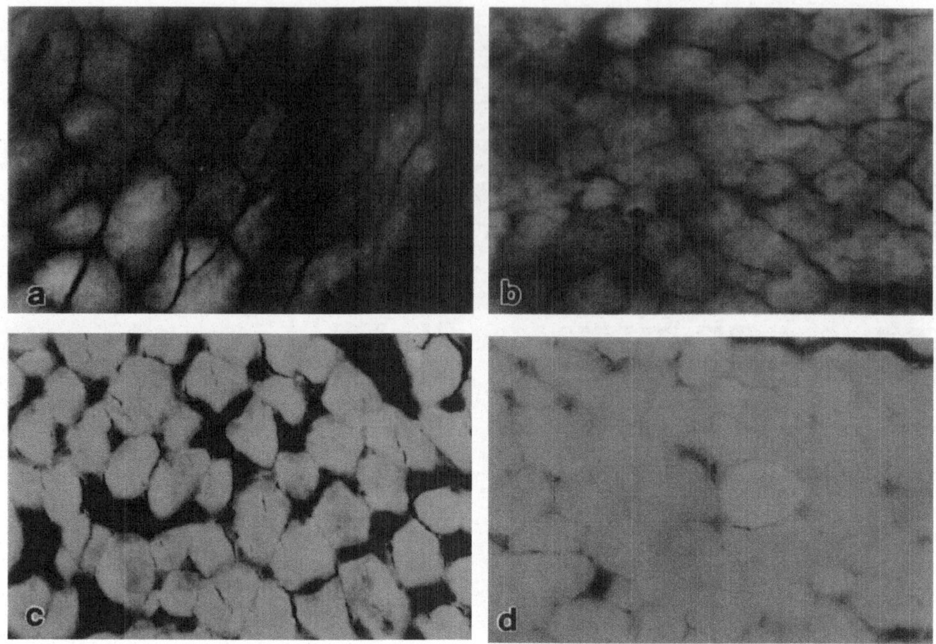

Abb. 4.2 a–d. Nachweis von sarkoplasmatischem Kalzium in der Skelettmuskulatur (M. longissimus dorsi) mit der Morinfärbung. **a** nMHS-Schweine (Gruppe I). Schwache Fluoreszenz. x 210. **b** MHS-Schweine (Gruppe II). Geringgradig höhere Fluoreszenzintensität. x 166. **c** MHS-Schweine in der frühen MH-Krise (Gruppe III). Starke Fluoreszenz. x 166. **d** MHS-Schweine in der späten MH-Krise (Gruppe IV). Hochgradige Fluoreszenzintensität. x 166

Die Muskelfasern wiesen eine eindeutige Typisierbarkeit in den Myoadenylatdeaminase- und Amylophosphorylasereaktionen (Abb. 4.1. a) auf. Mit der Amylophosphorylaseenzymreaktion reagierten die Typ-II-Fasern wesentlich stärker als die Typ-I-Fasern (Abb. 4.1 a, Tabelle 4.1).

Die Verteilung der 4 Fasertypen (analog zu den Fasertypen der menschlichen Muskulatur - Typ I; Typ II A, Typ II B und Typ II C) zeigte ein ungewöhnliches, von der des menschlichen Extremitätenmuskels [102] abweichendes Muster. In regelmäßiger Anordnung ließen sich einzelne oder in kleinen Gruppen sitzende, aus 2-4 Fasern bestehende Muskelfasern vom Typ-I erkennen, die mit einzelnen Typ-II B- und Typ-II C-Fasern umgeben sind. Der Durchmesser dieser einzelnen Typ-II B- und Typ-II C-Fasern war eindeutig kleiner als der der Typ-I-Fasern.

Tabelle 4.1. Semiquantitative Analyse der Amylophosphorylaseenzymaktivität und der sarkoplasmatischen Kalziumkonzentration in der Skelettmuskulatur der verschiedenen Experimentgruppen. *O* keine, *1* + geringgradige, *2* + mittelgradige, *3* + hochgradige Intensität

Gruppe	Amylophosphorylase Reaktionsintensität	Kalziumkonzentration Fluoreszenzintensität
Gruppe I	3 +	0 - 1 +
Gruppe II	3 +	1 +
Gruppe III	1 +	2 +
Gruppe IV	0	3 +
Gruppe V	3 +	1 +

Gruppe I nMHS-Schweine, *Gruppe II* MHS-Schweine, *Gruppe III* MHS-Schweine in der frühen MH-Krise, *Gruppe IV* MHS-Schweine in der späten MH-Krise, *Gruppe V* nMHS-Schweine unter Halothanexposition

Bei allen untersuchten Muskeln war eine physiologische Typ-II A-Faserprädominanz vorhanden. Ca. 80 % der Muskelfaserpopulation bestand aus Typ-II A-Fasern

Hinsichtlich des sarkoplasmatischen Kalziumgehalts konnte man bei den untersuchten Muskeln eine minimale (semiquantitativ ausgewertet 0 - 1+) gelb-grüne Fluoreszenz erkennen (Abb. 4.2 a, Tabelle 4.1).

Ultrastrukturelle Morphologie bei nMHS-Schweinen (Gruppe I)

Die mitochondrienreichen Typ-I- und mitochondrienarmen Typ-II-Muskelfasern waren durch ein feines bindegewebiges Netzwerk (Endomysium) gegeneinander abgegrenzt. In das Endomysium waren Nervenäste und Kapillaren eingebettet. Die Muskelfaserbündel waren von einem gemeinsamen Epimysium umhüllt.

Die individuellen Myofibrillen zeigten dasselbe charakteristische Querstreifenmuster, das bei der menschlichen Skelettmuskulatur [102] vorhanden ist. Eine Myofibrille bestand aus mehreren Sarkomeren, die sich periodisch entlang der ganzen Myofibrille wiederholten. Ein Sarkomer, das von 2 elektronendichten Z-Bändern abgegrenzt war, bestand aus einem zentral liegenden anisotropen Band und aus 2 isotropen Bändern. In der Mitte des anisotropen Bandes (A-Band) war eine elektronendichte Zone (M-Linie) zu finden, beidseits abgegrenzt durch 2 hellere Zonen (Pseudo-H-Zone, H-Zone). In der H-Zone und M-Linie befanden sich nur dicke oder Myosinfilamente, die in einem senkrecht zur Muskelfaserachse verlaufenden Bindungssystem (M-Linie) miteinander verbunden waren. Im lateralen Bereich des A-Bandes lagen die dicken Myosin- und die dünnen Aktinfilamente registerförmig nebeneinander. Die benachbarten Sarkomeren standen in der Höhe der Z-Scheiben durch ein Filamentsystem in Verbindung. Die Muskelfaserkerne saßen in der Regel subsarkolemmal, gelegentlich in der Nähe einer Satellitenzelle. Ganz selten konnte man zwischen Myofibrillen eingebettete Muskelfaserkerne beobachten, die mehrere kleine Nukleolemmeinkerbungen aufwiesen. Das Heterochromatin war in der Regel am Nukleolemm lokalisiert.

Das innere sarkotubuläre System der Skelettmuskelfasern des Schweines hatte neben den mit der menschlichen Skelettmuskulatur vergleichbaren morphologischen Merkmalen auch zusätzliche Komponenten. Ähnlich wie beim Menschen lagen an den Grenzen zwischen I- und A-Bändern die Triaden, bestehend aus 2 erweiterten terminalen Zisternen, die mit den Zisternen des benachbarten Sarkomers durch ein fenestriertes Tubulussystem in Verbindung standen, und aus den T-Tubuli, die zwischen 2 terminalen Zisternen lokalisiert waren. Die T-Tubuli (transversale Tubuli) verbanden den intrazellulären mit dem extrazellulärem Raum. An mehreren peripheren Stellen der Muskelfasern konnte man diesen direkten Kontakt in einer Öffnung des T-Tubulus in die Zellmembran beobachten.

Als von der normalen menschlichen Skelettmuskulatur abweichende subzelluläre Komponenten, die offensichtlich zum sarkotubulären System gehören, waren spiralförmig angeordnete Doppelmembranstrukturen zu beobachten, die mit Konglomeraten von Glykogengranula umgeben waren. Die Zahl und Größe der konzentrischen Lamellen war variabel, die Lokalisation dieser Strukturen unterschiedlich. Sie traten sowohl subsarkolemmal als auch zwischen den Myofibrillen auf.

Man konnte ultrastrukturell mitochondrienreiche und -arme Muskelfasern unterscheiden. Die Mitochondrien zeigten unterschiedliche Lokalisation. Einerseits lagen zwischen den Myofibrillen größere Mitochondrien, die sich teilweise über ein Sarkomer hinaus erstreckten, andererseits konnte man kleinere Mitochondrien beobachten, die auf beiden Seiten der Z-Scheibe lagen. Mehrere Muskelfasern enthielten in den subsarkolemmalen, paranukleären Regionen vermehrt Mitochondrien. Die Innenstruktur zeigte die regelrechte Strukturierung der Lamellen. In mehreren Mitochondrien waren unterschiedlich große Lipidtröpfchen eingelagert.

Die interfibrillären Räume enthielten reichlich Glykogengranula vom β-Typ, sowie vereinzelte Konglomerate von Fetttröpfchen. In den subsarkolemmalen Regionen waren ebenfalls Aggregate von Glykogengranula zu finden.

Das Sarkolemm, das die individuellen Muskelfasern abgrenzt, bestand aus einer mittelgradig elektronendichten Basalmembranschicht und aus einer Doppelmembran, der Zellmembran.

Lichtmikroskopische und enzymhistochemische Morphologie bei MHS-Schweinen (Gruppe II)

Es zeigte sich ein regelrechtes Verteilungsmuster der verschieden Fasertypen. Hinweise für einen degenerativen oder entzündlichen Prozess waren nicht zu erkennen. Ebenfalls konnte man keine histologischen und enzymhistochemischen Merkmale einer chronischen Myopathie identifizieren. Die oxidativen Enzymreaktionen (NADH-TR, MAG) zeigten eine normale, feinnetzförmige Verteilung des Enzymsubstrates, entsprechend der regelmäßigen Lokalisation von Mitochondrien und sarkoplasmatischem Retikulum. Eine Destruktion des kontraktilen Apparates, bzw. Zeichen der Hyperkontraktion waren nicht vorhanden.

In der Amylophosphorylaseenzymreaktion zeigten die Muskelfasern die gleiche Anfärbung - d.h. eine starke Reaktion der Typ-II Fasern (Abb. 4.1 b, Tabelle 4.1) - wie es bei den Muskelproben der normalen, nicht prädisponierten Tiere zu sehen war.

Die Morinfärbung zeigte einen insgesamt geringgradigen, im Vergleich mit den normalen Tieren allenfalls geringfügig höheren (semiquantitativ ausgewertet 1+) sarkoplasmatischen Kalziumgehalt (Abb. 4.2 b, Tabelle 4.1).

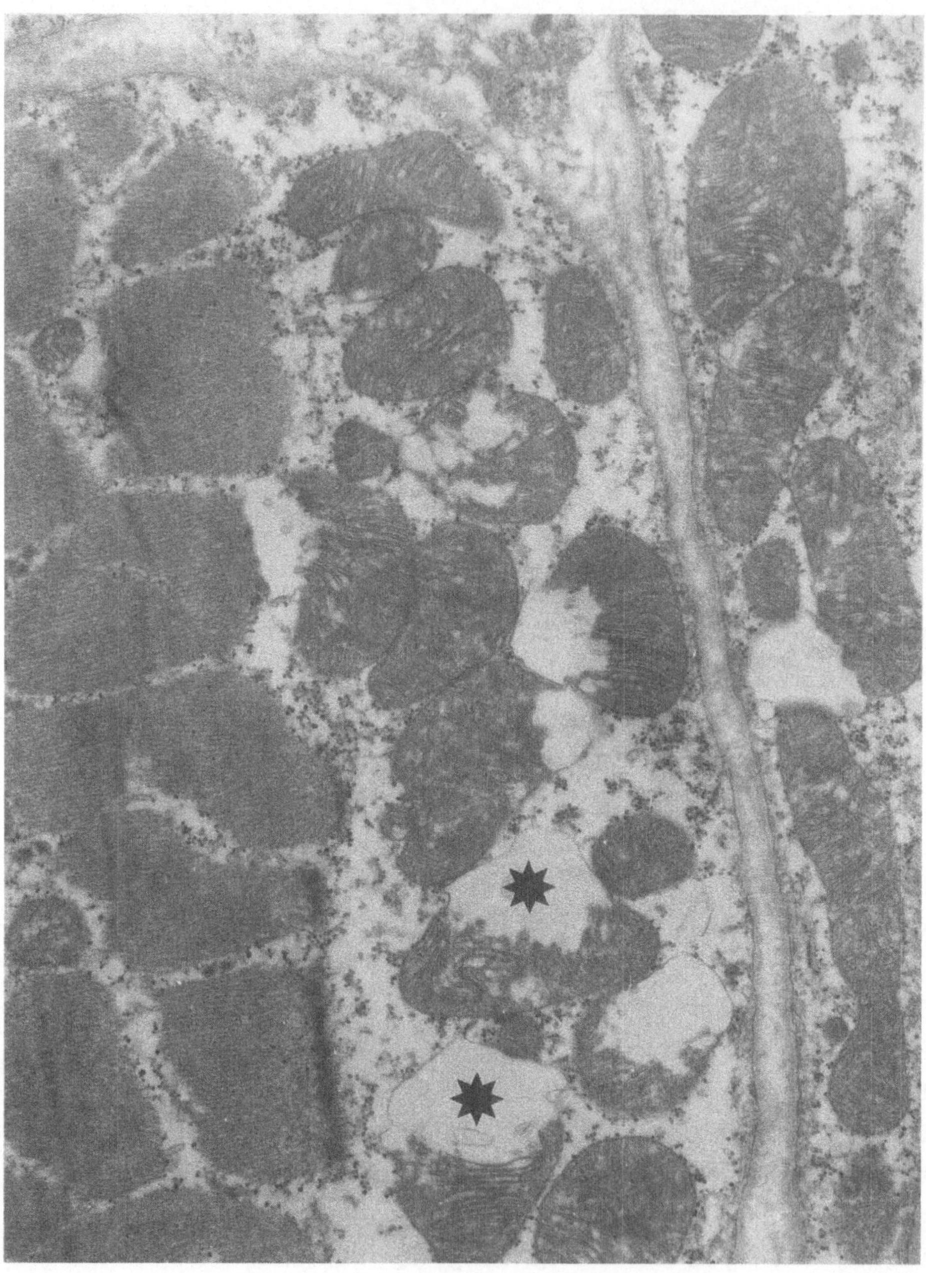

Abb. 4.3. Ultrastrukturelle Morphologie der Skelettmuskulatur (M. longissimus dorsi) von MHS-Schweinen (Gruppe II). Subsarkolemmal lokalisierte Mitochondrien mit prominenter Vakuolisierung bzw. fokaler Ausdehnung der äußeren Membran *(Sterne)*. x 21 384

Ultrastrukturelle Morphologie bei MHS-Schweinen (Gruppe II)

Es fanden sich nur vereinzelte Areale, wo der kontraktile Apparat eine fokale Destruktion aufwies. In diesen Bereichen trat eine Desorganisation der Sarkomerstruktur mit unregelmäßigem Verlauf der Z-Scheiben auf. Hinweise für Hyperkontraktion waren nur sehr selten zu beobachten. Faserdegenerationen konnten nicht nachgewiesen werden. Das sarkoplasmatische Retikulum zeigte eine regelrechte Ultrastruktur ohne Dilatation der terminalen Zisternen. Die Triaden waren nicht proliferiert, die Lokalisation war nicht pathologisch verändert. Eine Verminderung des Glykogengehalts war nicht vorhanden. Die Lokalisation und die Zahl der Mitochondrien war normal. Bei nicht wenigen Mitochondrien konnte man lokale Ausdehnungen bzw. Ausstülpungen der äußeren Membran finden (Abb. 4.3). Eine pathologische Vermehrung des intra- und extramitochondrialen Kalziumgehalts konnte nicht festgestellt werden.

Lichtmikroskopische und enzymhistochemische Morphologie bei MHS-Schweinen in der frühen MH-Krise (Gruppe III)

Es zeigten sich Hinweise für eine geringgradig ausgeprägte, degenerative, nekrotisierende Myopathie. Das morphologische Bild war durch das Vorkommen einzelner nekrotischer Muskelfasern gekennzeichnet. Diese Zellen zeigten eine starke Zytoplasmaanfärbung in der Sauren-Phosphatase-Enzymreaktion sowie in der Unspezifischen-Esterase-Präparation. Eine erhöhte lysosomale Aktivität war im Sarkoplasma der degenerierten Muskelfasern anhand feingranulärer Ablagerungen des Enzymsubstrates in der sauren Phosphatase-Reaktion erkennbar. In der MAG- und NADH-TR-Reaktion konnte man das typische Verteilungsmuster der verschiedenen Fasertypen beobachten, jedoch fanden sich zahlreiche Hinweise für die architektonischen Veränderungen der individuellen Muskelfasern. Man fand die Zerstörung des sarkoplasmatischen, interfibrillären Netzwerkes in Form von Auflockerung und unregelmäßiger Verteilung des Enzymsubstrates. Die degenerierten Muskelfasern enthielten fokale Verklumpungen des Reaktionsproduktes. In dem longitudinalen Schnitt wies der kontraktile Apparat periodisch auftretende Hyperkontraktionsbänder auf, die zu einer Verdichtung des Enzymsubstrates führten.

In der Amylophosphorylaseenzymreaktion zeigten die Muskelfasern eine starke, aber noch nicht vollständige Verminderung der Enzymaktivität, so daß eine Typisierung

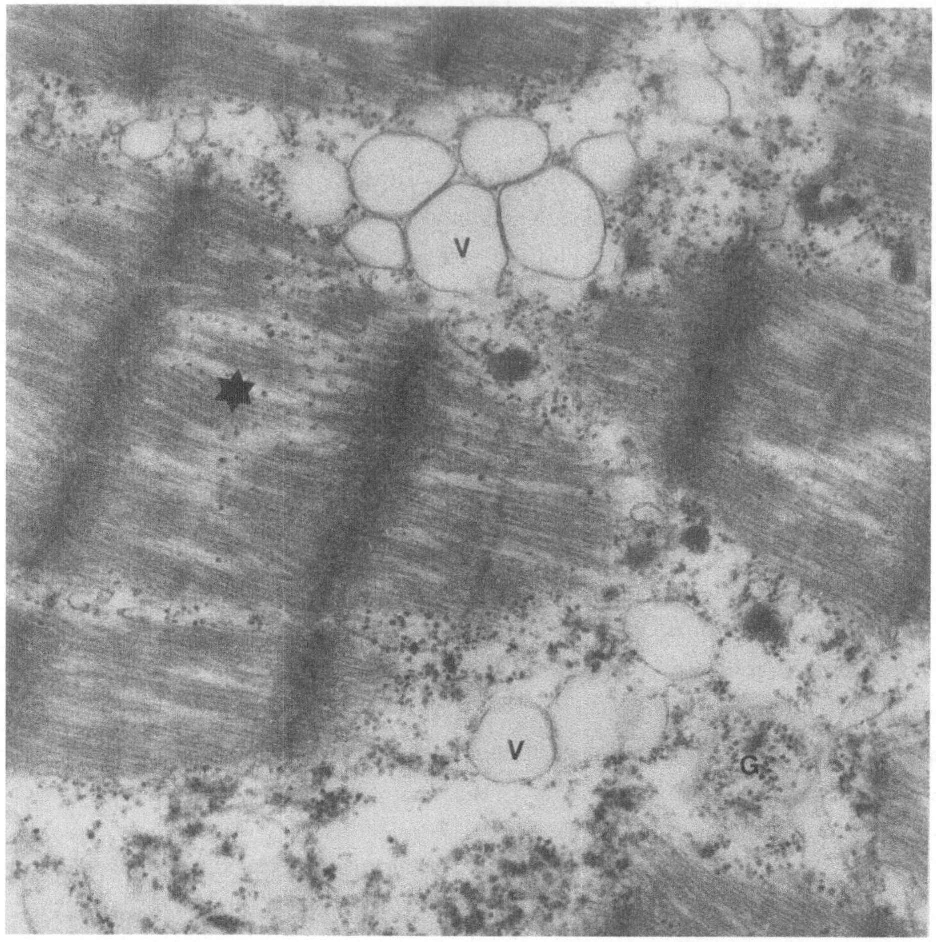

Abb. 4.4. Ultrastrukturelle Morphologie der Skelettmuskulatur (M. longissimus dorsi) von MHS-Schweinen in der frühen MH-Krise (Gruppe III). Zwischen desorganisierten Myofibrillen *(Stern)* Ansammlung von vakuolären Strukturen *(V)* als Teile des sarkoplasmatischen Retikulums. Das Glykogen *(G)* ist noch vorhanden. x 36300

der Fasern kaum durchführbar war (Abb. 4.1 c, Tabelle 4.1). In den weiteren Enzymreaktionen war eine Aktivitätsverminderung nicht zu beobachten.

Aufgrund der intensiven (semiquantitativ ausgewertet 2+) Fluoreszenz in der Morinfärbung ließ sich - im Vergleich zu den nMHS-Schweinen - ein mittelgradiger Anstieg des sarkoplasmatischen Kalziumgehalts erkennen (Abb. 4.2 c, Tabelle 4.1).

Ultrastrukturelle Morphologie bei MHS-Schweinen in der frühen MH-Krise (Gruppe III)

Der kontraktile Apparat war hochgradig destruiert. Zahlreiche Hyperkontraktionsbänder traten auf, die von desorganisierten Myofibrillen umgeben waren. Das Querstreifenmuster war nur regional vorhanden, die Z-Scheiben nahmen einen unregelmäßigen Verlauf, die Sarkomerstrukturen wiesen fokale Auflockerungen auf (Abb. 4.4). Die isolierten Myofibrillen waren stellenweise nicht mehr zu erkennen, stattdessen war das Sarkoplasma mit kondensierten Myofilamenten ausgefüllt. Sogenannte Corestrukturen kamen vereinzelt vor. In diesen Bereichen konnte man keine Zellorganellen identifizieren. Das subsarkolemmale und interfibrilläre Glykogen war nur geringgradig reduziert. Zwischen den einzelnen Myofibrillen konnte man immer wieder unterschiedliche vesikuläre Strukturen erkennen, die als dilatierte terminale Zisternen des sarkoplasmatischen Retikulums anzusehen waren. Durch die Desorganisation der Myofibrillen entstand in zahlreichen Arealen die Transposition der Triaden. Die geschwollenen Mitochondrien zeigten eine deutliche Reduktion der Cristae. Auf die noch vorhandenen Cristaelamellen war feingranuläres mittelgradig elektronendichtes Material kondensiert, das stellenweise eine lokale Akkumulation zeigte, und einer beginnende Kalziumablagerung entsprechen dürfte. Eine weitere ausgeprägte pathologische Veränderung machte sich an dem Sarkolemm (Basalmembran, Zellmembran) bemerkbar. Die Zellmembran war weitgehend destruiert, diskontinuierlich, das Basalmembranmaterial inhomogen. Ähnliche Veränderungen waren im Bereich der Gefäße vorhanden. Hinweise für einen Abräumungsprozeß waren nicht zu erkennen.

Lichtmikroskopische und enzymhistochemische Morphologie bei MHS-Schweinen in der späten MH-Krise (Gruppe IV)

Die histologischen Proben zeigten ähnliche morphologische und enzymhistochemische Veränderungen wie im Frühstadium der MH-Krise. Nekrotische, degenerierte Fasern kamen immer wieder vor und zeigten eine erhöhte lysosomale Aktivität in der Sauren-Phosphatase-Enzymreaktion. In der oxidativen Enzympräparation (NADH-TR) ließen sich die gleichen architektonischen Veränderungen, wie die Zerstörung des interfibrillären Netzwerkes, fokale Akkumulation des Reaktionsproduktes, sowie ausgeprägte Hyperkontraktionsbänder erkennen, die schon bei der Frühphase beobachtet wurden (Abb. 4.5).

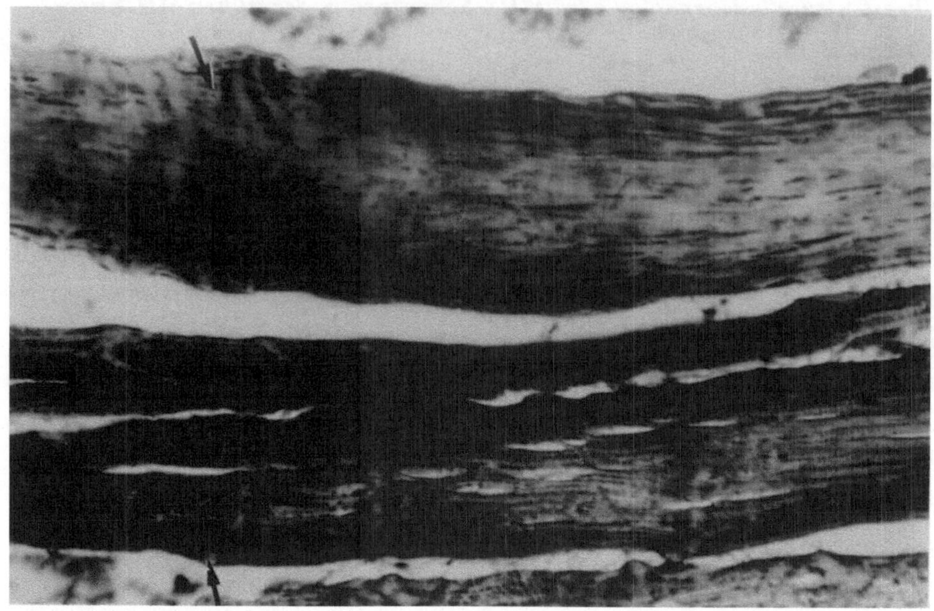

Abb. 4.5. Lichtmikroskopische und enzymhistochemische Morphologie der Skelettmuskulatur (M. longissimus dorsi) von MHS-Schweinen in der späten MH-Krise (Gruppe IV). Longitudinaler Schnitt zweier Muskelfasern; einerseits verstärktes Hervortreten längsfibrillärer Strukturen, andererseits deutliche Hyperkontraktionsbänder *(Pfeile)*; z. T. scholliger Zerfall der kontraktilen Substanz. NADH-TR-Reaktion; x 410

In der Amylophosphorylaseenzympräparation war keine Enzymaktivität nachzuweisen (Abb. 4.1 d, Tabelle 4.1).

In der Morinfärbung war die Fluoreszenz sehr intensiv (semiquantitativ ausgewertet 3+), die auf den hochgradigen Anstieg des sarkoplasmatischen Kalziumgehalts hinweist (Abb. 4.2 d, Tabelle 4.1).

Ultrastrukturelle Morphologie bei MHS-Schweinen in der späten MH-Krise (Gruppe IV)

Fast alle Zellkomponenten und Organellen der Muskelfasern zeigten hochgradig ausgeprägte pathologische Veränderungen. Der kontraktile Apparat wies diffuse und

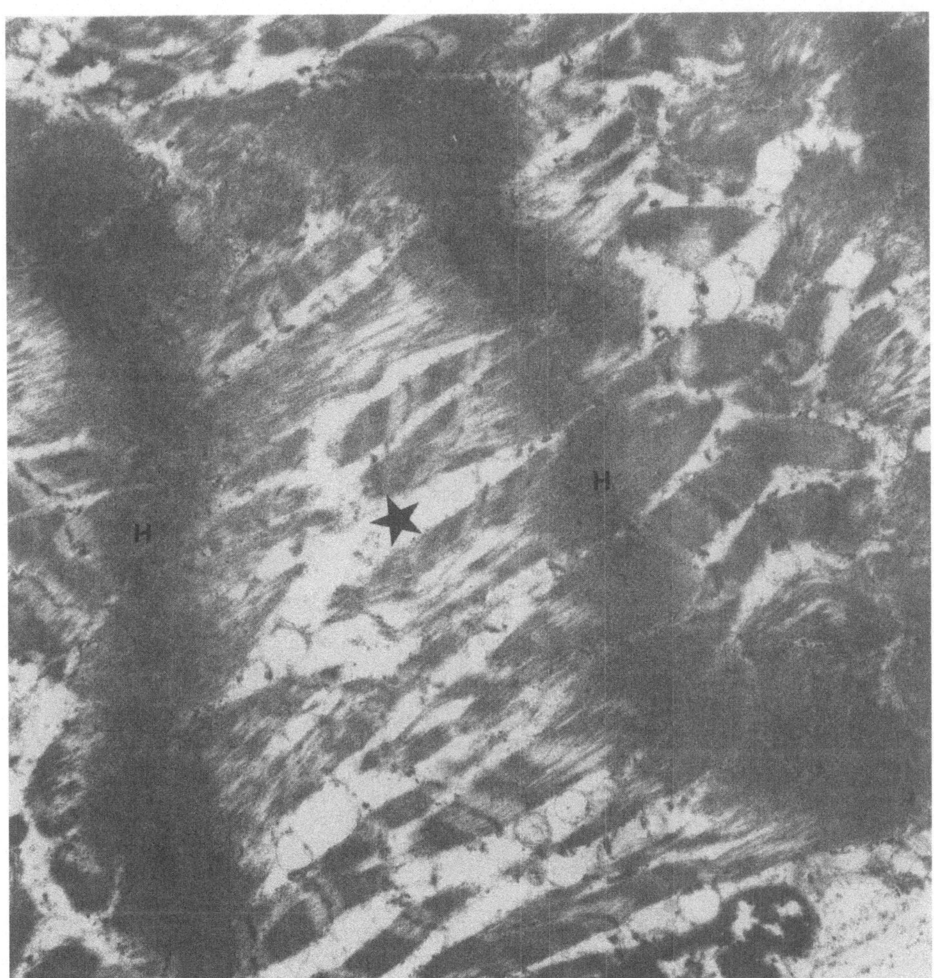

Abb. 4.6. Lichtmikroskopische und enzymhistochemische Morphologie der Skelettmuskulatur (M. longissimus dorsi) von MHS-Schweinen in der späten MH-Krise (Gruppe IV). Zwei Hyperkontraktionsbänder *(H)*, zwischen und neben denen die Sarkomere deutlich dehiszent und z. T. auch rupturiert sind *(Stern)*. x 8547

fokale Destruktionen der Myofilamente auf sowie häufig auftretende Hyperkontraktionsbänder (Abb. 4.6). Das Querstreifenmuster war in mehreren Regionen nicht mehr erkennbar, stattdessen ließen sich unstrukturierte Filamentkonglomerate beobachten, die von relativ guterhaltenen Sarkomeren umgeben waren. Hyperkontraktionsbänder, fokale Sarkomerrisse und "streaming" der Z-Scheiben traten häufig auf. Starke patho-

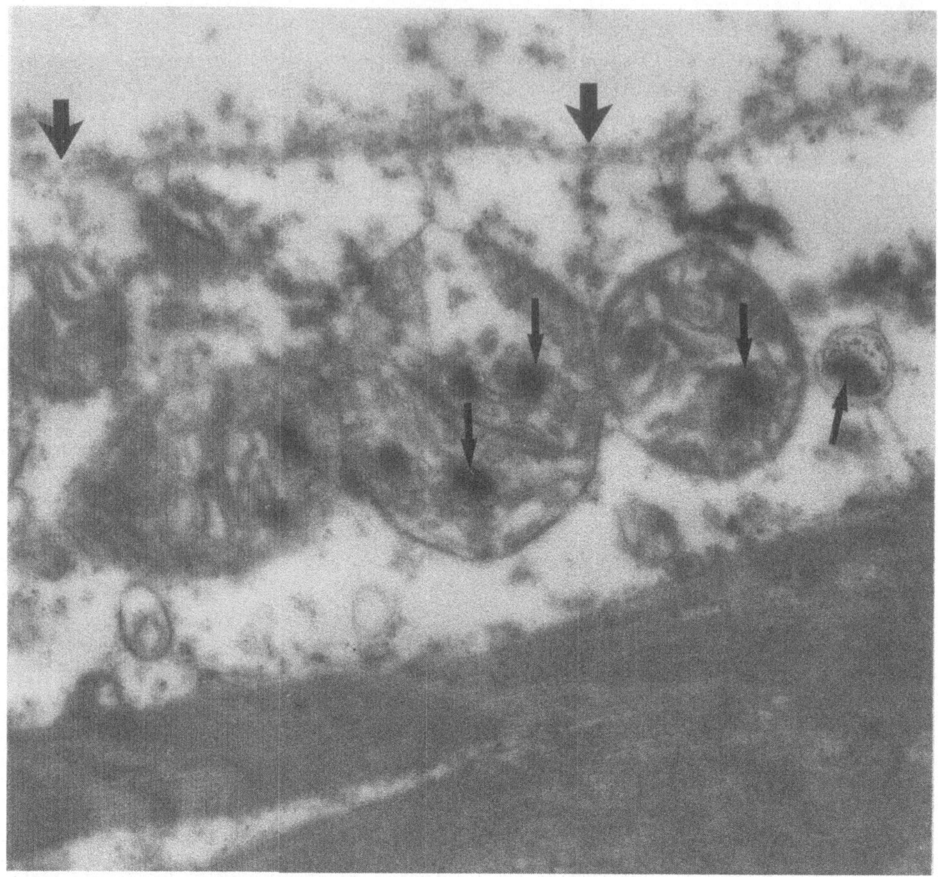

Abb. 4.7. Ultrastrukturelle Morphologie der Skelettmuskulatur (M. longissimus dorsi) von MHS-Schweinen in der späten MH-Krise (Gruppe IV). Das Sarkolemm ist vollständig destruiert *(große Pfeile)*. Die Mitochondrien und die spiralförmige Membranstruktur enthalten mehrere elektronendichte Konglomerate *(kleine Pfeile)*, die mit Kalziumablagerungen vereinbar sind. x 28 149

logische Veränderungen fanden sich bei den äußeren und inneren Membranstrukturen. Die ultrastrukturelle Unterscheidung und Trennung der 2 Komponenten des Sarkolemms (d. h. der Basalmembran und der Zellmembran) war in der Regel nicht möglich (Abb. 4.7). Die Muskelfasern waren mit einer inhomogenen, mittelgradig elektronendichten Hülle (Reste des Sarkolemms) umgeben, deren ursprüngliche Doppelmembranstruktur nur noch stellenweise erhalten war. Das Basalmembranmaterial erschien in Form von unregelmäßigen Materialablagerungen von mittlerer Elektronendichte.

Ähnliche Veränderungen traten bei der Kernmembran auf. Die Triaden (2 terminale Zisternen und 1 T-Tubulus) waren disloziert, die terminalen Zisternen hochgradig dilatiert. Die für die Skelettmuskulatur des Schweines typischen konzentrischen Membranstrukturen, assoziiert mit Glykogengranula, blieben relativ gut erhalten, jedoch traten fokale Aufspaltungen der Doppelmembranstruktur immer wieder auf. Obwohl der sarkoplasmatische interfibrilläre und subsarkolemmale Glykogengehalt drastisch reduziert war - stellenweise verschwand sogar das Glykogen vollständig - blieb das mit den konzentrischen Doppelmembranstrukturen assoziierte Glykogen weitgehend erhalten. Weitere pathologische Veränderungen traten bei den Mitochondrien auf. Die Mehrzahl der Mitochondrien zeigte eine regionale Auflösung der äußeren Membranstrukturen, die sich durch fokale oberflächliche Membranausstülpungen bemerkbar machten. Die inneren Zwischenräume der Cristaelamellen waren dilatiert, die Konturen der Cristae verschwommen. Die intramitochondriale Matrix war mit mittelgradig elektronendichtem, homogenem Material ausgefüllt. In diesem Material konnte man zahlreiche hochgradig elektronendichte Konglomerate erkennen, die der ultrastrukturellen Morphologie der myopathologischen Praxis entsprechend als akkumulierte intramitochondriale Kalziumablagerungen anzusehen waren (Abb. 4.7). Gleichartige Ablagerungen kamen auch in den interfibrillären Zwischenräumen sowie in Assoziation mit den konzentrischen Doppelmembranstrukturen vor. Hinweise für einen degenerativen Prozess, der mit Phagozytose einhergeht, ließen sich nicht nachweisen.

Lichtmikroskopische und enzymhistochemische Morphologie bei nMHS-Schweinen unter Halothanexposition (Gruppe V)

Die morphologischen und enzymhistochemischen Untersuchungen zeigten regelrecht strukturiertes Muskelgewebe ohne pathologische Veränderungen. Insbesondere fehlten die histologischen Merkmale einer degenerativen Myopathie. Wir fanden keine nekrotischen Fasern und keine Erhöhung der lysosomalen sarkoplasmatischen Aktivität der individuellen Muskelfasern. Die durchgeführten enzymhistochemischen Reaktionen stellten keine pathologische Substratverteilung dar. Hyperkontraktionsbänder kamen nicht vor.

Die Amylophosphorylaseenzymreaktion erbrachte eine regelrechte Typisierbarkeit der Typ-I- und Typ-II-Muskelfasern mit normaler Intensität der Enzymaktivität in den Typ-II-Fasern (Tabelle 4.1).

Mit Morinfärbung zeigten die Muskelfasern eine geringe, etwas stärkere Fluoreszenz (semiquantitativ ausgewertet 1+) als in der Skelettmuskulatur der Gruppe I (Tabelle 4.1)

Ultrastrukturelle Morphologie bei nMHS-Schweinen unter Halothanexposition (Gruppe V)

Die Feinstruktur der Muskelfasern zeigte keine pathologischen Veränderungen. Es fanden sich keine Hinweise auf eine Degeneration des kontraktilen Apparates. Hyperkontraktionen der Myofibrillen traten nicht auf. Das normale Querstreifenmuster der Sarkomere war nicht destruiert. Dilatation und Proliferation des sarkotubulären Systems kamen nicht vor. Der Glykogen- und Fettgehalt innerhalb des Sarkoplasmas war normal. Die Zahl, die Lokalisation und die Struktur der Mitochondrien war regelrecht. Hinweise für elektronenmikroskopisch erkennbare Vermehrung des Kalziumgehalts in den Mitochondrien sowie in dem sarkoplasmatischen Retikulum waren nicht zu beobachten. Das Sarkolemm war gut erhalten.

4.2.2 Herzmuskulatur

Lichtmikroskopische und enzymhistochemische Morphologie bei nMHS-Schweinen (Gruppe I)

Die länglich in Bündel angeordneten Myokardiozyten standen durch Zellsyncytien miteinander in Verbindung. Die so entstehenden Zellverbände waren von einem perimysialen Bindegewebe umgeben, das eine wechselnde Ausbreitung zeigte. In der Unspezifischen-Esterase-Enzymreaktion färbten sich die Muskelzellen stark an, stellenweise mit feingranulären Ablagerungen des Enzymsubstrates. In der Sauren-Phosphatase-Reaktion ließen sich die Lipofuszingranula durch eine braune, granuläre Anfärbung in den paranukleären Regionen darstellen. Die oxidative NADH-TR-Präparation zeigte in allen Bereichen der Muskulatur eine sehr starke Reaktion, v. a. zwischen den Myofibrillen, die auf den Reichtum an Mitochondrien hinweist. Die MAG-Präparation zeigte eine geringgradige, unregelmäßige Aktivität (1+) der Muskelfasern (Abb. 4.8 a, Tabelle 4.2) sowie der glatten Muskelzellen der Gefäße.

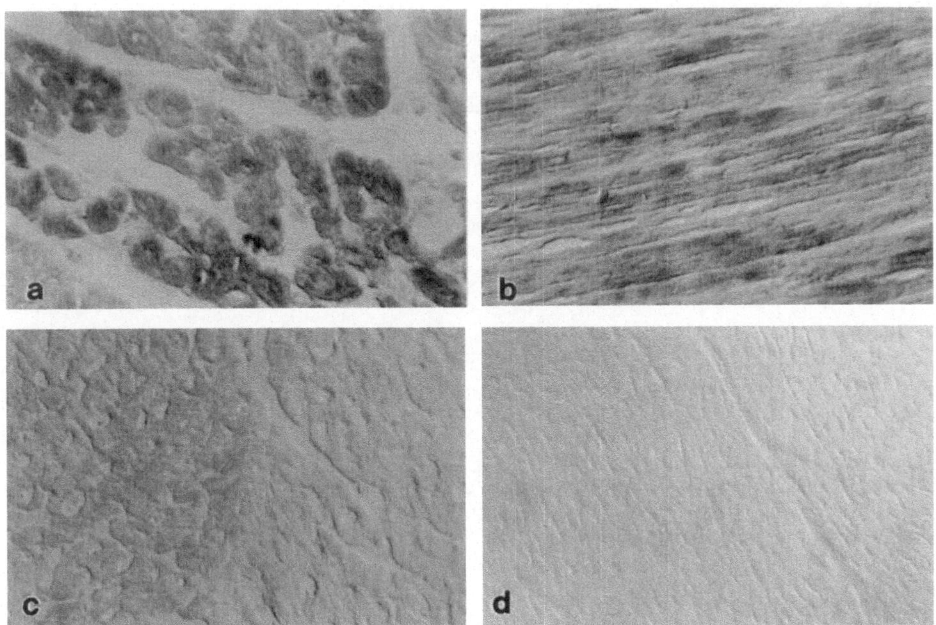

Abb. 4.8a–d. Oxidative MAG-Enzymreaktion der Herzmuskulatur (linker Ventrikel). **a** nMHS-Schweine (Gruppe I). Eindeutig erkennbare Aktivität der Myokardiozyten in der MAG-Präparation. x 270. **b** MHS-Schweine (Gruppe II). In etwa gleich starke Aktivität wie in Gruppe I. x 270. **c** MHS-Schweine in der frühen MH-Krise (Gruppe III). Fast vollständige Negativität der Myokardiozyten in der MAG-Reaktion. x 270. **d** MHS-Schweine in der späten MH-Krise (Gruppe IV). Keine Enzymaktivität. x 265

In der Amylophosphorylaseenzympräparation war die Enzymaktivität der Myokardiozyten geringfügiger als die der Skelettmuskelfasern (Tabelle 4.2). Diese Verminderung der Sensitivität der von uns angewendeten Enzymreaktion wird wahrscheinlich durch die von der Skelettmuskulatur abweichende Zusammensetzung der Amylophosphorylase-Isoenzyme der Herzmuskelzellen verursacht. Ähnliche Ergebnisse können bei der Myoadenylatdeaminase-Reaktion beobachtet werden.

Die Myokardiozyten zeigten eine geringgradige (semiquantitativ ausgewertet 1+) Fluoreszenz in der Morinfärbung entsprechend dem niedrigen Gehalt an Kalzium (Tabelle 4.2).

Tabelle 4.2. Semiquantitative Analyse der Amylophosphorylase- und MAG-Enzymaktivität sowie der sarkoplasmatischen Kalziumkonzentration in der Herzmuskulatur der verschiedenen Experimentgruppen. *O* keine, *1* + geringgradige, *2* + mittelgradige, *3* + hochgradige Intensität

Gruppe	Amylophosphorylase Reaktionsintensität	MAG Reaktionsintensität	Kalziumkonzentration Fluoreszenzintensität
Gruppe I	1 +	1 +	1 +
Gruppe II	1 +	1 +	1 +
Gruppe III	0	0	2 +
Gruppe IV	0	0	2 +
Gruppe V	1 +	1 +	1 +

Gruppe I nMHS-Schweine, *Gruppe II* MHS-Schweine, *Gruppe III* MHS-Schweine in der frühen MH-Krise, *Gruppe IV* MHS-Schweine in der späten MH-Krise, *Gruppe V* nMHS-Schweine unter Halothanexposition, *MAG* Menadiongebundene α-Glycerophosphatdehydrogenase.

Ultrastrukturelle Morphologie bei nMHS-Schweinen (Gruppe I)

Der kontraktile Apparat - die Myofibrillen - wies das charakteristische Querstreifenmuster der Sarkomere auf. Die einzelnen Myofibrillen, die in dem Zellzytoplasma unregelmäßig eingebettet waren, waren mit den Glanzstreifen durch deren Tubulussystem miteinander verbunden, dessen tubuläre Komponenten mit der Zellmembran und dadurch mit dem extrazellulären Raum in Verbindung standen. Die Myokardiozyten waren an Mitochondrien ausgesprochen reich. Diese waren zwischen den Myofibrillen eingebettet und zeigten eine unauffällige Form. Das Sarkolemm, das der Skelettmuskelfaser entsprechend aus Basalmembran und Zellmembran bestand, überkleidete alle Myokardiozyten. Das sarkotubuläre System zeigte eine regelrechte Struktur mit Differenzierung in sarkoplasmatisches Retikulum, terminale Zisternen und T-Tubulussystem. Die Zellkerne lagen immer zentral im Zytoplasma eingebettet, und waren meistens mit gut entwickelten Golgi-Komplexen, endoplasmatischem Retikulum und vesikulären Strukturen umgeben. Lipofuszingranula traten nur selten auf.

Lichtmikroskopische und enzymhistochemische Morphologie bei MHS-Schweinen (Gruppe II)

Es ergaben sich weder Hinweise auf einen entzündlichen oder degenerativen Prozeß, noch waren histologisch oder enzymchemisch Merkmale einer chronischen Myopathie zu beobachten. Zeichen der Hyperkontraktion bzw. Zeichen einer Destruktion waren ebenfalls nicht zu erkennen. Die oxidativen Enzymreaktionen (NADAH-TR, MAG) entsprachen in ihrer Verteilung und Intensität den nMHS-Muskelproben (Abb. 4.8 b, Tabelle 4.2). Die Amylophosphorylasereaktion zeigte eine geringgradige Aktivität (semiquantitativ 1+) der Muskelfasern (Tabelle 4.2), die den Proben der nMHS-Gruppe ebenfalls entsprach. Auch die Morinfärbung wies in Einklang mit den n-MHS-Präparaten am Myokard einen geringgradigen (1+) Kalziumgehalt nach (Tabelle 4.2).

Ultrastrukturelle Morphologie der Herzmuskulatur von MHS-Schweinen (Gruppe II)

Die dicht nebeneinander liegenden quergetroffenen Myokardiozyten enthielten zentralliegende Kerne von regelrechter Ultrastruktur. Die einzelnen Myokardiozyten waren mit unregelmäßig angeordneten Myofibrillen und zwischengelagerten Mitochondrien, umgeben von Glykogengranula und Fetttröpfchen, ausgefüllt. In den paranukleären Regionen befanden sich Golgi-Komplexe mit lamellären und vesikulären Komponenten sowie Ergastoplasma. Die Sarkomere wiesen das regelrechte Querstreifenmuster mit der typischen Gliederung der Z-Scheiben, I-, A-Bande, M-Linie und der H-Zonen auf. Die terminalen Zisternen des sarkoplasmatischen Retikulums zeigten ausgeprägte Dilatationen. Die Sarkolemmstrukturen - Basalmembran und Zellmembran - waren nicht destruiert, der Doppelmembrancharakter der Zellmembran war eindeutig zu erkennen. Hinweise für Fragmentierung der Oberflächemembran waren nicht vorhanden. Die Mitochondrien zeigten eine gewisse Polymorphie mit fokaler Ausdehnung der äußeren Membran. Intramitochondriale und intrasarkoplasmatische Kalziumakkumulationen waren nicht zu beobachten.

Lichtmikroskopische und enzymhistochemische Morphologie bei
MHS-Schweinen in der frühen MH-Krise (Gruppe III)

In einzelnen Arealen des Myokardiums konnte man degenerierende Muskelzellen erkennen. Eine ödematöse Auflockerung des Interstitiums war nicht vorhanden. Das Enzymsubstrat der NADH-TR-Reaktion war fleckförmig und unregelmäßig verteilt. In der weiteren oxidativen Enzympräparation - MAG-Reaktion - war keine Enzymaktivität zu beobachten (Abb. 4.8 c, Tabelle 4.2).

Ebenfalls ließ sich ein fast vollständiger Mangel an Enzymaktivität in der Amylophosphorylasereaktion feststellen. Man fand nur vereinzelte Fasern, die eine minimale, fleckige Anfärbung zeigten (Tabelle 4.2).

Anhand der Verstärkung der Fluoreszenz in der Morinfärbung konnte man einen mittelgradigen (2+) Anstieg des Kalziumgehalts in der Muskelfasern dokumentieren (Tabelle 4.2).

Ultrastrukturelle Morphologie der Herzmuskulatur bei
MHS-Schweinen in der frühen MH-Krise (Gruppe III)

Die Myokardiozyten zeigten eine geringgradige Schwellung, die zur Auflockerung in der Myofibrillenverteilung führte. Die Sarkomere der individuellen Myofibrillen wiesen fokale Destruktionen in Form von unregelmäßigem Verlauf der Z-Scheiben (Streamingphänomen) auf. Hyperkontraktionsbänder kamen nicht vor. Gelegentlich traten fokale Degenerationen der Filamente auf. Paranukleär fand man ausgedehnte Areale, die keine Myofibrillen enthielten, sondern nur mit Mitochondrien und feingranulärem Sarkoplasmamaterial ausgefüllt waren. Die Kontur der Glanzstreifen wirkte gelegentlich unregelmäßig, verschwommen. Die fokale Schwellung der Mitochondrien, die bei den MHS-Tieren bereits ohne Halothannarkose beobachtet wurde, schien mehr ausgeprägt zu sein. Die Cristaelamellen waren in einzelnen Mitochondrien aufgelöst, die äußere Membran aufgespalten (Abb. 4.9). Die mitochondriale Matrix war stellenweise verdichtet. Eine eindeutig identifizierbare Erhöhung des Kalziumgehalts war nicht festzustellen. Eine Zunahme der Dilatationstendenz des sarkoplasmatischen Retikulums war nicht zu erkennen. Der Glykogengehalt war reduziert. Ausgeprägte Veränderungen konnten im Bereich des Sarkolemms beobachtet werden. Der doppelschichtige

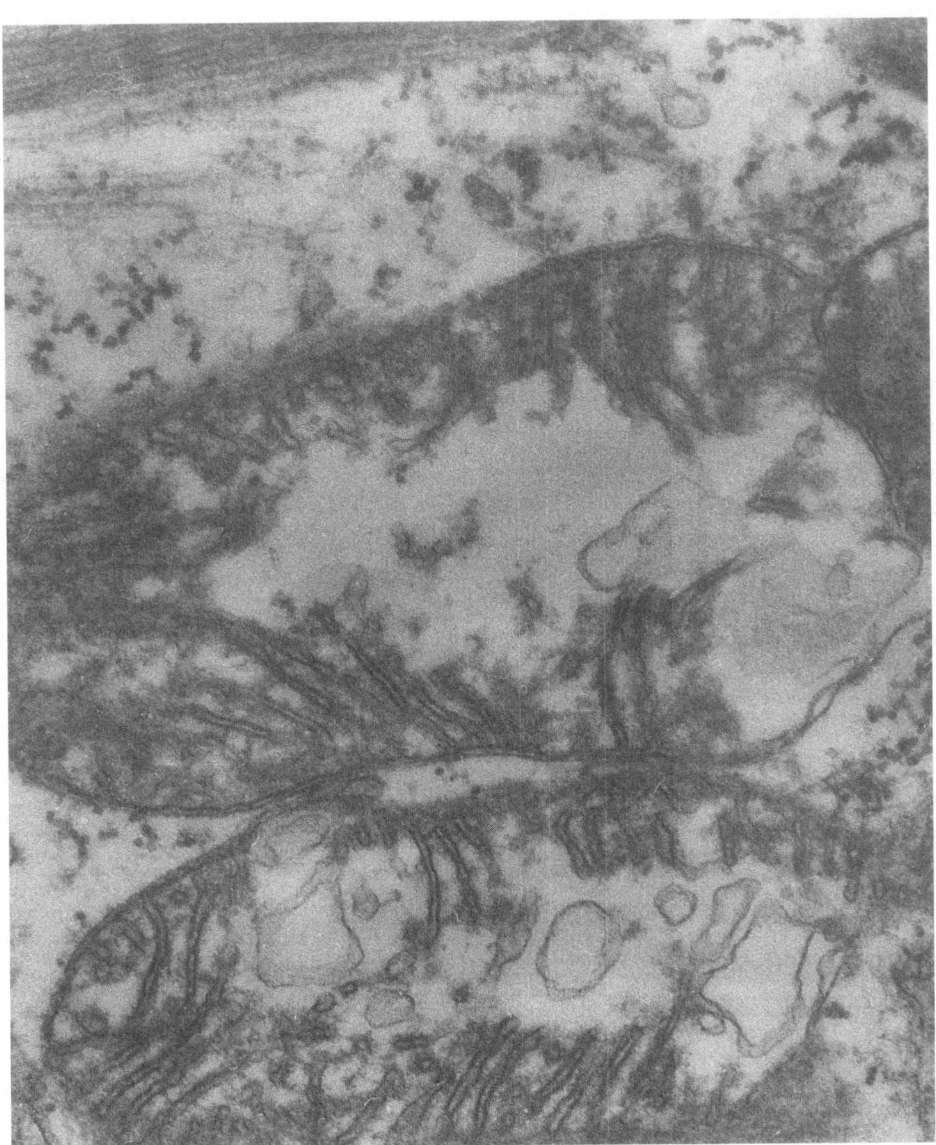

Abb. 4.9. Ultrastrukturelle Morphologie der Herzmuskulatur (linker Ventrikel) von MHS-Schweinen in der frühen MH-Krise (Gruppe III). Degeneration der Cristaelamellen in 2 Mitochondrien. x 57 090

Charakter der Zellmembran war regional verschwommen, das Basalmembranmaterial diffus und unregelmäßig aufgeschichtet.

Lichtmikroskopische und enzymhistochemische Morphologie bei MHS-Schweinen in der späten MH-Krise (Gruppe IV)

Die in Faserbündeln angeordneten Myokardiozyten waren durch die ödematöse Auflockerung des Interstitiums voneinander isoliert. In der Unspezifischen -Esterase-Präparation konnte man immer wieder degenerierende Muskelzellen durch die starke Enzymreaktion identifizieren. Die oxidative MAG-Enzymreaktion zeigte nur noch in wenigen Muskelfasern eine unregelmäßig verteilte, fleckige Sarkoplasmarestaktivität (Abb. 4.8 d, Tabelle 4.2).

Mit der Amylophosphorylaseenzymreaktion war keine Aktivität der Myokardiozyten nachzuweisen (Tabelle 4.2).

Im Vergleich mit dem Frühstadium der MH (Gruppe III) konnte ein weiterer Anstieg des intrasarkoplasmatischen Kalziumgehalts aufgrund der Fluoreszenz in der Morinfärbung nicht festgestellt werden. Die Muskelfasern zeigten die gleiche, mittelgradige Intensität (2+) der Fluoreszenz wie die Fasern der Gruppe III (Tabelle 4. 2).

Ultrastrukturelle Morphologie bei MHS-Schweinen in der späten MH-Krise (Gruppe IV)

Die feinstrukturellen Veränderungen, die bei der Hyperthermiekrise vorhanden waren, zeigten eine eindeutige Progression. Die Schwellung der einzelnen Myokardiozyten sowie des Interstitiums nahm drastisch zu. Zwischen Sarkolemm und Myofibrillen bildeten sich ausgedehnte optisch leere Areale, die nur vereinzelt Glykogengranula enthielten. Hyperkontraktionsbänder sowie destruierte Sarkomere traten immer wieder auf. Die Glanzstreifen zeigten lokale Konvulsion bzw. Multiplizierung. Neben der hochgradigen Schwellung der Mitochondrien, ließen sich Kalziumaggregate erkennen, die eine erhöhte Elektronendiche zeigten (Abb. 4.10). Aufspaltungen der äußeren Membran traten öfter auf. Glykogen war in der Menge drastisch reduziert, das sarkoplasmatische Retikulum hochgradig dilatiert. Die regelrechte doppelschichtige Struktu-

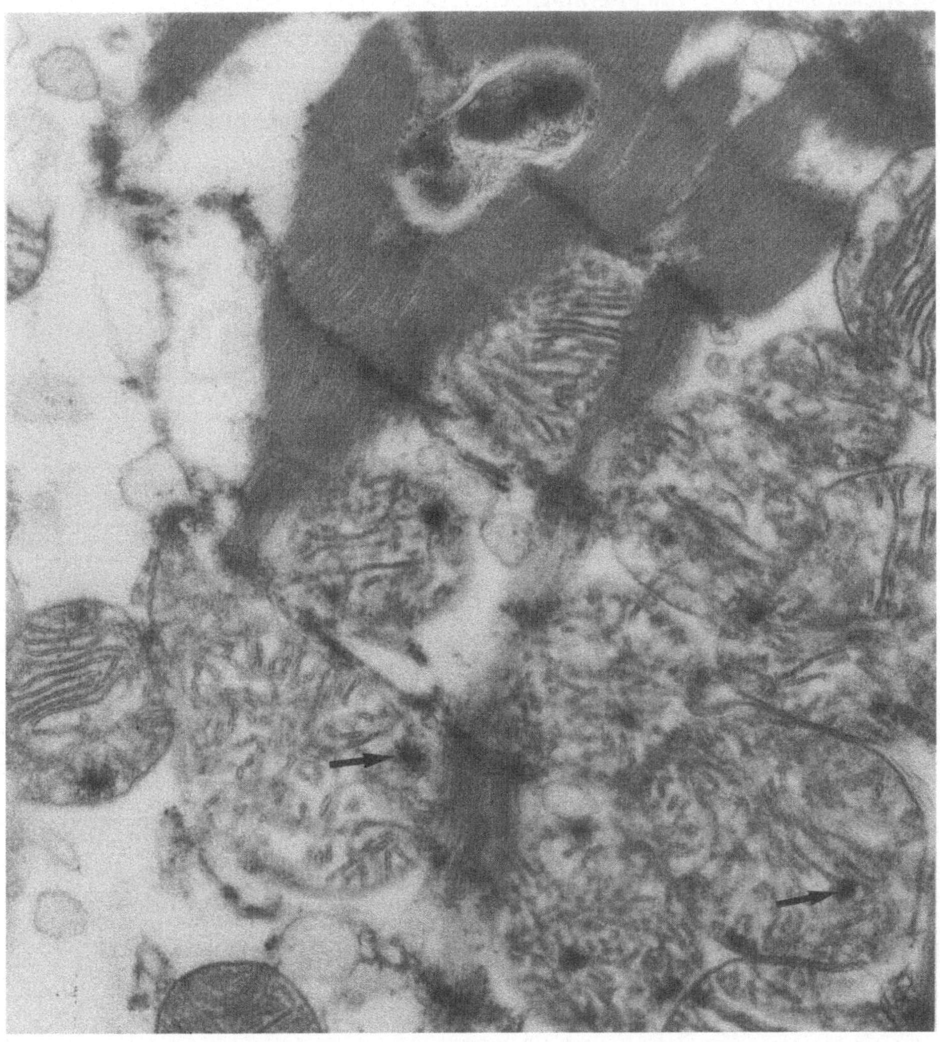

Abb. 4.10. Ultrastrukturelle Morphologie der Herzmuskulatur (linker Ventrikel) von MHS-Schweinen in der späten MH-Krise (Gruppe IV). Akkumulierte Mitochondrien mit prominenten Kalziumkonglomeraten *(Pfeile)*. x 28 149

rierung der Zellmembran war nur in einigen wenigen Bereichen vorhanden. Die Basalmembran und die Zellmembran ließen sich voneinander nicht mehr unterscheiden. Das in den elektronenmikroskopischen Schnitten als fortlaufende, mittelgradig elektronendichte Linie dargestellte Sarkolemm war in zahlreichen Arealen diskontinuierlich.

Lichtmikroskopische und enzymhistochemische Morphologie bei nMHS-Schweinen unter Halothanexposition (Gruppe V)

Das Myokardium zeigte ein regelrechtes histologisches und histochemisches Bild. Hinweise für Muskelzelldegeneration und Zellinfiltrationen waren nicht vorhanden. Das Interstitium war nicht erweitert, eine ödematöse Auflockerung trat nicht auf. In der MAG-Präparation ließ sich eine geringgradige, mit der normalen Herzmuskulatur (Gruppe I) vergleichbare Enzymaktivität beobachten (Tabelle 4.2).

Mit der Amylophosphorylaseenzymreaktion konnte man eine geringgradige aber normale Enzymaktivität feststellen (Tabelle 4.2).

In der Morinfärbung fand man die gleiche, geringe Intensität (1+) der Fluoreszenz wie bei der Herzmuskulatur der Kontrolltiere (Gruppe I), die auf den gleichbleibenden intrasarkoplasmatischen Kalziumgehalt hinweist (Tabelle 4.2).

Ultrastrukturelle Morphologie bei nMHS-Schweinen unter Halothanexposition (Gruppe V)

Pathologische Veränderungen, die die Mitochondrien, Myofibrillen, Myofilamente und das sarkotubuläre System betrafen, konnten nicht festgestellt werden. Die Zeichen des intrasarkoplasmatischen und intramitochondrialen Kalziumanstieges fehlten ebenfalls. Die Sarkolemmkomponenten - Basalmembran, Zellmembran - erschienen unauffällig.

5 Diskussion

5.1 In-vivo-Untersuchungen

In den vorliegenden Untersuchungen wurde das Inhalationsnarkotikum Halothan verwendet, da es wohl auch heute noch - allein oder in Kombination mit Succinylcholin - die häufigste Ursache (70-80 %) für die Auslösung von MH-Krisen ist [50, 275]. Dies dürfte neben der sicherlich hohen Triggerpotenz in erster Linie auf die nach wie vor weite Verbreitung von Halothan zurückzuführen sein. So stellt Halothan seit einem Vierteljahrhundert mit inzwischen mehreren hundert Millionen Narkosen das weltweit meistverwendete Anästhetikum dar. Über die Wirkungen von Halothan auf den tierischen und menschlichen Organismus liegt eine kaum noch zu überblickende Vielzahl von Untersuchungsergebnissen vor. Differierende Versuchsanordnungen und Versuchstierspezies, v. a. aber die mangelnde Standardisierbarkeit hochentwickelter biologischer Systeme, wie sie insbesondere menschliche Organismen darstellen, führten dabei zwangsläufig zu mehrdeutigen, teils widersprüchlichen Resultaten. Darin liegt begründet, daß in der vorliegenden Arbeit vergleichende Untersuchungen über die Wirkungen von Halothan an MH-unempfindlichen Schweinen durchgeführt wurden. Die für beide Tiergruppen identischen Versuchsbedingungen erlaubten eine bestmögliche Unterscheidung der MH- und halothanspezifischen Veränderungen. Zum besseren Überblick und auch zum besseren Verständnis der diesen Veränderungen zugrundeliegenden Mechanismen werden die an nMHS- und MHS-Schweinen gewonnenen Ergebnisse getrennt diskutiert.

5.1.1 Wirkungen von Halothan an nMHS-Schweinen

Allgemeine Hämodynamik und Ventrikelfunktion

Die an MH-unempfindlichen Schweinen erhobenen Befunde zeigen, daß Halothan - einhergehend mit einer Abnahme des Gesamt-O_2-Verbrauchs - zu einer Verminderung des Herzzeitvolumens führt, aus der zusammen mit einer Abnahme des peripheren

Gesamtwiderstandes ein Abfall des Systemdrucks resultiert. Die Reduktion des Herzzeitvolumens beruht, bei geringfügigem Anstieg der Herzfrequenz, allein auf der beobachteten Abnahme des Schlagvolumens. Die Schlagvolumenabnahme (ca. 20-25 %) unter Halothan ist weniger Folge eines verminderten venösen Rückstroms - bedingt z.B. durch eine periphere Vasodilatation -, sondern basiert wohl in erster Linie auf einer Verschlechterung der Ventrikelentleerung. Diese Annahme wird durch den beobachteten Abfall der linksventrikulären Druckanstiegsgeschwindigkeit (dp/dt_{max}) sowie durch den weitgehend unveränderten enddiastolischen Druck im linken Ventrikel gestützt. Die Vermutung, daß Preloadveränderungen nicht die entscheidende Ursache der eingeschränkten Pumpleistung sein können, wird auch durch die Befunde bestätigt, die an Tieren mit intaktem Thorax (Versuchsreihe 1) erhoben wurden. Bei diesen Experimenten änderte sich der pulmonalkapilläre Verschlußdruck als indirekter Parameter für die linksventrikuläre Füllung ebenfalls nicht. Für eine dennoch geringfügige Beteiligung einer Preloadsenkung an der Verschlechterung der Pumpfunktion des Herzens unter Halothan spricht jedoch, daß das allerdings nur rechnerisch (s. 2.1.7) und nicht direkt (z.B. echokardio- oder angiographisch) ermittelte Ventrikelvolumen in der Enddiastole um etwa 10 % abnahm. Der entscheidende Grund für die Abnahme des Herzzeitvolumens scheint aber v. a. eine negativ-inotrope Wirkung von Halothan zu sein, die in der vorliegenden Arbeit auch an isolierten Schweinetrabekeln nachgewiesen wurde. Insgesamt ist die blutdrucksenkende Wirkung von Halothan als Kombinationseffekt von Herzzeitvolumenabnahme und Widerstandserniedrigung anzusehen.

Bei der Interpretation der beobachteten Blutdruckwirkung muß neben den direkten Wirkungen von Halothan auf das Herz und den Tonus der Widerstandsgefäße - nach Untersuchungen von *Arndt et al.* [12] an Katzen - auch eine Sensibilisierung der Barorezeptoren durch Halothan und somit eine Verstellung des Blutdruckregelkreises mit in Betracht gezogen werden. Die bei den thorakotomierten Schweinen beobachtete geringgradige Herzfrequenzsteigerung ist vermutlich reflektorisch bedingt und wurde unter vergleichbaren Versuchsbedingungen auch von *Merin et al.* [284] an Sus-scrofa-Schweinen gefunden. Da der Kreislauf primär durch Stoffwechsel und das autonome Nervensystem geprägt wird, ist verständlich, daß die hämodynamischen Veränderungen unter Halothan mit einer Abnahme des Gesamt-O_2-Verbrauchs einhergehen. Die hier an nMHS-Schweinen erhobenen Befunde stimmen mit den Ergebnissen zahlreicher tierexperimenteller und klinischer Untersuchungen [106, 123, 224, 269, 284, 321, 331, 403, 404, 418, 419, 420] im wesentlichen überein und sollen daher nicht weiter diskutiert werden.

Succinylcholin, das zur Beschleunigung der MH-Auslösung zusätzlich eingesetzt wurde und somit auch bei nMHS-Schweinen zu untersuchen war, beeinflußt dagegen die allgemeine Hämodynamik und Ventrikelfunktion unter Halothan offenbar nicht konsistent. Transiente Bradykardien bis hin zur kurzfristigen Asystolie, die insgesamt bei 3 nMHS-Schweinen beobachtet wurden, werden in Übereinstimmung mit den beschriebenen tierexperimentellen Beobachtungen auch aus der Klinik berichtet [23, 83, 119, 191, 255, 264, 282, 303, 316, 369]. Sie treten insbesondere bei Kindern, nach Repetitionsdosen und unter Halothananästhesie auf. Ihre Ursachen sind weitgehend ungeklärt. Die Depolarisation vegetativer Ganglien, die direkte vagale Stimulation des Herzens sowie eine pathologische Kaliumfreisetzung werden in diesem Zusammenhang diskutiert. Die in der Literatur am häufigsten erwähnten Rhythmusstörungen sind Bradykardien. Tachykardien sollen dagegen seltener ausgelöst werden. Gesetzmäßige Einflüsse von Succinylcholin auf das Herz-Kreislauf-System konnten bislang nicht nachgewiesen werden. Zahlreiche Autoren haben aber auch auf schwere Herzrhythmusstörungen und Kreislaufzusammenbrüche mit Herzstillständen bzw. Kammerflimmern nach Verabreichung von Succinylcholin aufmerksam gemacht und diese auf Narkosezwischenfälle zurückgeführt [13, 130, 131, 259, 286, 421]. Entsprechende Veränderungen waren hier bei den nMHS-Schweinen nicht zu beobachten.

Koronardurchblutung und Myokardstoffwechsel

Die Einflüsse von Halothan auf Koronarkreislauf und Myokardstoffwechsel bei MH-unempfindlichen Individuen sind ebenfalls in einer Vielzahl von tierexperimentellen und klinischen Untersuchungen belegt [15, 284, 396, 404, 405, 419, 420, 430]. Die in dieser Arbeit an nMHS-Schweinen erhobenen Befunde zeigen in Übereinstimmung damit, daß Halothan am gesunden Herzen den myokardialen O_2-Verbrauch und die Koronardurchblutung vermindert. Bei den untersuchten nMHS-Tieren nahm der myokardiale O_2-Verbrauch parallel zur Verminderung der Herzleistung ab. Da der O_2-Verbrauch des Myokards und somit auch die Durchblutung physiologischerweise ganz überwiegend von der hämodynamischen Belastung des Herzens abhängig ist und metabolische, humorale und nervale Faktoren nur eine untergeordnete Rolle spielen [45, 400], beruht die Verminderung des myokardialen O_2-Verbrauchs insbesondere auf der beobachteten Abnahme von Nachlast und Inotropie, die beide wesentliche Determinanten des myokardialen O_2-Verbrauchs sind [45, 400]. Direkte Effekte von Halothan auf den Myokardstoffwechsel scheinen beim herzgesunden Tier oder Menschen keine wesentliche Rolle zu spielen [298, 402, 404]. Die Abnahme des O_2-Verbrauchs (30 %) ging bei den nMHS-Schweinen allerdings mit einer geringeren Verminderung der Koronardurchblutung (11 %) einher, da bei sinkendem koronaren Perfusionsdruck (30 %) gleichzeitig auch der koronare Widerstand abnahm (20 %). Die vorliegenden Befunde sprechen also für eine koronardilatierende Wirkung von Halothan, die auch in einer Abnahme der O_2-Extraktion zum Ausdruck kam. Wenn auch die Verbesserung der O_2-Bilanz sich wegen der großen Streubreite statistisch nicht sichern ließ, so weist doch die erniedrigte O_2-Extraktion auf eine über den nutritiven Bedarf hinausgehende "Luxusperfusion" und damit auf eine gewisse Beeinflussung der normalen Autoregulation durch Halothan hin. Ähnliche Befunde wurden auch von *Sonntag et al.* [404] in klinischen Untersuchungen mit verschiedenen Halothankonzentrationen erhoben. Im Vergleich zu anderen Inhalationsnarkotika wie Enfluran und insbesondere Isofluran ist die vasodilatatorische Potenz von Halothan allerdings nur gering und zudem - wie bei allen Inhalationsnarkotika - konzentrationsabhängig [202, 419].

Die myokardiale Substrataufnahme von Laktat, Glukose und freien Fettsäuren änderte sich bei den Schweinen während der Halothannarkose nicht wesentlich. Hierbei müssen die erhobenen Daten vorsichtig interpretiert werden, weil die methodische Streuung bei der Bestimmung dieser Substrate groß ist und durch die Multiplikation mit der Durchblutung noch zusätzlich vergrößert wird. Die Untersuchungen zeigten allerdings bei keinem der nMHS-Schweine eine Umkehr der Laktatbilanz, die als Ausdruck einer regionalen oder allgemeinen Hypoxie gewertet wird [9, 10, 298, 310]. Zusammenfassend ergibt sich aus den vorliegenden Befunden, daß während Halothannarkose bei nMHS-Schweinen Koronardurchblutung und O_2-Versorgung mehr als ausreichend sind.

Durchblutung und Stoffwechsel der Skelettmuskulatur

Es wurde früher vielfach die Ansicht vertreten, daß Halothan über eine allgemeine Gefäßdilatation den Gesamtströmungswiderstand senkt [218, 317, 339, 454]. Der Erweiterung bestimmter Gefäßabschnitte (Haut, Leber, Niere, Herz) steht nach neueren Erkenntnissen [84, 106, 283, 331, 430] ein mehr oder weniger davon abweichendes Verhalten des Gefäßtonus im Bereich anderer Teilkreisläufe (Mesenterialgebiet, Skelettmuskulatur) gegenüber. Die vorliegenden Untersuchungen bestätigen diese Beobachtungen. So ergibt sich für den Bereich der Skelettmuskulatur kein Anhalt für eine gefäßdilatierende Wirkung von Halothan, da sich der periphere Gefäßwiderstand im Unterschied zum Gesamtströmungswiderstand (Abnahme von 20 % in beiden Versuchsreihen) nicht änderte.

Nach den vorliegenden Daten trägt die Abnahme des O_2-Verbrauchs der Skelettmuskulatur (37 %) wesentlich zur Abnahme des Gesamtkörper-O_2-Verbrauchs (in beiden Versuchsreihen ca. 25 %) unter Halothan bei. Die Verminderung des O_2-Verbrauchs im Skelettmuskel ging mit einer entsprechenden Abnahme der Skelettmuskeldurchblutung einher, die bei unverändertem peripherem Widerstand parallel zum Abfall des peripheren Perfusionsdrucks verlief.

Die Skelettmuskulatur des Menschen und auch des Schweines ist im Unterschied zum Myokard schon unter physiologischen Bedingungen ein Laktatproduzent [268, 343]. Dies erklärt die negative Laktatbilanz, die bei den narkotisierten Schweinen unter Ausgangsbedingungen zu beobachten war. Zirkulierendes Laktat, das bei allen Schweinen nachzuweisen war, stammt darüber hinaus von Erythrozyten, Leukozyten und Thrombozyten, sowie von Gehirn und Haut [286, 343]. Die Laktatutilisation wird von der Leber, der Nierenrinde und dem Herzen übernommen, so daß normalerweise die Netto-Laktatakkumulation im Blut gleich Null ist. Halothan beeinflußte die Laktatspiegel bei den nMHS-Schweinen nicht wesentlich. Eine signifikante Änderung der Laktatfreisetzung aus der Skelettmuskulatur konnte ebensowenig nachgewiesen werden wie eine Beeinflussung der Aufnahme von Glukose und freien Fettsäuren. Zusammenfassend ergibt sich, daß die metabolische bzw. nutritive Regulation der Skelettmuskulatur unter Halothan bei nMHS-Schweinen weder aufgehoben noch eingeschränkt ist.

Sympathoadrenale und sympathonervale Aktivität

Die Suppression der metabolischen und kardiovaskulären Funktionen des tierischen und menschlichen Organismus während der Halothannarkose wird z. T. indirekt durch Beeinflussung des autonomen Nervensystems ausgelöst [5, 135]. Es wird allgemein akzeptiert, daß Halothan das sympathoadrenale System hemmt, wobei dieses Narkotikum am Zentralnervensystem [289, 328], an den Ganglien [4, 329] und am Nebennierenmark [145, 148, 149] Angriffspunkte besitzt. Zusätzlich unterliegt das sympathoadrenale System während der Halothannarkose auch Einflüssen (z.B. Sensibilisierung der Barorezeptoren), die nicht auf einer direkten Wirkung von Halothan auf das sympathoadrenerge System beruhen [31, 146, 178]. Die halothaninduzierte Herabsetzung des sog. "Sympathikotonus" kann im intakten Organismus allerdings gegenregulatorische cholinerge Mechanismen aktivieren, die zu einem Übergewicht des parasympathischen Nervensystems führen können [146]. Die unter Halothannarkose zu beobachtenden Veränderungen der Plasmakatecholaminspiegel reflektieren daher weitestgehend die Gesamtaktivität des sympathoadrenalen Systems, die alle synergistischen und antagonistischen Einflüsse miteinbezieht. Dies macht verständlich, warum - trotz erheblicher Verbesserungen hinsichtlich Sensitivität und Spezifität der Nachweismethoden für Katecholamine (radioenzymatische Methode und insbesondere die hier angewandte HPLC-Technik) - nach wie vor sehr widersprüchliche Befunde über das Verhalten der Plasmakatecholamine unter Halothananästhesie vorliegen. So wurden spezies-unabhängig erniedrigte [353], zumeist aber unveränderte [414] oder sogar leicht erhöhte [16, 85] Plasmakatecholaminspiegel unter Halothannarkose beobachtet. Bei den hier untersuchten nMHS-Schweinen führte Halothan in beiden Versuchsreihen zu einer geringfügigen Abnahme der arteriellen Adrenalinspiegel, während die Noradrenalinspiegel nicht beeinflußt wurden. Die Zugabe von Succinylcholin hatte keinen nachweisbaren Einfluß auf die arteriellen Katecholaminspiegel. Diese Befunde weisen darauf hin, daß der sog. "Sympathikotonus" bei MH-unempfindlichen Schweinen unter Halothan eher erniedrigt als erhöht ist.

Bislang unbefriedigend geklärt ist, wie Halothan auf das sympathonervale System wirkt. Nach Untersuchungen von *Göthert* u. *Guth* [150] an isolierten Kaninchenherzen steigert Halothan die Noradrenalinspontanabgabe nicht und bewirkt auch keine Veränderung der Noradrenalinfreisetzung bei elektrischer Reizung der postganglionären sympathischen Nervenfasern. Diese Ergebnisse stehen in Übereinstimmung mit In-vivo-Experimenten an Hunden [138, 330]. An isolierten Gefäßen (V. saphena, Vas deferens) unterschiedlicher Tierspezies (Hund, Meerschweinchen) konnte hingegen unter elektrischer Stimulation eine Hemmung der Noradrenalinfreisetzung durch Halothan nachgewiesen werden [294, 354]. Als mögliche Erklärung für diese widersprüchlichen Halothanwirkungen werden gewebebedingte Unterschiede diskutiert [146].

Die hier an nMHS-Schweinen unter In-vivo Bedingungen erhobenen Befunde ergaben weder für das Myokard noch für die Skelettmuskulatur Hinweise auf eine wesentliche Beeinflussung der Spontanfreisetzung von Noradrenalin aus den postganglionären sympathischen Nerven durch Halothan. Man mag einwenden, daß eine Hemmung der postganglionären Noradrenalinfreisetzung durch eine Beeinträchtigung der Inaktivierung kompensiert und auf diese Weise maskiert werden könnte. Gegen diese Möglichkeit spricht, daß sowohl In vitro- als auch In-vivo-Untersuchungen an Herzen von unterschiedlichen Tierspezies [62, 146, 296, 302] gezeigt haben, daß Halothan die Noradrenalinaufnahme in die sympathischen Nervenendigungen nicht hemmt und daher die Noradrenalininaktivierung nicht beeinträchtigt. Da zudem Halothan die Interaktion zwischen Noradrenalin und Adrenozeptor nicht beeinflußt [5, 135] und auch keine Daten vorliegen, die auf eine Beeinträchtigung der extraneuronalen Noradrenalinaufnahme durch Halothan hinweisen, dürften die hier bei den Schweinen ermittelten arterioregionalvenösen Konzentrationsdifferenzen von Noradrenalin die sympathonervale Aktivität des Herzens und Skelettmuskels unter Halothan gut widerspiegeln. Die direkte Wirkung von Halothan auf die peripheren sympathischen Nervenendigungen läßt sich allerdings nur an isolierten Präparaten erfassen, da unter In-vivo-Bedingungen zentralnervöse bzw. ganglionäre Einflüsse interferieren. Mit der Durchführung solcher Experimente wurde kürzlich mittels elektrischer Hochfrequenzstimulation begonnen. Die ersten Versuche an isolierten Meerschweinchenpapillarmuskeln [346] ergaben - in Übereinstimmung mit den oben erwähnten in vitro-Untersuchungen am Kaninchenherzen [150] - keinen Hinweis auf eine Beeinflussung der postganglionären Noradrenalinfreisetzung durch Halothan. In Summation aller Aspekte kommt zum Ausdruck, daß Halothan bei nMHS-Schweinen die sympathonervale Aktivität des Herzens und der Skelettmuskulatur nicht beeinflußt.

Unmittelbar nach Zugabe von Succinylcholin konnte am Herzen der nMHS-Schweine allerdings die Tendenz einer kurzfristigen Noradrenalinabgabe beobachtet werden. Obwohl dieser Befund statistisch nicht gesichert werden konnte, wird dieser Hinweis auf eine mögliche Beeinflussung der Noradrenalinfreisetzung durch Succinylcholin durch die In-vitro-Befunde dieser Arbeit unterstützt (s. 5.2.2). In Einklang mit diesen Beobachtungen wurde kürzlich die Hypothese aufgestellt [303], daß dieser Effekt über eine Stimulation präsynaptischer nikotinerger Rezeptoren an den postganglionären sympathischen Nervenendigungen vermittelt wird.

5.1.2 Wirkungen von Halothan an MHS-Schweinen (Hyperthermiekrise)

Allgemeine Hämodynamik und Ventrikelfunktion

Bei MHS-Schweinen bewirkten Halothan und Succinylcholin mit Auslösung der malignen Hyperthermiekrise dagegen dynamische Veränderungen im Systemkreislauf, die sich deutlich von den aufgezeigten halothanspezifischen Wirkungen unterscheiden und insgesamt einen biphasischen Verlauf erkennen lassen. Die frühe Hyperthermiekrise war - einhergehend mit einem 3,5fachen Anstieg des Gesamt-O_2-Verbrauchs - durch eine hyperdyname Herz-Kreislauf-Funktion mit extrem erhöhter Herzfrequenz, gesteigertem Herzzeitvolumen und Zunahme der Myokardinotropie gekennzeichnet. Diese Veränderungen gingen bei deutlicher Abnahme des peripheren Gesamtgefäßwiderstandes mit einem Abfall des Systemdrucks sowie bei Zunahme des Gesamtwiderstandes im Lungenkreislauf mit einer pulmonalen Hypertension einher. Die späte bzw. präfinale Phase der Krise ist dagegen durch eine hypozirkulatorische Kreislaufsituation geprägt.

Die vorliegenden Untersuchungen bestätigen zahlreiche experimentelle und klinische Berichte [52, 154, 198, 219, 238, 374, 442, 444], nach denen die Tachykardie zu den ersten Symptomen der sich entwickelnden MH-Krise gehört. In der frühen Phase der MH ist der Herzfrequenzanstieg in der Regel am deutlichsten ausgeprägt mit Frequenzen bis weit über 200 min^{-1}. Bei allen Tieren konnte eine erhöhte Neigung zu spontan auftretenden Arrhythmien registriert werden, die in Form von frequenten multifokalen ventrikulären Extrasystolen, Trigeminus, Bigeminus oder ventrikulären Tachykardien intermittierend in jeder Phase der MH-Krise auftraten. Auffallend war das gehäufte Auftreten von ventrikulären Tachykardien und Extrasystolen unmittelbar nach Applikation von Succinylcholin. Erwähnenswert ist in diesem Zusammenhang, daß einige der MHS-Schweine nach Verabreichung von Halothan und Succinylcholin vorzeitig im Kammerflimmern verstarben, ohne daß bereits Zeichen eines Hyperthermiegeschehens nachweisbar waren. Über ähnliche Beobachtungen berichten *Williams et al.* [442], nach denen MHS-Schweine unmittelbar nach Gabe von Succinylcholin verstarben. Diese wie auch klinische Fälle [198, 456] zeigen, daß bei MH-Disposition plötzliche Herzstillstände im Rahmen einer Narkose mit Succinylcholin und/oder Halothan auftreten können, ohne daß Verdachtsmomente für eine MH bestehen müssen. Über die zugrundeliegenden Ursachen und die klinisch-forensische Bedeutung dieser tierexperimentellen Beobachtung wird im folgenden noch diskutiert.

Das Herzzeitvolumen wird in der MH-Krise fast ausschließlich über die starke Frequenzzunahme erhöht, da das Schlagvolumen gleichzeitig abnimmt. Wie läßt sich diese Schlagvolumenabnahme erklären? Die Größe des Schlagvolumens wird von verschiedenen hämodynamischen Faktoren beeinflußt, wovon die enddiastolische Vordehnung der Myokardfasern, die Myokardkontraktilität, der Kreislaufwiderstand und nicht zuletzt auch die diastolische Füllungszeit von besonderer Bedeutung sind [401]. Da in den vorliegenden Untersuchungen die Nachlastabnahm und die Myokardinotropie eher zunahm, dürften diese Faktoren für die Schlagvolumenreduktion keine Rolle gespielt haben. Diese Annahme wird durch den beobachteten Abfall von mittlerem Aortendruck und Zunahme von linksventrikulärem $+ dp/dt_{max}$ gestützt. Berücksichtigt man jedoch neben der Inotropie die Einflüsse von Herzfrequenz, Vor- und Nachbelastung auf diesen Kontraktilitätsparameter, so ist der Inotropieanteil an der Zunahme von $+dp/dt_{max}$ in Anbetracht der Nachlastreduktion sogar größer, angesichts der starken Herzfrequenzerhöhung (Frequenzinotropie) dagegen geringer einzuschätzen. Aufgrund der vorliegenden Daten ist anzunehmen, daß die Myokardkontraktilität in der MH-Krise nicht beeinträchtigt, sondern - zumindest in der Frühphase der MH - deutlich erhöht ist. Hierfür sprechen auch die aus $+ dp/dt_{max}$ abgeleiteten Inotropieindizes, die eine genauere Approximation der inotropen Situation erlauben (s. 2.1.8). Eine eingeschränkte Ventrikelentleerung scheint also für die Verminderung des Schlagvolumens bei MH nicht verantwortlich zu sein.

Die Ursache für die Schlagvolumenabnahme bei MH muß demzufolge in einer verminderten Ventrikelfüllung liegen. Hierfür spricht die rechnerisch ermittelte Abnahme (41 %) des Ventrikelvolumens in der Enddiastole. Bei den Untersuchungen am offenen Thorax nahm allerdings der linksventrikuläre enddiastolische Druck nur geringfügig ab. Unter den Bedingungen des geschlossenen Thorax änderte sich der pulmonalkapilläre Verschlußdruck als weiterer Indikator für die linksventrikuläre Füllung nur unwesentlich. Es ist denkbar, daß diese Parameter für die Vorlast infolge einer linksventrikulären Complianceänderung keine Rückschlüsse auf das diastolische Füllungsvolumen erlauben. Unterschiedliche Einflüsse wie z. B. die beobachtete pulmonale Hypertension können über eine rechtsventrikuläre Druckbelastung zu einer Complianceabnahme der linken Kammer führen und damit eine Veränderung der diastolischen Druck-Volumen-Beziehungen bewirken. Denkbar sind auch primäre myokardiale bzw. MH-spezifische Einflüsse, wie z. B. eine intrazelluläre Kalziumerhöhung, die aufgrund der vorliegenden morphologischen Untersuchungen anzunehmen ist. In dieser Arbeit wurde auf die für die Beurteilung der Volumendehnbarkeit notwendige

Bestimmung der minimaldiastolisch-enddiastolischen Ventrikeldruckdifferenz verzichtet, da die Ablesegenauigkeit des minimaldiastolischen Drucks bei Verwendung konventioneller Kathetersysteme zu ungenau ist. Als indirekter Anhaltspunkt für eine nennenswerte Complianceabnahme des linken Ventrikels bei MH könnte die im Vergleich zur maximalen Druckanstiegsgeschwindigkeit ($+ dp/dt_{max}$) geringere Zunahme der maximalen Druckabfallsgeschwindigkeit ($- dp/dt_{max}$) im linken Ventrikel gewertet werden. So nahm der Quotient aus $+ dp/dt_{max}$ zu $- dp/dt_{max}$ in der Hyperthermiekrise zu, während dieser bei den nMHS-Schweinen unter Halothan abfiel. Eine Abnahme der linksventrikulären Compliance könnte also die geringe Änderung der Füllungsdrücke im linken Ventrikel erklären und vielleicht auch über eine damit einhergehende Relaxationsstörung zur Beeinträchtigung der Ventrikelfüllung beitragen.

Die verminderte Füllung des linken Ventrikels bei MH scheint auf den ersten Blick nicht Folge eines verminderten venösen Rückstroms zu sein - bedingt z.B. durch einen Flüssigkeitsverlust - , da der im intakten Thorax gemessene rechte Vorhofdruck nicht abfiel. Auf der anderen Seite erlaubt der rechtsatriale Druck nur eine eingeschränkte Aussage über den tatsächlichen Füllungszustand im venösen Niederdrucksystem oder über den Tonus der zenteralen Venen. Die trotz umfangreicher Blutprobenentnahmen (und entsprechendem Volumenersatz mit Hydroxyäthylstärke) zu beobachtetende Zunahme der Hb-Werte spricht hingegen für einen nicht unerheblichen intravasalen Flüssigkeitsverlust (z. B. Extravasation von Flüssigkeit ins Interstitium, Perspiratio etc.) bei MH. Es ist vorstellbar, daß der bei MH erhöhte Sympathikotonus über eine venoläre Konstriktion das Absinken des zentralvenösen bzw. rechtsatrialen Drucks verhindert und somit den Flüssigkeitsverlust nicht offenbart. Zudem muß die Verwendung dieses Drucks als Parameter für das intravaskuläre Gesamtblutvolumen kritisch bewertet werden, da der intrathorakal gemessene Venendruck von der Blutvolumenverteilung innerhalb der gesamten venösen Gefäßabschnitte abhängig ist [11]. Ferner wird der rechtsatriale Druck außer vom Blutvolumen und Gefäßtonus auch vom intrathorakalen und pulmonalarteriellen Druck beeinflußt. So war in den Untersuchungen an nichtthorakotomierten Schweinen in der MH-Krise neben einem Anstieg des inspiratorischen Drucks (Überdruckbeatmung) auch ein erhöhter Lungengefäßwiderstand mit deutlicher pulmonalarterieller Druckerhöhung zu beobachten. Die sicherlich nicht unerhebliche pulmonalvaskuläre Konstriktion dürfte ebenfalls zur Verminderung der linksventrikulären Füllung beigetragen haben (Abb. 5.1).

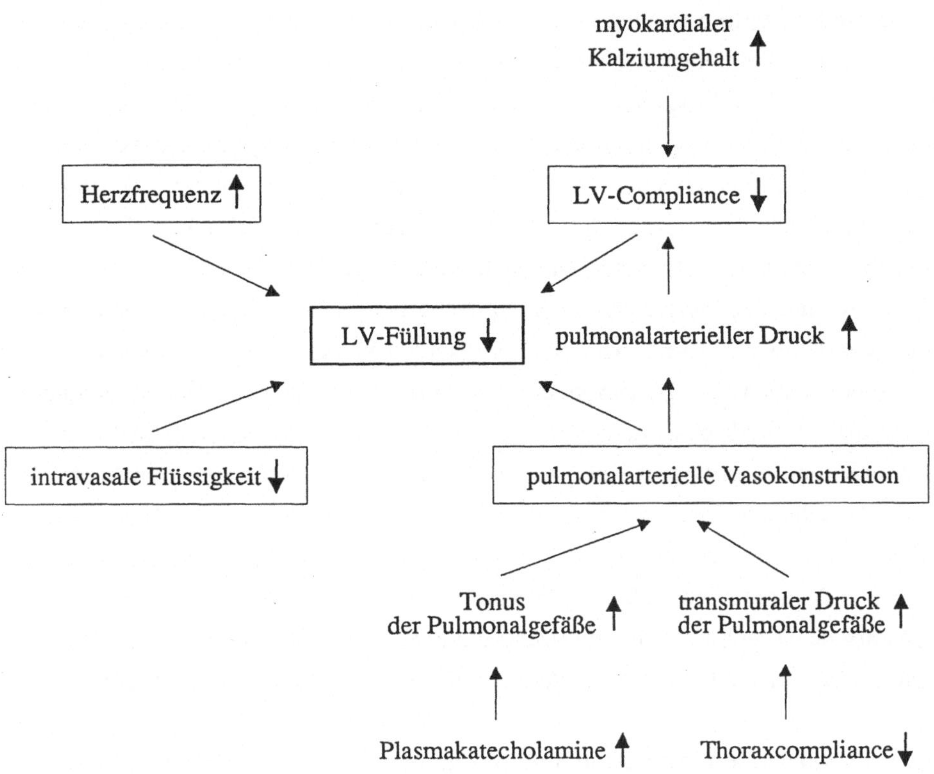

Abb. 5.1. Schematische Darstellung möglicher Ursachen der reduzierten Füllung des linken Ventrikels *(LV)* bei MH; ↑Zunahme, ↓Abnahme

Eine wichtige, wenn nicht sogar entscheidende Ursache für die verminderte Ventrikelfüllung in der frühen Phase der Krise dürfte in der extremen Herzfrequenzsteigerung zu suchen sein, die physiologischerweise insbesondere zu einer Verkürzung der Diastolendauer führt. So nahm in den vorliegenden Untersuchungen die Summe von Füllungs- und Relaxationszeit im Verhältnis zur Austreibungszeit stärker ab, was sich in einer Abnahme des aus diesen Parametern gebildeten Quotienten zeigte. Die Abnahme des Quotienten in der frühen MH scheint vornehmlich frequenzabhängig zu sein, da mit Abfall der Herzfrequenz in der späten MH der Quotient wieder zunahm. Andere Einflüsse auf die Diastolendauer sind anhand der vorliegenden Daten nicht nachzuweisen, können aber ebensowenig ausgeschlossen werden.

Der mittlere Aortendruck fällt bereits in der frühen Phase der MH-Krise ab. Ein dramatischer Abfall des arteriellen Blutdrucks - bei starker Abnahme des peripheren Gesamtwiderstandes - wird durch die reflektorische Kreislaufsteuerung (Anstieg des Herzzeitvolumens) verhindert, wobei die erhöhte β-adrenerge Ansprechbarkeit des Herzens (s. 5.2.1) diese Prozesse verstärken kann. Erst zu einem späteren Zeitpunkt, wenn das Herzzeitvolumen wieder abnimmt, trägt die verminderte Pumpfunktion zu der weiter zunehmenden Hypotension bei. Trotz Abnahme des peripheren Gesamtwiderstandes und trotz Abnahme des Schlagvolumens nimmt die Blutdruckamplitude in der MH-Krise deutlich zu. Insbesondere nach Zugabe von Succinylcholin kann ein transienter Anstieg des linksventrikulären Spitzendrucks sowie des systolischen Aortendrucks zu beobachten sein, während der diastolische Aortendruck nicht mitansteigt und sogar abfällt. Es muß in diesem Zusammenhang offen bleiben, ob der Zunahme der Blutdruckamplitude eine Abnahme der aortalen Compliance ("Windkesselfunktion") zugrundeliegt. Allerdings läßt sich dieses Phänomen auch ohne Annahme einer Complianceabnahme erklären, wenn man den Unterschied der statischen und der dynamischen Compliance in Betracht zieht [332]. So könnte über die Frequenz- und Inotropiezunahme das (reduzierte!) Schlagvolumen so schnell ausgeworfen werden, daß die dynamische Compliance, die physiologischerweise geringer ist als die statische, die systolische Druckentwicklung stärker beeinflußt als bei langsamen Auswurf.

In der Pulmonalarterie nimmt die Blutdruckamplitude bei Zunahme des diastolischen Drucks zu, da mit Auslösung der MH eine Widerstandserhöhung im Pulmonalkreislauf auftritt. Der daraus resultierende Anstieg des pulmonalarteriellen Mitteldrucks führt zu einer starken Druckbelastung des rechten Ventrikels, die - im Gegensatz zum linken Herzen - in eine vermehrte Schlagarbeit des rechten Herzens mündet. Die Ursachen, die dem unterschiedlichen Widerstandsverhalten des großen und kleinen Kreislaufs zugrundeliegen könnten, werden später in Zusammenhang mit der adrenergen Ansprechbarkeit bei MH erörtert (s. 5.2.1).

Ähnliche Befunde wurden von *Williams et al.* [442] erhoben, die mit Auslösung der MH einen deutlichen Abfall des peripheren Gefäßwiderstandes sowie eine geringfügige (nicht signifikante) Erhöhung des Lungengefäßwiderstandes beobachten konnten. In Abweichung von den hier vorgelegten Befunden konnten diese Autoren allerdings keinen Anstieg des Herzzeitvolumens nachweisen. Dies dürfte darauf zurückzuführen sein, daß die von diesen Autoren untersuchten Schweine bereits vor Halothanexposition z. T. schon sehr hohe Ausgangsfrequenzen aufwiesen. Zudem könnten auch die Latenzzeiten bis zur Triggerung der MH sehr stark variiert haben, wofür die hohe Streubreite des Herzzeitvolumens spricht. Andere Untersucher konnten dagegen in

Übereinstimmung mit dieser Arbeit ebenfalls einen transienten Anstieg des Herzzeit-volumens bei tierexperimenteller MH feststellen [161, 166, 261]. Einheitlich wurde auch ein Abfall des arteriellen Mitteldrucks beobachtet. Angaben über das spezielle Verhalten des systolischen und diastolischen Drucks bei MH fehlen allerdings.

Wenn auch ein Abfall von peripherem Gesamtwiderstand und Systemdruck für den Gesamtverlauf der MH-Krise charakteristisch zu sein scheint, so kann insbesondere bei foudroyantem Verlauf der MH bzw. abrupter Steigerung der Herzfrequenz - insbesondere aber nach zusätzlicher Gabe von Succinylcholin [261] - der systolische Blut-druckanstieg in der Initialphase der MH so ausgeprägt sein, daß trotz Abfall des diasto-lischen Drucks eine Erhöhung des arteriellen Mitteldrucks auftritt. Diese Beobachtung wird auch durch Kasuistiken bestätigt, die hypertone Blutdruckwerte bei MH beschrei-ben [198]. Aus den Befunden dieser Arbeit ergibt sich, daß neben dem systolischen (zur Abschätzung der Inotropie) auch dem mittleren und diastolischen Systemdruck (zur Abschätzung des peripheren Widerstandes) eine besondere Bedeutung bei der nichtinvasiven Beurteilung der hämodynamischen Situation bei MH zukommen dürf-te.

Das späte Stadium der MH ist im Gegensatz zur frühen Phase durch eine hypozirkula-torische Kreislaufsituation mit deutlich reduziertem Herzzeitvolumen und System-druck geprägt. Eine Herzinsuffizienz im Sinne einer Unfähigkeit zur Austreibung (ho-hes endsystolisches Volumen), einer Dilatation (hohes enddiastolisches Volumen) oder eines Verlustes der aktiven Verkürzung (erniedrigtes $+dp/dt_{max}$) ist auch in dieser Phase nicht zu erkennen. Im Vordergrund steht vielmehr die nach wie vor einge-schränkte Ventrikelfüllung, während sich die anfänglich erhöhte Inotropie wieder nor-malisiert. Da das erniedrigte Schlagvolumen in der Spätphase der MH zunächst kon-stant bleibt, resultiert die Abnahme des Herzzeitvolumens allein aus der abfallenden Herzfrequenz, die aber über den Ausgangswerten erhöht bleibt. Die elektrische Aktivi-tät des Herzens ist im EKG gekennzeichnet durch eine zunehmende Verbreiterung der QRS-Komplexe und hohe T-Wellen. Der Herztod tritt ausschließlich in Form von Hyposystolie bzw. Asystolie ein. Die Befunde dieser Studie widerlegen Vermutungen [155, 198, 238], nach denen die Todesursache in der Spätphase der MH auf Kammer-flimmern oder auf einem Herzversagen durch dilatative Linksherzinsuffizienz beruht.

Koronardurchblutung und Myokardstoffwechsel

Während systematische Untersuchungen, wie die hier beschriebenen, über die Funktion des linken Ventrikels bei MH bislang nicht vorlagen, wurde das Verhalten des myo-kardialen O_2-Verbrauchs unter der MH-Krise schon 1978 von *Gronert et al.* [164] an 5 MHS-Schweinen untersucht. Dabei konnte eine Verfünffachung des kardialen O_2-Verbrauchs, aber keine Freisetzung von Laktat und Kalium am Herzen beobachtet werden. An weiteren 5 MHS-Schweinen, die mit dem β-Blocker Propranolol vorbehandelt wurden, war eine Zunahme des kardialen O_2-Verbrauchs bei larviert verlaufender MH nicht mehr nachweisbar. Die Autoren schlossen deshalb einen auf Halothan oder Succinylcholin reagierenden genetischen Defekt am Herzen aus und führten die Stoffwechselsteigerung allein auf eine β-adrenerge Stimulation infolge sekundär erhöhter Katecholaminspiegel zurück.

In Übereinstimmung mit den Befunden dieser Autoren konnte bei den hier untersuchten MHS-Schweinen in der frühen Phase der MH eine 4fache Erhöhung des myokardialen O_2-Verbrauchs und eine 3fache Steigerung der Koronardurchblutung beobachtet werden. Die vorliegenden Befunde zeigen darüber hinaus, daß diese Veränderungen mit einer entsprechend hohen CO_2-Produktion einhergehen und diese Parameter auch in der späten MH-Krise noch deutlich über den Ausgangswerten erhöht bleiben. Die Untersuchungen weisen zudem nach, daß die Zunahme der Koronardurchblutung - bei fortschreitend abfallendem koronaren Perfusionsdruck - auf einer erheblichen Koronargefäßdilatation beruht. Dies wird aus dem Verhalten des koronaren Gefäßwiderstandes ersichtlich, der während der MH-Krise konstant um 70 % erniedrigt blieb. Trotz der offenbar maximalen Adaptation des vaskulären Koronarwiderstandes an den erhöhten Energiebedarf des Herzens entwickelte sich während der MH-Krise eine Aufhebung der - unter physiologischen Bedingungen - engen Kopplung zwischen Koronardurchblutung und myokardialem O_2-Verbrauch, was auch in einer Zunahme der O_2-Extraktionsrate (maximal 80 %) zum Ausdruck kam und zu einer Verschlechterung der O_2-Bilanz am Herzen führte.

Es sei darauf hingewiesen, daß die O_2-Ausschöpfung aus dem Koronarblut normalerweise schon unter Ruhebedingungen sehr hoch ist und somit bei erhöhtem myokardialem O_2-Bedarf nur begrenzt gesteigert werden kann. Eine unzureichende Adaptation der Durchblutung an einen gesteigerten O_2-Bedarf kann daher am Herzen eher zu einer Gewebehypoxie führen als z. B. an der Skelettmuskulatur. Die beobachtete Imbalance zwischen O_2-Verbrauch und O_2-Angebot sowie die extreme O_2-Ausschöpfung aus dem Koronarblut sind für sich allein allerdings noch kein *Beweis* für eine Myokardhypoxie bei MH, sondern zunächst nur Ausdruck einer extrem erhöhten Stoffwechselrate. Allerdings kann die maximale O_2-Ausschöpfung als *Indiz* für eine Hypoxie angesehen werden.

Im Gegensatz zu den Befunden von *Gronert et al.* [164] konnte in den vorliegenden Untersuchungen eindeutig eine Umkehr der myokardialen Laktatbilanz nachgewiesen werden, die mit einer massiven H^+-Ionenfreisetzung in das koronarvenöse Blut einherging. Da unter aeroben Bedingungen das Myokard Laktat als ein Hauptsubstrat des Stoffwechsels aus dem arteriellen Blut extrahiert, könnte eine myokardiale Laktatproduktion mit nachfolgender Abgabe von Laktat in das koronarvenöse Blut als Hinweis auf eine Myokardhypoxie gewertet werden [249, 297, 298, 405]. In diesem Fall würde sich die aus anaerober Glykolyse resultierende Laktatproduktion bei MH primär aus einer Bedarfsischämie erklären, d.h. aus einer insuffizienten Anpassung der O_2-Versorgung an den erheblich gesteigerten O_2-Bedarf. Da der arterielle O_2-Gehalt im Verlauf der MH nur relativ gering abnahm, dürfte für die unzureichende O_2-Versorgung maßgeblich die Durchblutung und für diese wiederum der koronare Perfusionsdruck verantwortlich sein. Offenbar sind bei der MH autoregulatorische Mechanismen so früh und so erheblich gestört, daß ein unter physiologischen Bedingungen erreichbarer 5- bis 6facher Anstieg der Koronardurchblutung und damit auch ein entprechender O_2-Verbrauch bei MH nicht erzielbar sind. So ist auch die in der späten MH zu beobachtende Reduktion des myokardialen O_2-Verbrauchs in erster Linie ein Resultat der myokardialen Durchblutungsminderung. Hierfür spricht auch die unverändert hohe O_2-Extraktionsrate.

Eine quantitative Hypoxieabschätzung aus der Laktatbilanz ist allerdings nicht möglich [10, 41]. So ergaben experimentelle Befunde keine konstante oder gleichgerichtete Beziehung zwischen dem Ausmaß der Myokardhypoxie bzw. der anaeroben Glykolyse und der Höhe der Laktatfreisetzung [10]. Dies könnte eine Erklärung dafür sein - abgesehen von wesentlichen methodischen Unterschieden (z. B. Rechtsherzbybass mit extrakorporalem kleinem Kreislauf, kurze Versuchsdauer und wenige Versuchstiere sowie unter der MH nur geringer Temperatur- und Herzfrequenzanstieg [im Mittel 30 min^{-1}]) -, daß *Gronert et al.* [164] im Gegensatz zu den vorliegenden Untersuchungen keine Laktatfreisetzung aus dem Herzen nachweisen konnten. Bei der Interpretation der Befunde dieser Autoren muß berücksichtigt werden, daß Messungen der Laktat-

154   Diskussion

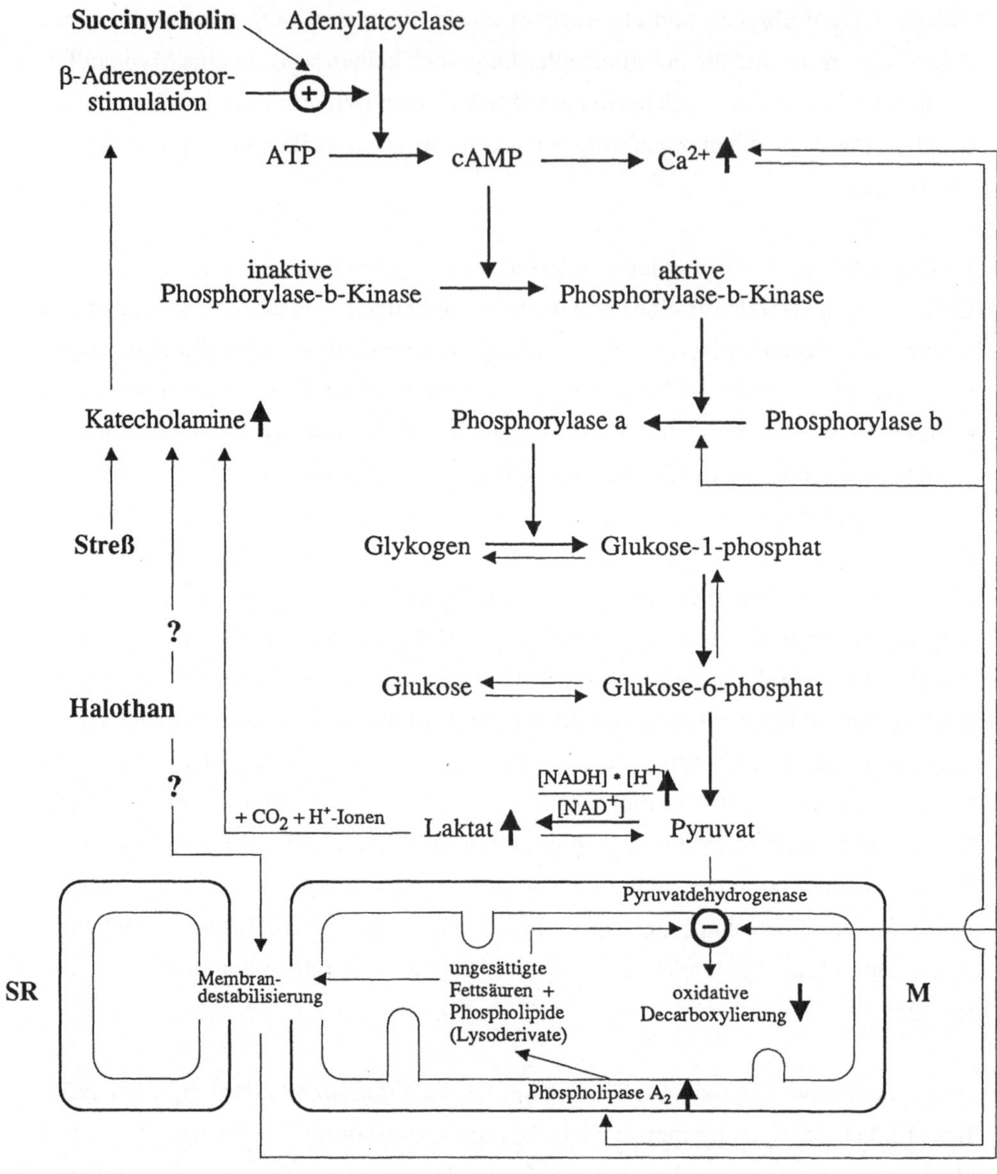

Abb. 5.2. Hypothetisches Modell (vereinfachte schematische Darstellung) einer initial primären, nichthypoxiebedingten Laktatbildung (Laktatazidose Typ B) in Herz- und Skelettmuskulatur bei streß- und/oder anästhesieinduzierter MH. *SR* sarkoplasmatisches Retikulum, *M* Mitochondrium, ↑ Zunahme, ↓ Abnahme, + Potenzierung, - Hemmung

konzentrationen des koronarvenösen Blutes mehrere Schritte von der kritischen Stelle auf mitochondrialer Ebene entfernt sind. So ist weder die Zellmembran für Laktat frei permeabel noch besteht ein Gleichgewicht zwischen mitochondrialem und zytoplasmatischem NAD^+/NADH-System. Infolge Aufstaus der hydrierten Endprodukte der Glykolyse, v. a. von Laktat, kann es in der Zelle zu einer Erhöhung des zytoplasmatischen Laktat/Pyruvat-Quotienten kommen, ohne daß dies zwangsläufig zu einer sofortigen Freisetzung von Laktat in die Koronarvene führt [41, 247, 298]. Eine ausbleibende Laktatbildung kann daher nur durch Messung der Gewebelaktatkonzentrationen belegt werden. Dies wird indirekt auch durch Untersuchungen von *Gronert et al.* [158] bestätigt, die am Skelettmuskel bei MH einen sehr großen Konzentrationsgradienten von Laktat zwischen Gewebe und periphervenösem Blut nachweisen konnten. Da von den Autoren [164] auch keine Angaben über das pH-Verhalten im Koronarvenenblut gemacht wurden, müssen diese Befunde in Hinblick auf eine primäre Myokardbeteiligung bei MH vorsichtig interpretiert werden.

Neben einer *hypoxiebedingten* (sekundären) Laktatbildung müssen auch *nichthypoxiebedingte* (primäre) Ursachen für die Laktatproduktion im Myokard in Betracht gezogen werden, wie sie von *Gronert* für den Skelettmuskel vermutet werden [155]. Diese Annahme stützt sich auf die Beobachtung, daß ein Anstieg der venösen Laktatkonzentration am Skelettmuskel früher nachzuweisen ist als die Zeichen einer Hypoxie [166]. Die vorliegenden Untersuchungen bestätigen diese Beobachtung und weisen dieses Phänomen auch für das Myokard nach.

Eine Laktatazidose tritt auf, wenn bilanzmäßig die Bildung des Laktats seine Utilisation übersteigt. Aus klinischer Sicht wird eine Typ-A- von einer Typ-B-Laktatazidose unterschieden [79, 80, 194]. Der Typ A tritt bei unzureichender O_2-Versorgung auf. Der Typ B wird als Laktatazidose ohne Merkmale des Typs A definiert. Als mögliche Ursachen der bei MH zu beobachtenden primären, nicht-hypoxiebedingten Laktatbildung (Laktatazidose vom Typ-B) sind folgende pathogenetischen Mechanismen nicht nur für das Myokard denkbar (Abb. 5.2):

a) *Pathologische Akzeleration der Glykogenolyse:* In diesem Zusammenhang ist die β-adrenerge Stimulation von Bedeutung. β-Adrenozeptoragonisten bewirken durch Aktivierung der Adenylcyclase und der daraus resultierenden Anhebung der cAMP-Konzentration [59, 368, 370] die Aktivierung der Phosphorylase-b-Kinase, die über Umwandlung der inaktiven Phosphorylase-b in die aktive Phosphorylase-a den Abbau von Glykogen unter ATP-Verbrauch initiiert [51, 74, 100, 198, 413]. Die mit der cAMP-Anhebung einhergehende Erhöhung der myoplasmatischen Kalziumkonzentration, die über die Aktivierung der Myosin-ATPase und unter Hydrolysierung von ATP Initiator der Muskelkontraktion ist, kann auch direkt die Phosphorylase b aktivieren. Beide Mechanismen haben eine gesteigerte Glykolyse mit Anfall von Pyruvat und Laktat zur Folge. Diese Vorgänge könnten infolge β-adrenerger Überstimulation (hohe Katecholaminspiegel bei erhöhter β-adrenerger Ansprechbarkeit; s. 5.2) so exzessiv beschleunigt sein, daß selbst unter noch aeroben Bedingungen und zunächst erhaltener mitochondrialer Funktion die Utilisationskapazität für Pyruvat überschritten wird. Pyruvat akkumuliert im Zytosol, konsekutiv wird vermehrt Laktat gebildet [194, 268, 343]. Die Verschiebung im zytosolischen NADH/ NAD^+-System führt außerdem zu einer Anhäufung von H^+-Ionen, was auch den vorliegenden Befund einer sehr frühen (prähypoxischen!) pH-Werterniedrigung im regionalvenösen Blut erklären könnte.

Man kann weiter spekulieren, daß die oxidative Funktion der Mitochondrien unter der Azidose leidet: Bei dieser sekundären Einschränkung der mitochondrialen Funktion wird weniger NAD^+ im Zytosol bereitgestellt, so daß sich das Gleichgewicht weiter zur Laktatseite verschiebt [194, 343]. Zusätzlich wird die Bereitstellung energiereicher Phosphate des ATP/ADP-Systems eingeschränkt mit den Folgen einer weiteren Kalziumakkumulation. Die Abnahme von ATP aktiviert wiederum die Phosphofructokinase, das "Rate-limiting-Enzym" der Glykolyse [343], die die Glykolyse weiter beschleunigt. Diese Veränderungen führen über den in der Einleitung beschriebenen Circulus vitiosus zum irreversiblen Zelluntergang. Daß die Glykogenolyse auch im Myokard eine wichtige Rolle im pathogenetischen Ablauf der MH einnimmt, wird auch durch die vorliegenden ultrastrukturellen und enzymhistochemischen Untersuchungen unterstrichen, die neben einer Kalziumakkumulation auch eine Abnahme des Glykogengehalts sowie eine Änderung der Phosphorylaseenzymaktivität zeigen. Gleichzeitig konnte schon im frühen Stadium der MH eine Abnahme der oxidativen Funktion (MAG-Aktivität) der Mitochondrien nachgewiesen werden (s. 5.3)

b) *Funktionsstörung der Mitochondrien:* In diesem Falle würde eine latente Funktionseinschränkung der Mitochondrien ("mitochondriale Myopathie") durch einen auslösenden Faktor (z.B. Halothan) manifest werden und eine Akkumulation glykolytischer Metaboliten verursachen, die infolge des insuffizienten Mitochondrienstoffwechsels nicht ausreichend über den Zitratzyclus und die Atmungskette verarbeitet werden können (Abb. 5.2). Die daraus resultierenden Konsequenzen wie sekundäre Aktivierung des sympathoadrenalen Systems, Kalziumakkumulation und ATP-Mangel münden in den gleichen Circulus vitiosus wie unter a) beschrieben. Die Annahme eines latenten Mitochondriendefektes [159, 360, 411, 435, 449] wird durch die ultrastrukturellen Befunde dieser Arbeit gestützt, die bei MHS-Schweinen auch am Herzen eine gewisse Polymorphie der Mitochondrien mit vereinzelter fokaler Ausdehnung oder Ausstülpung der äußeren Membran zeigen (s. 5.3). Diese morphologischen Veränderungen könnten das morphologische Korrelat eines Enzymdefektes in der mitochondrialen Membran sein, in der z. B. die laktatutilisierenden Enzyme der Pyruvatdehydrogenasegruppe lokalisiert sind (Abb. 5.2). Während Untersuchungen über die Enzymaktivität der Pyruvatdehydrogenase bislang nicht vorliegen, erscheint eine - allerdings bislang noch nicht bestätigte - Beobachtung von *Cheah* u. *Cheah* [76, 77] an Post-mortem-Mitochondrienpräparationen von MHS-Schweinen interessant, die eine Erklärung für die mitochondrialen Dysformitäten bieten könnte. Die Autoren konnten eine erhöhte Aktivität der mitochondrialen Phospholipase A_2 nachweisen, die eine Abspaltung langkettiger ungesättigter Fettsäuren aus der Mitochondrienmembran und darüber eine Destabilisierung dieser Membran bewirken kann (Abb. 5.2). Die freigesetzten Fettsäuren reduzieren wiederum die Utilisationsrate von Laktat durch a) Hemmung der Pyruvatdehydrogenase und b) Anstieg des $NADH/NAD^+$-Quotienten [194, 343] und beeinträchtigen darüber hinaus die Aufnahme- bzw. Speicherfähigkeit des sarkoplasmatischen Retikulums (SR) für Kalzium [77]. Durch diese indirekte Beeinträchtigung der SR-Funktion ließe sich auch eine Vielzahl pathologischer Befunde erklären, die bislang auf einen primären Defekt des SR hinweisen [114, 300, 305, 306]. Auch zahlreiche am isolierten SR erhobene Befunde sind deshalb vorsichtig zu interpretieren, da eine Unterscheidung zwischen primärem und sekundärem Defekt nicht sicher möglich ist.

Die beiden hier als Denkmodell dargelegten Pathomechanismen für eine primäre Laktatbildung müssen sich bei MH keineswegs ausschließen, sondern könnten sich gegenseitig verstärken. Hypothetisch zumindest denkbar wäre auch eine kausale Verknüpfung zwischen chronischer β-adrenerger Überstimulation des Organismus und einem präexistenten Mitochondriendefekt. Hierfür könnte sprechen, daß der Anteil myopathologischer Befunde bei MHS-Patienten mit steigendem Lebensalter deutlich zunimmt (s. auch 5.3.1). Auch die oben genannten Beobachtungen von *Cheah* u. *Cheah* [76, 77] werden durch diese Theorie nicht in Frage gestellt, da die mitochondriale Phopholipase A2 durch Kalzium [75, 295, 458] aktiviert wird und die erhöhte Phopholipase A_2-Aktivität bei MHS-Schweinen theoretisch Ausdruck einer chronischen β-adrenergen Überstimulation sein könnte.

Man kann weiter spekulieren, daß bei Halothannarkose der latente Mitochondrien-defekt manifest wird (Abb. 5.2) und dann über eine primäre, nichthypoxische Laktat-azidose zu einer Aktivierung des sympathischen Nervensystems führt (s. S.163 ff.), die wiederum über eine pathologisch gesteigerte Glykogenolyse die Laktat- und Kalzium-akkumulation in der Zelle weiter beschleunigt. Nach dieser Hyothese dürfte es uner-heblich sein, welcher der beiden Mechanismen zuerst aktiviert wird ("Initialzün-dung"). Dieses Denkmodell bietet somit eine Erklärung sowohl für die halothanindu-zierte als auch für die streßbedingte bzw. -aggravierte MH-Krise bei Schweinen. Es muß aber betont werden, daß der genaue Pathomechanismus bzw. zelluläre Angriffs-punkt von Halothan bei MHS-suszeptiblen Individuen bis heute ungeklärt ist [154, 155]. Die Beobachtung, daß Halothan bei MHS-Schweinen die Zellmembran intakter Skelettmuskeln depolarisiert und bei nMHS-Schweinen nicht [134], ist für sich allein wenig aussagend. Dieser Effekt kann auch auf einem intrazellulären Defekt beruhen. Bemerkenswert in diesem Zusammenhang ist, daß unter Streßbedingungen (Schlach-tung) bei MHS-Schweinen am Skelettmuskel ein niedrigeres und fortschreitend abfal-lendes Ruhemembranpotential beobachtet wurde als bei nMHS-Schweinen [20, 367].

Eine primäre wie auch sekundäre mitochondriale Insuffizienz bei MH könnte auch eine Erklärung dafür bieten, warum die maximale aerobe Kapazität der Herz- und Ske-lettmuskulatur wie auch des Gesamtorganismus selbst auf der Höhe der Hyperther-miekrise nicht voll ausgeschöpft wird. So nimmt der O_2-Verbrauch insgesamt nur um den Faktor 3,5 (übereinstimmend in beiden Versuchsreihen) und in der Skelettmusku-latur sogar nur um den Faktor 2,5 zu. Unter extremer körperlicher Belastung werden dagegen vielfach höhere Werte erreicht. Nach Ansicht von *Gronert* [155, 156] ist dieses "paradoxe" Mißverhältnis zwischen O_2-Verbrauch und hyperthermer Reaktion nicht allein durch einen mitochondrialen Defekt zu erklären.

Eine Erklärung für diese angebliche Diskrepanz ergibt sich aus den vorgelegten hämo-dynamischen Befunden: Die aerobe Energiegewinnung bei MH ist generell durch die insuffiziente Anpassung der O_2-Versorgung limitiert. Eine Ausschöpfung der sog. maximalen aeroben Kapazität setzt voraus, daß die kardiovaskulären Autoregulations-mechanismen intakt sind und somit ausreichend O_2 angeboten werden kann. Dies ist offensichtlich bei MH schon im Initialstadium nicht mehr der Fall, so daß die Tiere auch aus diesem Grund gezwungen werden, sehr früh auf eine anaerobe Energiegewinnung umzuschalten. Hyperthermie und Azidose erklären sich auch aus dieser sicherlich nicht unerheblichen anaeroben Energiegewinnung.

Da in den vorliegenden Untersuchungen die Kontraktionsfähigkeit des Herzmuskels trotz frühzeitiger Umkehr der Laktatbilanz zunächst erhalten blieb, muß offenbar - zumindest in der frühen Phase der MH - eine noch ausreichende Energiegewinnung aus sowohl aerober als auch anaerober Substratutilisierung vorgelegen haben. Es ist anzunehmen, daß die einzelnen energieliefernden Substrate während der MH untereinander austauschbar bleiben. Hierfür spricht das Verhalten der freien Fettsäuren, die in der frühen MH vermehrt vom Myokard aufgenommen wurden.

Eine ähnliche Tendenz war an der Skelettmuskulatur erkennbar, obwohl die erhöhte Aufnahme aufgrund einer größeren Variabilität statistisch nicht signifikant war. Als Hinweis auf eine insgesamt erhöhte Utilisation freier Fettsäuren kann auch das Verhalten der arteriellen Fettsäurespiegel gewertet werden, die trotz vermutlich gesteigerter Lipolyse (hohe Katecholaminspiegel!) im Verlauf der MH-Krise auf extrem niedrige Werte abfielen. Die in der frühen MH an Herz- und Skelettmuskel gleichermaßen zu beobachtende Tendenz (nicht signifikant) einer Umkehr der Glukosebilanz sowie der Anstieg der arteriellen Glukosespiegel ließe sich aus der exzessiv beschleunigten Glykogenolyse erklären, die zu einem erhöhten intrazellulären Angebot bzw. einer transienten Akkumulation von Glukose führt. Dieser Schluß wird dadurch gestützt, daß im weiteren Verlauf der MH - vermutlich durch Erschöpfung der Glykogenvorräte - die Glukosebilanz sich wieder normalisiert und Glukose vermehrt aufgenommen wird. Einhergehend damit nimmt die arterielle Glukosekonzentration in der späten MH wieder ab. Diese Überlegungen schließen nicht aus, daß infolge der hohen Katecholaminspiegel auch die hepatische Glykogenolyse beschleunigt ist und zum initialen Anstieg der Glukosespiegel beiträgt.

Die dynamischen Änderungen in der Substratutilisation spiegeln sich offenbar im respiratorischen Quotienten wider, der in der frühen MH zunächst geringfügig abnimmt (höherer Anteil der Fettsäuren an der aeroben Energiegewinnung) und in der späten Phase deutlich ansteigt (relativ hohe Glukoseutilisation). Die späte, auch regional an Herz- und Skelettmuskulatur zu beobachtende Zunahme des respiratorischen Quotienten könnte dabei insbesondere auf das stark abnehmende Angebot an freien Fettsäuren zurückzuführen sein. Die deutliche Zunahme des respiratorischen Quotienten läßt sich allerdings nicht allein durch Änderungen der Substratutilisation (selbst bei ausschließlicher Glukoseverbrennung) erklären. Es ist vielmehr zu vermuten, daß die Laktatakkumulation über eine H^+-Ionenbildung und konsekutive Pufferung mit Bikarbonat eine zusätzliche, nicht unerhebliche CO_2-Quelle darstellt.

Als Hinweis auf einen unter MH deutlich reduzierten Wirkungsgrad des linken Herzens nahm das Verhältnis von linksventrikulärer Leistung zu myokardialem O_2-Verbrauch in den vorliegenden Untersuchungen um den Faktor 5 ab. Zu ähnlichen Ergebnissen kommen *Gronert et al.* [164], die allerdings eine 8fache Abnahme des "Wirkungsgrades" ermittelten. Dieser quantitative Unterschied dürfte auf die zuvor schon erwähnten abweichenden Versuchsbedingungen zurückzuführen sein, da - wie die Autoren auch selbst einräumen - der in ihren Untersuchungen eingesetzte Rechtsherzbypass mit extrakorporaler Zirkulation und "Hitzeaustauscher" (37 °C) den Verlauf der MH beeinflußt. So geht das mit dieser Methode verbundene konstante Herzzeitvolumen (= Pumpenfluß) in allen Versuchen als unveränderte Größe in die Kalkulation von linksventrikulärer Leistung und Gesamt-O_2-Verbrauch ein.

Die extreme Minderung des "Wirkungsgrades" des Herzens bei MH läßt vermuten, daß das Myokard seine chemisch nutzbare Energie (ATP) nicht ökonomisch zur Aufrechterhaltung seiner Zellfunktionen einsetzt, sondern durch sein hypermetabolisches Verhalten zu einer überschießenden thermischen Energiefreisetzung (Hyperthermie) beiträgt. Bei der Abschätzung des Nutzeffekts der Herzminutenarbeit muß allerdings berücksichtigt werden, daß dieser von zahlreichen Faktoren (Art der abgebauten Substrate, Sympathikustimulierung etc.) beeinflußt wird. Hinzu kommt, daß die beobachtete Inotropiezunahme als wichtige Determinante des myokardialen O_2-Verbrauchs in die Abschätzung des Nutzeffekts der Herzleistung nur indirekt mit eingeht. Andererseits muß bedacht werden, daß der hier nur über den O_2-Verbrauch abgeschätzte Wirkungsgrad die sicherlich sehr hohe anaerobe Energiegewinnung unberücksichtigt läßt und damit die gesamte chemisch nutzbare Energiefreisetzung nicht erfaßt. In Summation aller Aspekte erscheint mehr als wahrscheinlich, daß vermehrt bzw. unkontrolliert thermische Energie auch vom Herzen freigesetzt wird.

Durchblutung und Stoffwechsel der Skelettmuskulatur

Die vergleichenden Untersuchungen an der Skelettmuskulatur demonstrieren, daß in der Initialphase der MH O_2-Verbrauch, CO_2-Produktion und Durchblutung in Herz- und Skelettmuskulatur gleichzeitig ansteigen. Dies trifft insbesondere auch auf die Laktatfreisetzung zu, die für die MH wohl pathognomonisch ist. Der hier durch die simultanen Messungen an Herz- und Skelettmuskulatur erbrachte Nachweis eines gleichzeitigen Auftretens MH-charakteristischer Veränderungen in beiden Geweben widerlegt die Annahme, daß die kardiale Symptomatik bei MH sekundärer Natur ist [163].

In Übereinstimmung mit den vorliegenden Ergebnissen am Herzen ist die aerobe Stoffwechselsituation bei MH auch am Skelettmuskel durch eine Bedarfs-Ischämie geprägt. Als Ausdruck einer unzureichenden Adaptation der peripheren Durchblutung an den erhöhten O_2-Bedarf der Skelettmuskulatur bleibt die O_2-Ausschöpfung (Extraktionsrate 70-80 %) im gesamten Verlauf der MH-Krise maximal erhöht. Somit erklärt sich der in Anbetracht von Hyperthermie und Azidose relativ geringe Anstieg des peripheren O_2-Verbrauchs (Faktor 2,5) auf dem Höhepunkt der MH-Krise - wie auch schon für das Myokard nachgewiesen - wohl in erster Linie aus einer inadäquaten Durchblutungszunahme (Faktor 1,5). Diese Daten werden auch durch frühere Untersuchungen von *Gronert et al.* [166] bestätigt, die unter ähnlichen Versuchsbedingungen in der fulminanten Krise einen 2,7fachen Anstieg des peripheren O_2-Verbrauchs und gleichzeitig eine 1,4fache Durchblutungsteigerung beobachteten.

Nach den vorliegenden Untersuchungen beruht diese initiale Durchblutungszunahme auf einer erheblichen Abnahme des Gefäßwiderstandes in der Skelettmuskulatur. Diese Befunde widerlegen damit häufig angestellte Vermutungen [54, 154, 198, 238, 374, 443], daß infolge der hohen Katecholaminspiegel bei MH eine periphere Vasokonstriktion im Bereich der Skelettmuskulatur auftritt. Die hier vorgelegten Daten schließen damit aber keineswegs eine durchaus mögliche Vasokonstriktion im Bereich anderer Gefäßabschnitte (z.B. Haut) aus. Die der initialen Vasodilatation zugrundeliegenden Ursachen werden später in Zusammenhang mit der adrenergen Ansprechbarkeit bei MH erörtert (s. 5.2.1).

Die erst im späteren Verlauf der MH-Krise zu beobachtende Erhöhung des peripheren Gefäßwiderstandes dürfte mechanische Ursachen wie Ödem und erhöhte Muskelspannung bis hin zur Muskelkontraktur haben, die - bei progredientem Abfall des Perfusionsdrucks - zu einer erheblichen Verminderung der Muskeldurchblutung führen. Die damit einhergehende Abnahme des O_2-Verbrauchs ist dabei keineswegs Ausdruck etwa eines verminderten O_2-Bedarfs, sondern wiederum nur Folge der Minderperfusion. Dies wird auch durch die nach wie vor maximal erhöhte periphere O_2-Extraktionsrate ersichtlich. Ebensowenig erlaubt die beobachtete Abnahme der Laktatfreisetzung eine Aussage über Änderungen der Laktatproduktion im Muskel, da gleichzeitig die (negative!) arterioperiphervenöse Konzentrationsdifferenz des Laktats und auch der H^+-Ionen weiter erhöht blieb. Als Folge des aus einer fortschreitenden ATP-Erschöpfung resultierenden Rigors und Zelluntergangs wird Kalium aus der Skelettmuskulatur freigesetzt [154, 155, 166, 182, 198, 261]. Dieser in den vorliegenden Untersuchungen schon relativ früh nachzuweisende zelluläre Kaliumefflux dürfte für die fortschreitende Erhöhung der arteriellen Kaliumspiegel mitverantwortlich sein.

Abgesehen von einem hyperkontraktilen linken Ventrikel waren dagegen am Herzen keine Veränderungen im Sinne einer Skelettmuskelkontraktur und damit auch keine vergleichbare Minderperfusion nachzuweisen. Die möglichen Ursachen für die längere Überlebensdauer der Myokardzellen werden im Folgenden noch diskutiert (s. 5.2.2). Als Hinweis auf einen Verlust der Zellintegrität auch des Myokards muß allerdings die Kaliumfreisetzung in das Koronarblut gewertet werden, die allerdings später als am Skelettmuskel auftrat. Die am Myokard erst präfinal einsetzende Kaliumfreisetzung erklärt auch, daß *Gronert et al.* [164] infolge kurzer Versuchsdauer keine Kaliumfreisetzung aus dem Herzen beobachten konnten und daher auch eine Primärbeteiligung des Herzen ausschlossen. Die späte Kaliumfreisetzung am Myokard ging - wie auch für den Skelettmuskel nachzuweisen war - mit einer Aufnahme von Natrium einher, was die Annahme einer erhöhten Membranpermeabilität stützt. Hierfür könnte auch die Rückläufigkeit der arteriellen Natriumkonzentration sprechen, die zunächst deutlich angestiegen war. Einen ähnlichen Verlauf zeigte die arterielle Kalziumkonzentration, ohne daß allerdings eine signifikante Aufnahme von Kalzium in die Gewebe nachzuweisen war. Eine direkte und damit zuverlässige Beurteilung der Zellintegrität beider Gewebe bei MH ist nur anhand der hier durchgeführten morphologischen Untersuchungen möglich (s. 5.3).

Sympathoadrenales und sympathonervales System

Es ist in der Literatur unumstritten, daß die Plasmakatecholaminkonzentrationen während der Hyperthermiekrise erheblich ansteigen [154, 155, 162, 166, 256, 261, 428, 444]. Allerdings liegen erhebliche Widersprüche über den zeitlichen Verlauf der Aktivierung des sympathischen Nervensystems vor, was auch zu einer kontroversen Diskussion über die Frage nach einer Primärbeteiligung des sympathischen Nervensystems bei anästhesieinduzierter MH geführt hat [155, 163, 444]. Wie einleitend in dieser Arbeit schon ausgeführt wurde, können bei MHS-Schweinen durch Streß allein ("fight, fright, or flight") fulminate MH-Krisen sowie plötzliche Herzstillstände mit und ohne damit einhergehender MH-Symptomatik ausgelöst werden [29, 73, 154, 155, 290, 351, 387, 422].

Nach Ansicht von *Williams et al.* [444] beruht die halothaninduzierte MH bei Schweinen allein auf einer Primäraffektion des sympathischen Nervensystems, da der mit einer Tachykardie einhergehende Anstieg der Katecholaminspiegel jeder anderen Veränderung vorausgeht. Diese Angaben stehen allerdings in deutlichem Widerspruch zu früheren Untersuchungen von *Gronert et al.* [166], nach denen metabolische Veränderungen früher nachzuweisen sind als ein Anstieg der Plasmakatecholamine. Ganz abgesehen davon, daß solche "Prioritätsvergleiche" insbesondere in Anbetracht der individuellen Variabilität des MH-Verlaufs sowie diskontinuierlicher Messungen immer vorsichtig auszulegen sind, könnten diese diskrepanten Befunde durch methodische Abweichungen zu erklären sein. So legten *Gronert et al.* [166] diesem Vergleich ausschließlich arterielle, *Williams et al.* [444] hingegen auch gemischtvenöse Katecholaminspiegel zugrunde. Die Befunde dieser Arbeit zeigen eindeutig, daß die zentralvenösen Adrenalinkonzentrationen bei MH früher ansteigen als die arteriellen Konzentrationen. Da diese frühen Zeichen einer Aktivierung des sympathoadrenalen Systems bereits mit - wenn auch geringfügigen - metabolischen Veränderungen einhergingen, können die vorliegenden Untersuchungen die Annahme einer vorzeitigen Aktivierung des sympathischen Nervensystems nicht stützen. Das in dieser Arbeit beobachtete simultane Auftreten von Sympathikusaktivierung und nichthypoxischer Laktatfreisetzung in Herz- und Skelettmuskulatur könnte allerdings zu der Vermutung Anlaß geben, daß beide Prozesse gleichzeitig durch Halothan initiiert werden und sich dann gegenseitig perpetuieren. Da aber Untersuchungen über den direkten Einfluß von Halothan auf das sympathische Nervensystem bei MHS-Schweinen bislang nicht vorliegen, ist in Übereinstimmung mit *Gronert* [156, 163] bei halothaninduzierter MH eher von einer sekundären Aktivierung des autonomen Nervensystems auszugehen.

In Einklang mit Untersuchungen von *Williams et al.* [444], die Katecholaminbestim-
mungen bei experimenteller MH erstmalig mit der sehr sensitiven HPLC-Technik
durchführten, ließen sich mit der auch in dieser Arbeit eingesetzten Methode ein mehr
als 100facher Anstieg der Plasmakatecholamine nachweisen. Die extrem erhöhten
Katecholaminpiegel (Anstieg im Einzelfall bis zu ca. 180 ng ml^{-1}) sowie die hier darüber hinaus ermittelte exzessive Katecholaminfreisetzung (Zunahme durchschnittlich
um Faktor 1000) bei MH könnten darauf hinweisen, daß die Hyperthermiekrise mit
einer pathologisch gesteigerten Aktivierung des sympathischen Nervensystem einhergeht. Soweit bekannt ist, liegen in der Literatur - abgesehen von der Phäochromozy-
tomkrise - keine Angaben über vergleichbar hohe Konzentrationsanstiege der Plama-
katecholamine selbst unter lebensbedrohlichen Streßsituationen [285] vor. Interessant
erscheinen in diesem Zusammenhang Untersuchungen von *Ahern et al.* [1], die durch
elektrische Hochfrequenzstimulation des lumbosakralen Plexus bei narkotisierten
(mit Thiopental und N$_2$O) MHS-Schweinen etwa 4 mal höhere Katecholaminkonzen-
trationen im Plasma hervorrufen konnten als bei nMHS-Schweinen. Während die normalen Schweine sich danach erholten, entwickelte sich bei den MHS-Schweinen eine
Hyperthermiekrise. Unter Sedierung bzw. Betäubung weisen die MHS- und nMHS-
Schweine hingegen keinen unterschiedlichen "Sympathikotonus" auf, wie nicht nur
die vorliegenden Daten zeigen [1, 164, 166]. Da einerseits Halothan bei gesunden
Schweinen offenbar keine Aktivierung des sympathischen Nervensystems bewirkt
und andererseits systematische Untersuchungen über die direkte Wirkung von Halothan auf das sympathoadrenale wie auch das sympathonervale System bei MHS-
Schweinen nicht vorliegen, muß offen bleiben, ob das sympathische Nervensystem bei
der halothaninduzierten MH primär oder sekundär (d.h. als Folge der metabolischen
Veränderungen) aktiviert wird. Selbst wenn eine primäre Affektion des sympathischen
Nervensystems durch Halothan ausscheidet, so ist die offenbar überschießende Anpassungsreaktion des sympathoadrenalen Nervensystems - ganz abgesehen von der vermuteten Erhöhung der adrenergen Ansprechbarkeit (5.2) - selbst als pathogenetischer
Faktor zu werten, der aufgrund der geschilderten Pathomechanismen zur Forcierung
des Hyperthermieablaufs wesentlich beitragen dürfte.

Eine derartige Primärbeteiligung des sympathoadrenalen Nervensystems steht auch
nicht im Widerspruch mit der Beobachtung, daß eine Sympathikusblockade mittels
hoher Spinalanästhesie und konsekutive Suppression der Katecholaminfreisetzung
eine Auslösung der halothaninduzierten MH bei Schweinen nicht verhindert. Diese
bislang unbestätigten Befunde von *Gronert et al.* [162] stehen allerdings in ungeklär-

tem Widerspruch zu Untersuchungen von *Kerr et al.* [233], die bei MHS-Schweinen
unter kompletter Epiduralanästhesie nach Halothanexposition keine und unter inkom-
pletter Blockade eine Hyperthermie auslösen konnten. *Lucke et al.* [260] untersuchten
den Einfluß einer bilateralen Adrenalektomie in An- und Abwesenheit von Bretylium
auf die halothaninduzierte MH. Die bilaterale Adrenalektomie allein verhinderte die
Auslösung der MH bei 3 von 4 Schweinen, während bei intravenöser Vorbehandlung
allein mit Bretylium, das die Freisetzung von Noradrenalin aus den sympathischen
Nervenendigungen hemmt, von 4 Tieren nur eins keinen Anhalt für eine MH bot. Dagegen konnten bei allen 6 Tieren, die sowohl adrenalektomiert als auch mit Bretylium
vorbehandelt wurden, keine Anzeichen einer MH beobachtet werden. Wenn auch die
Interpretation der Befunde dadurch erschwert wird, daß 4 der 6 Tiere innerhalb von 2 h
aus "respiratorischen" Gründen verstarben, so stützen doch die Ergebnisse durchaus
die Theorie, daß die Integrität speziell des sympathoadrenalen Systems ein wichtiger
Faktor in Hinblick auf Triggerschwelle und Verlauf der halothaninduzierten Krise darstellt.

Die Annahme einer engen, vermutlich wechselseitigen Beziehung zwischen Aktivierung des sympathischen Nervensystems und anaerober Stoffwechselentgleisung bei
halothaninduzierter MH wird gestützt durch den Nachweis, daß die Katecholamin- und
Laktatspiegel im Blut sehr eng miteinander korrelieren. Da eine primäre Sympathikusaktivierung nicht zu belegen ist, könnte diese enge Beziehung zumindest als Ausdruck
einer "Katalysatorfunktion" des sympathischen Nervensystems bei anästhesieinduzierter MH gewertet werden. Die Beschränkung der engen Korrelation auf die Initialphase der MH könnte vermuten lassen, daß initiale Sympathikusaktivierung und Laktatbildung nur im Rahmen der initialen Triggerung eine Bedeutung haben und diese
Prozesse im weiteren Verlauf voneinander unabhängig, d.h. unkontrolliert ohne wech-
selseitige Beeinflussung ablaufen. Die Beobachtung, daß die initiale Sympathikusaktivierung zwar eng mit den regionalvenösen Laktatkonzentrationen von Herz- und
Skelettmuskulatur korreliert, jedoch nicht mit dem regionalem O_2-Verbrauch in den
Geweben, unterstützt die zuvor aufgestellte Theorie einer primär nichthypoxischen,
durch β-adrenerge Stimulation beschleunigten Laktatbildung als wesentlichen pathogenetischen Faktor bei der Auslösung der anästhesieinduzierten MH.

Die Katalysatorfunktion einer "Sympathikusaktivierung" für die Stoffwechselentgleisung bei MH wird auch dadurch zum Ausdruck gebracht, daß in den vorliegenden Untersuchungen MHS-Schweine im sedierten bzw. narkotisierten Zustand (Ausgangslage) im Hinblick auf Metabolismus und Temperatur keine Unterschiede zu nMHS-

Schweinen aufwiesen. Einhergehend damit waren auch keine Unterschiede der Plasmakatecholaminspiegel nachweisbar. Diese Beobachtungen werden auch durch die Untersuchungen anderer Autoren bestätigt [6, 7, 162, 164, 166]. Angebliche höhere "basale" Stoffwechselraten bei wachen MHS-Schweinen [445, 446, 447] sind daher nur sehr vorsichtig zu interpretieren. Sie dürften letztlich Ausdruck einer erhöhten Empfindlichkeit gegenüber einer Katecholaminstimulation sein [s. 5.2]. Dies gilt auch für Berichte über signifikant höhere Gewebespiegel des "second messenger" cAMP oder der Phosphorylaseaktivität in der Skelettmuskulatur von MHS-Schweinen [309, 352]. Die von diesen Autoren untersuchten Gewebeproben stammen von geschlachteten Schweinen, die zuvor nicht narkotisiert wurden. Jede Schlachtung für sich stellt schon einen Streßzustand für die Tiere dar, so daß diese Befunde letzten Endes nur Ausdruck der einer Schlachtung vorangehenden Sympathikusaktivierung sein dürften. Entsprechend vorsichtig müssen bei der Suche nach einem Primärdefekt auch morphologische und biochemische Untersuchungen betrachtet werden, deren Gewebematerial nicht von ausreichend narkotisierten Tieren stammt. Eine Bestätigung hierfür liefern In vitro-Untersuchungen von *Sim et al.* [393], die kürzlich im Skelettmuskel von narkotisierten MHS- und nMHS-Schweinen keine Unterschiede hinsichtlich cAMP-Gehalt und Adenylatcyclaseaktivität nachweisen konnten.

Als Ursache für die streß- und anästhesieinduzierte MH postulieren *Williams et al.* [443, 444, 447] einen genetischen Defekt des sympathonervalen Systems. Die Autoren stützen die Vermutung auf eigene Beobachtungen an MHS-Schweinen, nach denen in der Initialphase der MH der Neurotransmitter Noradrenalin im Verhältnis zu Adrenalin im Plasma stärker ansteigt. Nach Ansicht der Autoren könnte eine vermehrte Noradrenalinfreisetzung bei MH auf einer Beeinträchtigung von Biosynthese, Wiederaufnahme und Metabolisierung oder auch auf einer Störung von Rückkopplungsmechanismen dieses Neurotransmitters beruhen. Dieser Theorie ist entgegenzuhalten, daß in der Skelettmuskulatur eine direkte sympathische Innervierung fehlt: So findet eine direkte Erregung der Skelettmuskulatur durch den Neurotransmitter Noradrenalin nicht statt [40]. Gegen diese Theorie sprechen ferner Untersuchungen an MHS- und nMHS-Schweinen, die keine Aktivitätsunterschiede der Amine im zentralen Nervensystem [17, 440], der Monoaminooxidase (MAO) an Thrombozyten oder der Dopamin-ß-Hydroxylase im Plasma [87] nachweisen konnten. Letzteres Enzym katalysiert den letzten Schritt der Noradrenalinsynthese und wird - da es mit Noradrenalin zusammen in den Intravasalraum freigesetzt wird [14] - als sensitiver Parameter einer sympathonervalen Aktivierung angesehen [14, 324].

Auch die vorliegenden Befunde sprechen aus mehreren Gründen gegen die Theorie von *Williams et al.*: 1). Ein signifikanter Konzentrationsanstieg von Adrenalin war im Plasma unzweifelhaft früher nachweisbar als von Noradrenalin. 2). Mit Auslösung der MH änderte sich das Konzentrationsverhältnis der beiden Katecholamine eindeutig zugunsten von Adrenalin und blieb so im gesamten Verlauf der MH-Krise unverändert. Interessant erscheinen in diesem Zusammenhang auch Untersuchungen von *Haid* [180], nach denen MHS-Schweine im Vergleich zu nMHS-Schweinen einen signifikant höheren Anteil an adrenalinproduzierenden Zellen im Nebennierenmark aufweisen. 3). Am Hinterlauf war im Verlauf der MH keine Freisetzung von Noradrenalin in das periphervenöse Blut nachzuweisen. Diese Befund allein sagt allerdings nur bedingt etwas über den Umsatz bzw. die physiologische Aktivität dieses Neurotransmitters während der MH aus, da diese letztlich die Resultante aus Biosythese, Freisetzung, Wiederaufnahme und Metabolismus ist. Wäre allerdings einer dieser Faktoren bei MH wesentlich beeinträchtigt gewesen, hätte dies auch einen Einfluß auf die im venösen Blut erfaßten Noradrenalinkonzentrationen gehabt. Dies war aber nicht der Fall. Die im späteren Verlauf der MH an Herz- und Skelettmuskulatur zu beobachtende Tendenz einer verminderten Freisetzung von Noradrenalin (nicht signifikant) könnte - wie auch die damit einhergehende Rückläufigkeit der systemischen Katecholaminspiegel im Plasma - als Erschöpfung der Biosynthese und Entleerung der Speicher gedeutet werden. Die Ursachen für die erhöhte myokardiale Freisetzung von Noradrenalin in der frühen MH werden später in Zusammenhang mit den In-vitro-Befunden dieser Arbeit erörtert. In Summation aller Aspekte ist davon auszugehen, daß die exzessiv erhöhten Katecholaminspiegel bei MH eher auf einer (abnormen ?) Aktivierung des sympathoadrenalen als auf einer primären Dysfunktion des sympathonervalen Systems beruhen.

Während die hier vorgenommene Erörterung der Frage nach einer Primärbeteiligung des sympathischen Nervensystems bei anästhesieinduzierter MH sich ausschließlich auf die Aktivierung des sympathoadrenalen und sympathonervalen Systems bezog, wird die Rolle der Adrenozeptoren bzw. der adrenergen Ansprechbarkeit bei MH im folgenden in Zusammenhang mit den In-vitro-Untersuchungen dieser Arbeit besprochen.

5.2   In vitro-Untersuchungen

5.2.1 Adrenerge Ansprechbarkeit des Myokards

Die hierzu vorliegenden funktionellen In-vitro-Untersuchungen zeigen, daß das Herz von MHS-Schweinen gegenüber β-adrenerger Stimulation mit einem deutlich verstärkten positiv-inotropen Effekt reagiert. Unter α-adrenerger Stimulation waren hingegen diesbezüglich keine Unterschiede zwischen den MHS-und nMHS-Schweinen zu beobachten. Die Befunde erlauben allerdings keine Aussage über die Ursachen der hier erstmalig nachgewiesenen erhöhten β-adrenergen Ansprechbarkeit des Myokards von MHS-Schweinen. Eine Erklärung für die erhöhte β-adrenerge Ansprechbarkeit könnten Untersuchungen von *Böcklen et al.*[35] bieten, die kürzlich am isolierten Ventrikelmyokard von für MH suszeptiblen Pietrain-Schweinen eine signifikant höhere β-Adrenozeptorenanzahl nachweisen konnten als am Myokard von nMHS-Schweinen. Ob der verstärkte positiv-inotrope Effekt allein auf einer höheren Dichte von β-Adrenozeptoren im Myokard beruht, muß allerdings offen bleiben, da die adrenerge Ansprechbarkeit auch den Kopplungsmechanismus innerhalb der Zellmembran (z.B. G-Protein) sowie auch das Ausmaß der Verfügbarkeit von intrazellulärem "second messenger" (z.B. cAMP, Kalzium) umfaßt und hierzu Untersuchungen bislang nicht vorliegen. Unabhängig von der genauen Ursache dürfte die gesteigerte β-adrenerge Ansprechbarkeit des Myokards von MHS-Schweinen einen bedeutsamen Faktor in dem zuvor postulierten pathogenetischen Ablauf der streß- und anästhesieinduzierten MH darstellen (s. S. 152 ff.).

Böcklen et al. [35] konnten in ihren oben erwähnten Untersuchungen auch an der Skelettmuskulatur (M. longissimus dorsi) und am Fettgewebe von MHS-Schweinen eine höhere Anzahl von β-Adrenozeptoren nachweisen. Dieser Befund könnte zu der Vermutung Anlaß geben, daß die erhöhte Ansprechbarkeit gegenüber einer β-adrenergen Stimulation sich nicht nur auf das Myokard beschränkt, sondern möglicherweise ein systemischer Defekt bei MH-disponierten Schweinen ist. Nach Ansicht der oben genannten Autoren dürfte die erhöhte β-Adrenozeptorendichte an der Skelettmuskulatur bei der Auslösung des Schweinestreßsyndroms beteiligt sein, da Katecholamineffekte auch über eine erhöhte Adrenozeptorendichte verstärkt werden können [253]. Somit wäre die bei streßempfindlichen Schweinen physiologischerweise als Anpassungsreaktion anzusehende und wahrscheinlich überschießende Adrenalinausschüttung selbst als pathogenetischer Faktor anzusehen. Systematische In-vitro-Untersuchungen wie die hier am Myokard durchgeführten müssen allerdings erst noch den Nachweis erbringen, ob auch am Skelettmuskel von MHS-Schweinen eine erhöhte β-adrenerge Ansprechbarkeit besteht.

Für diese Annahme sprechen In-vivo-Experimente an MHS-Schweinen, die gezeigt haben, daß die Verabreichung von Adrenalin zu einer signifikanten Beschleunigung des pH-Abfalls im Skelettmuskel (M. longissimus dorsi) führt, und daß durch den Einsatz von β-Adrenozeptorantagonisten der pH-Abfall im Muskel signifikant verlangsamt wird [179]. Ein verzögerter Verlauf der anästhesieinduzierten MH nach Vorbehandlung mit dem unspezifischen β-Adrenozeptorantagonisten Propranolol ergibt sich auch aus früheren Untersuchungen von *Gronert et al.* [164]. Wie aus den Übersichtsarbeiten von *Fischer* [121] und *Bentler* [21] zu entnehmen ist, konnte in einer Reihe von Versuchen durch Adrenalinapplikation ein MH-Syndrom ausgelöst werden. In der Literatur liegen aber auch gegenteilige Berichte bzw. Untersuchungen vor, die eine zentrale Rolle der β-adrenergen Stimulation bei MH in Frage stellen könnten [160, 181, 258]. Widersprüchliche Ergebnisse hinsichtlich der MH-Triggerung wurden aber auch nach α-adrenerger Stimulation mit Phenylephrin und Noradrenalin publiziert [160, 168, 181, 258]. Daher ist zu vermuten, daß diese bislang ausschließlich aus In-vivo-Experimenten stammenden Daten maßgeblich von den sehr unterschiedlichen experimentellen Bedingungen beeinflußt und infolge uneinheitlicher diagnostischer Kriterien auch unterschiedlich ausgelegt wurden. Insbesondere müssen solche Befunde an "MH-empfindlichen" Schweinen vorsichtig interpretiert werden, deren MH-Empfindlichkeit aufgrund der Rasse bzw. eigener Züchtungen nur vorausgesetzt und nicht in jedem Einzelfall durch eine Halothantestung eindeutig belegt wurde.

Gronert et al. [168] halten eine maßgebliche Beteiligung des sympathonervalen Systems und seines Neurotransmitters Noradrenalin und somit auch eine α-adrenerge Stimulation an der Auslösung der MH für unwahrscheinlich, da sie kürzlich bei MHS-Schweinen unter exogener Gabe des α- und β_1-Agonisten Noradrenalin keine eindeutigen Zeichen einer Hyperthermiekrise feststellen konnten. Da im Unterschied zu Adrenalin die Bindungsaffinität von Noradrenalin zu β_2-Adrenozeptoren sehr niedrig (etwa 10- bis 30fach) ist [39, 40, 59, 86, 147, 251] und in der Skelettmuskulatur ganz überwiegend β_2-Rezeptoren vorhanden sind [40], könnten diese Befunde von *Gronert et al.* zu der Spekulation Anlaß geben, daß die für die Skelettmuskulatur postulierte Erhöhung einer β-adrenergen Ansprechbarkeit bei MHS-Schweinen über den β_2-Subtyp vermittelt wird. Diese Annahme wird durch die oben erwähnten Untersuchungen von

Böcklen et al. [35] gestützt, die am Skelettmuskel von Schweinen eine deutlich größere Bindungsaffinität für Adrenalin als für Noradrenalin nachweisen konnten. Dies ist physiologisch auch verständlich, da die Skelettmuskulatur im Unterschied zum Herzen praktisch über keine sympathische Innervierung verfügt [40]. Obwohl also keine direkte Erregung der Skelettmuskulatur durch den Neurotransmitter Noradrenalin stattfindet, kann nach heutigem Wissen Adrenalin über Stimulation von β_2-Rezeptoren den Kontraktionsablauf sowohl von schnellen als auch von langsamen Skelettmuskelfasern direkt beeinflussen. Als "second messenger" fungiert auch hier das cAMP, das nicht nur über eine Phosphorylase-Kinase-Aktivierung eine Glykogenolyse vermittelt sondern auch über eine Aktivierung einer Proteinkinase Kalzium aus dem sarkoplasmatischen Retikulum freisetzt [40, 336, 413, 430].

Neben der metabolisch bedingten Vasodilation in der Strombahn der "arbeitenden" Skelettmuskulatur könnte auch eine über den β_2-Subtyp vermittelte und systemisch erhöhte adrenerge Ansprechbarkeit eine schlüssige Erkärung bieten, warum trotz der hohen Noradrenalin- und Adrenalinspiegel im Plasma der periphere Gefäßwiderstand bei MH sehr früh und exzessiv abfällt. Im Rahmen einer sekundären Streßreaktion wäre über die in den Widerstandsgefäßen enthaltenen α-Rezeptoren (Aktivierung des sympathonervalen Systems) eine massive Vasokonstriktion mit Erhöhung des systemischen Gefäßwiderstandes zu erwarten gewesen. Auf diesen offensichtlichen Widerspruch wurde in der vorausgehenden Diskussion schon im Zusammenhang mit dem starken Abfall des systemischen Perfusionsdrucks und der daraus resultierenden inadäquaten O_2-Versorgung bei MH hingewiesen, ohne allerdings eine Erklärung dafür bieten zu können. Die glatte Muskulatur der Widerstandsgefäße in der Skelettmuskulatur enthält allerdings auch β_2-Rezeptoren [147, 384, 413], deren Stimulation durch β-Sympathikomimetika (Adrenalin > Noradrenalin) im Gegensatz zum Myokard und Skelettmuskel über den "second messenger" cAMP einerseits die Myosinkinase inaktiviert und andererseits eine Proteinkinase aktiviert, welche intrazelluläres Kalzium erniedrigt (Blockierung des intrazellulären transmembranösen Kalziumeinstroms und Erhöhung des Kalziumausstroms nach extrazellulär). Beide Mechanismen führen zur Relaxation der glatten Gefäßmuskulatur [147, 407]. Es ist denkbar, daß bei einer erhöhten β_2-adrenergen Ansprechbarkeit auch der Widerstandsgefäße und infolge der sehr frühen hohen Plasmaadrenalinanstiege bei MH dieser relaxierende Mechanismus dominiert und die metabolisch bedingte Vasodilatation (lokaler Muskelstoffwechsel) verstärkt. Ob parasympathisch-cholinerge Einflüsse für die Vasodilatation mitverantwortlich sind, muß offen bleiben. Die Hautgefäße enthalten dagegen nach heutigem

Wissen nur Adrenozeptoren vom α-Typ [385], die bei MH eine massive Vasokonstriktion vermitteln und somit auch eine Beeinträchtigung der Wärmeabgabe bedingen dürften. Zukünftige Untersuchungen an isolierten Geweben oder Gefäßen von MHS-Schweinen müssen die hier aufgestellte Hypothese allerdings erst überprüfen.

Wie läßt sich aber die bei MH auftretende pulmonale Hypertension erklären? Dies könnte damit zusammenhängen, daß unter physiologischen Bedingungen der Vasomotorentonus der Pulmonalgefäße sehr niedrig ist, und im normalen Ruhezustand die Lungengefäße bereits maximal dilatiert sind [413]. So ist es denkbar, daß bei MH nur die sympathonervale Aktivierung der α-Rezeptoren zum Tragen kommt, obwohl die Pulmonalgefäße - abgesehen von der cholinerg-parasympathischen Innervierung - auch über eine β-adrenerge Stimulation weitgestellt werden können [326]. Hinzu kommt, daß die Pulmonalarterie eine relativ dünne Wanddicke (etwa das Doppelte der V. cava und ein Drittel der Aorta) aufweist und daher ihr Durchmesser wahrscheinlich stärker durch transmurale Druckänderungen beeinflußt wird als vom Tonus der glatten Muskulatur [413]. Um entsprechende extravaskuläre Einflüsse bei MH mit zu erfassen, wurde die Untersuchung des pulmonalarteriellen Druckverhaltens am geschlossenen Thorax durchgeführt. Da die MH auch zu einer Kontraktur der interkostalen Muskulatur führt und die damit einhergehende Zunahme der Thoraxrigidität eine Abnahme der Thoraxcompliance bedingt, dürfte der transmurale Druck der Pulmonalgefäße bei unveränderten Beatmungsvolumina ansteigen und zu der pulmonalen Hypertension bei MH beitragen.

5.2.2 Wirkung von Succinylcholin auf Inotropie und adrenerge Ansprechbarkeit des Myokards

Anhand der vorgelegten In-vitro-Befunde wurde erstmalig dokumentiert, daß Succinylcholin in höherer Konzentration eine positiv-inotrope Wirkung hat. Die beobachtete Tachyphylaxie und Antagonisierbarkeit des positiv-inotropen Effekts durch β-adrenerge Blockade sprechen dafür, daß der durch Succinylcholin vermittelte Inotropieanstieg auf einer β-adrenergen Stimulation beruht, der eine Freisetzung von endogenem Noradrenalin aus den sympathischen Nervenendigungen zugrunde liegen dürfte. Da der m-Cholinozeptoragonist Carbachol den positiv-inotropen Effekt von Succinylcholin aufhebt, ist anzunehmen, daß der Effekt durch den "second messenger" cAMP vermittelt wird [22]. Als Ursache für die succinylcholinbedingte Freisetzung von Noradrenalin wird - wie zuvor schon erwähnt - eine Stimulation präsynaptischer nicotinerger Rezeptoren an den postganglionären Nervenendigungen diskutiert [303]. Unterschiede hinsichtlich des durch Succinylcholin vermittelten positiv-inotropen Effekts konnten zwischen den MHS- und nMHS-Schweinen allerdings nicht festgestellt werden. Dies könnte darauf hinweisen, daß die postganglionäre Noradrenalinfreisetzung am Myokard von MHS-Schweinen durch Succinylcholin nicht abnorm beeinflußt wird.

Dagegen führte die Gabe von Succinlycholin an den Herzen von MHS-Schweinen zu einer erheblichen Verstärkung der schon in Abwesenheit dieser Substanz verstärkten positiv-inotropen Wirkung von Isoprenalin, während bei den nMHS-Schweinen die inotrope Wirkung von Isoprenalin durch Succinlycholin nicht beeinflußt wurde. Die Antagonisierbarkeit der Effekte durch den β-Adrenozeptorantagonisten Propranolol spricht dafür, daß die verstärkte Wirkung von Isoprenalin in Gegenwart von Succinylcholin ebenfalls über β-Adrenozeptoren vermittelt wird. Eine Erklärung für diesen erstmalig beschriebenen Myokarddefekt bei MHS-Schweinen kann z. Z. nicht gegeben werden. Dieser Befund bietet aber eine plausible Erklärung für die unmittelbar nach intravenöser Succinylcholinapplikation zu beobachtende Verstärkung der inotropen und chronotropen Effekte sowie auch der Akzeleration der metabolischen Entgleisung am Herzen bei MH. Auf die pathogenetische Bedeutung einer Erhöhung der β-adrenergen Ansprechbarkeit des Myokards bei MHS-Schweinen wurde zuvor schon hingewiesen.

Da sich der durch endogenes Noradrenalin vermittelte positiv-inotrope Effekt von Succinylcholin in beiden Gruppen nicht unterschied, könnte vermutet werden, daß auch am Herzen die Erhöhung der β-adrenergen Ansprechbarkeit durch einen β_2-Subtyp vermittelt wird. Dies ist insofern nicht auszuschließen, da neben den überwiegend am Herzen vorkommenden postsynaptischen β_1-Adrenozeptoren auch β_2-Adrenozeptoren - und zwar sowohl post- als auch präsynaptisch - zu finden sind, die keiner direkten neuronalen Kontrolle unterliegen [49, 60, 147]. So enthält das menschliche Herz neben überwiegend β_1- ca. 20-30 % β_2-Adrenozeptoren [59]. Beide Adrenozeptorsubtypen sind an das Adenylatzyklasesystem gekoppelt und vermitteln positiv-inotrope und -chronotrope Effekte [59, 60]. Die Stimulation präsynaptischer β_2-Adrenozeptoren führt zu einer Steigerung der Noradrenalinfreisetzung aus den postganglionären Nervenendigungen nicht nur am Herzen sondern auch an anderen Organen und Gefäßen [60, 407]. Es könnte daher spekuliert werden, ob die in der Frühphase der MH und insbesondere nach Succinylcholinapplikation zu beobachtende Noradrenalinfreisetzung am Herzen nicht Ausdruck der erhöhten und durch Succinylcholin verstärkten adrenergen Ansprechbarkeit auch präsynaptischer β_2-Adrenozeptoren ist. Der fehlende Nachweis einer entsprechenden Noradrenalinfreisetzung am Skelettmuskel spricht keineswegs gegen diese Theorie, sondern unterstützt diese sogar, da die Skelettmuskulatur - wie zuvor schon betont - bei den meisten Spezies nicht unter direkter sympathischer Innervierung steht [40]. Die Klärung dieser interessanten Frage muß weiteren Untersuchungen ebenso vorbehalten bleiben wie die Erforschung des Einflusses von Halothan und anderen Triggeragenzien auf die β-adrenerge Ansprechbarkeit verschiedener Organsysteme und Gefäße bei Individuen mit MH-Disposition.

5.2.3 Mechanische und elektrophysiologische Wirkungen von Halothan und Koffein am Myokard

Während Succinylcholin für die präoperative Identifikation von MH-Anlageträgern nur eine untergeordnete Bedeutung beigemessen wird [111, 125, 311], werden Halothan und Koffein heute routinemäßig zur Durchführung des diagnostischen In-vitro-Kontrakturtestes am Skelettmuskel eingesetzt [110, 239, 311, 358, 408]. Die Wirkung dieser Substanzen auf das mechanische und elektrophysiologische Verhalten des isolierten Ventrikelmyokards von MHS-Individuen war dagegen bislang unerforscht. Die hierzu vorgelegten Ergebnisse weisen an MHS- und nMHS-Schweinen einen konzentrationsabhängigen negativ-inotropen Effekt für Halothan nach, ohne daß Unterschiede zwischen den beiden Gruppen zu beobachten waren. Eine Kontraktur oder eine Änderung der Basisspannung traten ebenfalls in beiden Gruppen nicht auf. Entsprechende Änderungen waren auch unter Koffein nicht zu beobachten. Allerdings bewirkte Koffein konzentrationsabhängig einen positiv-inotropen Effekt, der sich in beiden Gruppen aber nicht unterschied. Die Gegenwart des β-Adrenozeptorantagonisten Propranolol beeinflußte die inotropen Effekte von Halothan und Koffein ebenfalls in beiden Gruppen nicht. Daraus ist zu schließen, daß der durch die Substanzen vermittelte Effekt nicht durch Stimulation von β-Rezeptoren beeinflußt wird. Nach heutigem Wissen beruht der negativ-inotrope Effekt von Halothan sowohl auf einer Hemmung des Kalziumeinstroms in die Zelle als auch auf einer Beeinflussung der intrazellulären Kalziumregulation [361]. Der Inotropiesteigerung von Koffein soll zwar auch eine Erhöhung des transsarkolemmären Kalziumeinstroms und in hoher Konzentration auch eine intrazelluläre Wirkung auf das sarkoplasmatische Retikulum zugrundeliegen [28, 32, 34, 90].

Das im Vergleich zu nMHS-Schweinen unauffällige inotrope Verhalten des isolierten Herzmuskels von MHS-Schweinen unter Halothan und Koffein sowie insbesondere der fehlende Nachweis einer Myokardkontraktur unter diesen Substanzen schließt aber einen pharmako-genetischen Myokarddefekt für diese Substanzen nicht aus, da zwischen dem Kontraktionsablauf bzw. -mechanismus von Herz- und Skelettmuskulatur grundlegende Unterschiede bestehen [34, 42]: Ein ganz wesentlicher Unterschied dürfte darin liegen, daß physiologischerweise im Skelettmuskel eine vergleichsweise wesentlich niedrigere zytoplasmatische "Schwellenkonzentration" von Kalzium zur Initiierung des Kontraktionsablaufes erforderlich ist als am Herzmuskel. Hinzu kommt, daß die Herzmuskelzelle ihre myoplasmatische Kalziumkonzentration überwiegend über die sarkolemmären Transportmechanismen ("Kalziumkanäle") reguliert. Die sarkolemmären Kalziumkanäle des Skelettmuskels haben im Vergleich dazu eine untergeordnete Bedeutung für die Regulation der zytoplasmatischen Kalziumkonzentration. Die zytoplasmatische Bereitstellung von Kalzium wird im Skelettmuskel primär durch intrazelluläre Kalziumspeicher wie das sarkoplasmatische Retikulum reguliert. Dementsprechend sind im Skelettmuskel auch wesentlich mehr Kalzium speichernde Zellorganellen vorhanden als im Herzmuskel [118, 281]. Dieser Unterschied zwischen den Muskeln kommt auch dadurch zum Ausdruck, daß Koffein unter physiologischen Bedingungen am isolierten normalen Skelettmuskel eine Kontraktur hervorrufen kann [28, 265] und - wie auch durch die vorliegenden Befunde dokumentiert wird - am Herzmuskel nicht [34, 416].

Diese grundlegenden Unterschiede zwischen Herz- und Skelettmuskulatur könnten auch eine schlüssige Erklärung dafür bieten, warum das hyperkontraktile Herz in der Hyperthermiekrise keine Kontraktur entwickelt. In diesem Zusammenhang sollte erwähnt werden, daß die Kontraktur der Skelettmuskulatur bei klinischen MH-Krisen keineswegs obligatorisch ist. Nach Angaben von *Mauritz et al.* [275] sowie *Britt* u. *Kalow* [57] gehen nur etwa drei Viertel der gesicherten schweren MH-Krisen mit einem nachgewiesenen Rigor der Skelettmuskulatur einher. Die Gründe hierfür sind unklar. Die hier untersuchten Schweine entwickelten ohne Ausnahme eine ausgeprägte Kontraktur der Skelettmuskulatur. Die fehlende Kontraktur des Myokards dürfte auch die in der Spätphase der MH zu beobachtende vergleichsweise "bessere" Durchblutung und O_2-Versorgung des Herzens und damit auch die längere Überlebenszeit der Herzzellen erklären (s. S. 161 ff.). Eine geringere "genetische Ausprägung" des MH-Defekts am Myokard erscheint eher unwahrscheinlich, da in der Initialphase der MH die anaerobe Stoffwechselentgleisung von Herz- und Skelettmuskulatur etwa gleich stark ausgeprägt war. Plötzliche und unerwartete Herzstillstände im sehr frühen Verlauf der MH sind vermutlich eher auf schwere Herzrhythmusstörungen zurückzuführen und weniger auf primär mechanische Ursachen. Hierfür spricht das bei einigen der hier untersuchten MHS-Schweine zu beobachtende Kammerflimmern, das sehr früh nach Triggerexposition auftrat und zwangsläufig zu einer vorzeitigen Beendigung dieser Versuche führte.

Für die Existenz eines auch auf Halothan ansprechenden pharmakogenetischen Defekts am Herzen sprechen die elektrophysiologischen Untersuchungen dieser Arbeit, die am isolierten Ventrikelmyokard unter Halothan eine abnorme Konfigurationsänderung des transmembranären Aktionspotentials nachweisen konnten. In Übereinstimmung mit In-vitro-Untersuchungen an anderen Tierspezies [267] sowie auch an menschlichen Herzpräparaten [263] ging der negativ-inotrope Effekt von Halothan bei den gesunden Schweinen mit einer Abnahme der Aktionspotentialamplitude, einer Plateauerniedrigung (Phase 2) und einer Verkürzung der Aktionspotentialdauer einher. Die Myokardzelle des MHS-Schweines reagierte auf die Halothanexposition dagegen mit einer Zunahme der Aktionspotentialamplituden und einer verzögerten Repolarisation. Halothan bewirkte am Aktionspotential v. a. eine Verschiebung des Plateaus in Richtung Depolarisation, das wesentlich vom Kalziumeinwärtsstrom durch die langsamen Kalziumkanäle bestimmt wird [424]. Gegen eine Zunahme des transsarkolemmären Kalziumeinstroms und somit auch gegen eine Erhöhung des zytoplasmatischen Kalziumgehalts spricht allerdings der damit einhergehende negativ-inotrope Effekt. Da eine Beurteilung der transsarkolemmären Kalziumströme nur durch Messung langsamer Aktionspotentiale ("slow response") oder Patch-clamp-Untersuchungen möglich ist, bleibt diese Frage bis zum Vorliegen entsprechender Befunde ungeklärt.

Die Zugabe von Koffein führte zu einer Verstärkung dieses "abnormen" Halothaneffekts am Aktionspotential mit weiterer Zunahme von Aktionspotentialamplitude, Verschiebung des Aktionspotentialplateaus in Richtung Depolarisation und Verzögerung der Repolarisation. Bei der Interpretation dieser Befunde muß aber bedacht werden, daß Koffein schon für sich allein eine Zunahme der Aktionspotentialdauer bewirkt [89, 235, 416]. Daß dies auch in Gegenwart von Halothan der Fall ist, zeigen die an nMHS-Präparaten durchgeführten Kontrollversuche. Allerdings waren diese Effekte an den MHS-Präparaten wesentlich stärker ausgeprägt. Als uncharakteristisch für Coffein muß die weitere Zunahme der Aktionspotentialamplitude gewertet werden. Ein solcher Effekt wird für Koffein nicht beschrieben [235, 243, 416]. In Anwesenheit von Halothan führte die Zugabe von Koffein bei den nMHS-Präparaten sogar zu einer weiteren Abnahme der Aktionspotentialamplitude. Die unter Koffein in beiden Gruppen zu beobachtende geringfügige Abnahme des Ruhemembranpotentials dürfte dagegen eine für diese Substanz spezifische Wirkung sein, da entsprechende Befunde auch in der Literatur vorliegen [416]. Wenn auch die hier vorgelegten elektrophysiologischen Daten eine Aussage über die diesen Veränderungen zugrunde liegenden Mechanismen nicht erlauben, so wird doch erstmalig hier auch für das Myokard von MHS-Schweinen eine abnorme Reaktion für Halothan und Koffein nachgewiesen.

In Abwesenheit von MH-Triggersubstanzen verhalten sich die Herzmuskelzellen von MHS-Schweinen hinsichtlich De- und Repolarisation der Membran dagegen unauffällig, wie die hier durchgeführten Untersuchungen am transmembranären Aktionspotential in beiden Gruppen zeigen. Dieser Befund ist insofern von Interesse, als *Huckell et al.* [208] Hinweise für eine unspezifische Kardiomyopathie bei MH-disponierten Patienten fanden und - wie einleitend schon ausgeführt wurde - ein Zusammenhang zwischen plötzlichem Herztod und MH-Disposition diskutiert wird. Ein kausaler Zusammenhang zwischen verlängerter Aktionspotentialdauer abnormer Myokardzellen und plötzlichen Todesfällen infolge Auslösung komplexer Herzrhythmusstörungen wird heute z.B. bei Patienten mit hypertropher Kardiomyopathie vermutet [81]. Die vorliegenden In-vitro-Daten sprechen gegen ein *primär* abnormes elektrophysiologisches Verhalten von Herzmuskelzellen bei MHS-Schweinen und eine daraus resultierende Initiierung von spontanen lebensbedrohlichen Arrhythmien. Dies schließt allerdings nicht aus, daß das elektrophysiologische Verhalten von MHS-Myokardzellen z. B. infolge einer Aktivierung des sympathischen Nervensystems (durch z. B. Streß) ungünstig beeinflußt werden könnte, wie dies hier für Halothan nachgewiesen wurde.

5.3   Histologische und histochemische Untersuchungen

5.3.1 Präexistente pathomorphologische Veränderungen

In einer Vielzahl von klinisch-pathologischen und experimentellen Arbeiten über Patienten mit MH-Prädisposition bzw. MHS Schweinen vor und nach der MH-Krise werden unterschiedlich ausgeprägte pathologische Veränderungen der Skelettmuskulatur beschrieben, deren Interpretation z. T. widersprüchlich ist.

Bei zahlreichen MH-prädisponierten Patienten, bei denen eine diagnostische Muskelbiopsie durchgeführt wurde, konnte man *lichtmikroskopisch* unspezifische myopathische Veränderungen erkennen, die bei anderen neuromuskulären Krankheiten, wie z.B. Muskeldystrophie, "Central-core-Krankheit", degenerativen Myopathien, ebenfalls auftreten können [188]. Diese morphologischen Veränderungen sind am häufigsten gekennzeichnet durch Vermehrung der zentral liegenden Kerne, Variabilität des Durchmesserspektrums, "Core-targetoid-Fasern", Mottenfraßdefekte, Faseratrophie, Degeneration und Regeneration der Muskelfasern [2, 48, 56, 156, 173, 174, 175, 185, 186, 188, 198, 210, 214, 292, 340, 341]. Diese - überwiegend als nichtpathognomonisch angesehenen [156, 198, 408] - myopathologischen Veränderungen werden etwa bei der Hälfte aller Krisenpatienten und der Angehörigen erhoben [198, 408]. Allerdings treten pathologische Befunde bei MH-disponierten Patienten altersabhängig auf, d.h. der Anteil pathologischer Befunde nimmt mit steigendem Lebensalter deutlich zu [185, 408]: Es wurden bei Patienten unter 5 Jahren keine, zwischen 5 und 10 Jahren nicht allzu häufig (30%) und ab dem 15. Lebensjahr bei 60% der Patienten Veränderungen gefunden [408]. Diese Beobachtung könnte auch erklären, warum bei den zumeist im jungen Alter untersuchten MHS-Schweinen nur sehr spärliche Hinweise auf eine Myopathie zu finden sind [8, 314, 315, 439].

Die vorliegenden Untersuchungen an ebenfalls jungen, narkotisierten MHS-Schweinen ohne Halothanexposition ergaben diskrete morphologische Veränderungen der Skelettmuskulatur, die nur elektronenoptisch festzustellen waren. So zeigten die Mitochondrien vereinzelt eine gewisse Polymorphie mit z. T. fokaler Ausdehnung der äußeren Membran. Diese Veränderungen waren eindeutig auch in der Herzmuskulatur dieser Schweine nachzuweisen. Darüber hinaus fanden sich in der Skelettmuskulatur vereinzelte Areale mit fokaler Destruktion des kontraktilen Apparates, die in diesem Bereich mit einer Desorganisation der Sarkomerstruktur mit unregelmäßigem Verlauf der Z-Scheiben einherging. Artifizielle Ursachen für diese Veränderungen können insofern ausgeschlossen werden, da entsprechende Veränderungen bei den nMHS-Schweinen nicht zu beobachten waren. Zudem wurden die Schweine im narkotisierten Zustand getötet, so daß auch akuter Streß als Ursache hierfür ausscheiden dürfte.

Die fokale Destruktion der Myofibrillen mit Verlust der Myofilamente und die unregelmäßig konfigurierten Mitochondrien erhärten den Verdacht, daß bei MHS-Schweinen eine präexistente Myopathie vorliegen könnte. Im Einklang mit den vorgelegten Befunden fanden *Venable et al.* [431] bei MHS-Schweinen eine hohe Inzidenz disseminierter Muskelfaserdegenerationen. Daß diese Veränderungen nicht nur bei MHS-Schweinen zu finden sind, zeigen auch etliche Untersuchungsbefunde an MH-empfindlichen Personen, die eine myofibrilläre Degeneration sowie abnorm konfigurierte Mitochondrien aufweisen [198]. *Reske-Nielsen et al.* [341] fanden bei mehreren Angehörigen zweier verstorbener MH-Patienten Sarkomerdesorganisation mit spitzwelligen Z-Streifen. *Isaacs et al.* [213] beobachteten in einem Fall gleichzeitig Myofibrillendestruktionen und abnorm große Mitochondrien. *Hull et al.* [209] berichten über vergrößerte, irregulär konfigurierte Mitochondrien in vermehrter Anzahl bei einem 8jährigen Jungen 2 Monate nach einer MH-Episode. Von *Honda et al.* [203] wurden auch gigantische Mitochondrien beschrieben.

Die Annahme einer "mitochondrialen Myopathie" wird auch bestätigt durch die von *Klein et al.* [239] vor kurzem publizierten systematischen *elektronenmikroskopischen* Untersuchungen an Patienten, deren MH-Veranlagung mit Hilfe des In vitro-Skelettmuskel-Kontrakturtestes überprüft wurde. Die Autoren fanden eine "mitochondriale Myopathie" oder zumindest auffällig vermehrte und vergrößerte Mitochondrien bei 47 % der Patienten mit gesicherter oder wahrscheinlicher MH-Anlage. Bei 85 % (22 v. 26] dieser Patienten waren Auffälligkeiten verschiedener Ausprägung festzustellen. Diese wie auch die vorliegenden elektronenoptisch erhobenen Befunde sprechen im Gegensatz zu systematischen *lichtmikroskopischen* Untersuchungen [195, 274, 338] für MH-typische Veränderungen der Histomorphologie. Zukünftige systematische Untersuchungen müssen klären, ob und inwieweit Lebensalter und/oder chronisch-exogene Faktoren Einfluß auf das Auftreten einer "mitochondrialen Myopathie" bei MH-Veranlagung haben.

5.3.2 Pathomorphologische Veränderungen in der frühen und späten MH-Krise

Die Theorie einer präexistenten Myopathie wird auch durch die morphologischen Befunde in der frühen MH-Krise unterstützt. Die im Frühstadium der MH an Skelett- und Herzmuskulatur zu beobachtenden pathologischen Veränderungen, wie fortgeschrittene Degeneration der Muskelfasern und erhöhte lysosomale Aktivität des Sarkoplasmas, können sicherlich nicht als sekundäre Folge der MH-Krise angesehen werden. Derartige Veränderungen treten im Rahmen eines Schockgeschehens frühestens nach 24 h auf. Da bei den nMHS-Schweinen unter Halothannarkose sowohl lichtmikroskopisch als auch elektronenmikroskopisch keine pathologischen Veränderungen zu beobachten waren, ist es auszuschließen, daß Halothan selbst einen pathologischen Effekt an den Skelett- und Herzmuskelfasern hat.

Die akuten morphologischen Veränderungen der Skelettmuskulatur, die in der frühen *und* späten MH-Krise auftraten, betrafen unterschiedliche Zellstrukturen und Organellen. Eine Destruktion des kontraktilen Apparates zeigte sich im Auftreten von Hyperkontraktionsbändern, fokalen Sarkomerrissen und in der Zerstörung des Querstreifenmusters. Daneben ließen sich hochgradige pathologische Veränderungen an den äußeren und inneren Membranstrukturen, wie dem sarkoplasmatischen Retikulum, dem T-Tubulussystem, den Mitochondrien und Sarkolemmkomponenten, - der Basalmembran und Zellmembran - erkennen. Die Mitochondrien zeigten neben der Schwellung und Aufspaltung der äußeren Membran auch eine Dilatation und Auflösung der inneren Cristaelamellen. Die Zellmembran verlor ihren Doppelmembrancharakter, die Basalmembran war unregelmäßig an der Zellmembran aufgeschichtet. Die häufig vorkommenden leeren Basalmembranschlingen wiesen auf das Ödem der Muskelfasern hin. Diese ausgeprägten Membranveränderungen können als das morphologische Korrelat der in der MH auftretenden Permeabilitätstörung der Zellmembran angesehen werden. Es ist z. Z. nicht eindeutig geklärt, ob es sich hier auch um eine primäre Membranveränderung im Rahmen der MH-Prädisposition handelt oder ausschließlich um ein Epiphänomen, das infolge der sekundären, metabolischen Defekte auftritt.

Die in der frühen und in der späten MH-Phase erhobenen Befunde unterschieden sich nur in dem Ausmaß der morphologischen Veränderungen. Qualitative Differenzen ließen sich nicht feststellen. Die in dieser Arbeit durch systematische Untersuchungen an Schweinen gewonnenen Skelettmuskelbefunde bestätigen im wesentlichen die in der Literatur beschriebenen morphologischen Veränderungen bei klinischer MH [27, 48, 156, 172, 174, 198, 209, 270, 292, 342, 364, 366, 438]. Mehrere von diesen Veränderungen werden von den Autoren unterschiedlich bewertet. Eine eindeutige Klassifizierung der morphologischen Veränderungen, ob sie primären oder sekundären Charakter haben, konnte dagegen bis jetzt nicht durchgeführt werden, da die Gewebeproben zumeist postmortal oder frühestens im fortgeschrittenen Stadium während bzw. nach der MH-Krise gewonnen wurden.

Die in den vorliegenden Untersuchungen angewendete Morinfärbung erwies sich als eine sensitive Methode, um den Anstieg des intrasarkoplasmatischen Kalziumgehalts festzustellen. Es fand sich in der Frühphase der MH-Krise eine geringgradige und in der Spätphase eine drastische Vermehrung der Kalziumkonzentration in der Skelettmuskulatur, die sich durch die gesteigerte Fluoreszenz darstellte. Diese Beobachtungen stimmen mit der heutigen Vorstellung über die Pathogenese der MH überein, die einen Anstieg der myoplasmatischen Kalziumkonzentration als ein pathognomonisches Phänomen der MH ansieht [92, 154, 156, 193, 374, 376].

Weitere neue Beobachtungen waren die elektronendichten, intramitochondrialen Konglomerate und die feinen Auflagerungen an den Cristaelamellen, die am ehesten das morphologische Korrelat einer Kalziumakkumulation darstellen dürften. Dieses Phänomen war wiederum geringgradig in der frühen Phase der MH-Krise und hochgradig in der späten Phase ausgeprägt.

Informationen über den veränderten histochemischen und biochemischen Enzymstatus der Skelettmuskulatur bei MH sind kaum bekannt. Eine auffällige Phosphorylasereaktion wurde erstmals von *Gulotta* u. *Helpap* [172] beschrieben. Über eine pathologische Amylophosphorylasereaktion bei der MH berichteten *Ziegan et al.* [456], die eine allgemein stark abgeschwächte histochemische Aktivität dieses Enzyms in den Skelettmuskelfasern von Menschen und MHS Schweinen nach der MH-Krise beobachteten und diese als MH-spezifische Veränderung werten. Darunter waren 3 perioperative Todesfälle, die plötzlich und ohne Verdachtsmoment für eine MH nach Gabe von MH-Triggersubstanzen (Halothan, Succinylcholin) auftraten. Eine pathologische Myophosphorylasereaktion wurde von den Autoren auch bei einem Patienten beobachtet, der nach einem anstrengenden Marsch ein Hyperthermiesyndrom entwickelte und daran verstarb.

Die hier durchgeführten Enzymreaktionen zeigten bei der Frühphase der MH-Krise einen subtotalen, bei der Spätphase der MH-Krise einen totalen Verlust der enzymhistochemisch nachweisbaren Aktivität. Die theoretische Möglichkeit, daß es sich hier um einen Nebeneffekt des in der MH-Krise entwickelten Temperaturanstieges handelt, konnte anhand eines Kontrollversuches, in dem eine Extremität mit erwärmter Flüssigkeit (physiologische Kochsalzlösung, 43 °C) perfundiert wurde, ausgeschlossen werden. Die anschließend durchgeführte histochemische Reaktion zeigte eine normale Aktivität des Amylophosphorylaseenzyms (Abb. 4.9).

Wie läßt sich die in der MH-Krise beobachtete Verminderung der Amylophosphorylaseenzymaktivität erklären? Die frühe Adrenalinausschüttung bei MH und die für den Skelettmuskel postulierte erhöhte Ansprechbarkeit der β_2-Adrenozeptoren könnten eine überschießende Aktivität der Phosphorylase-b-Kinase verursachen, deren Folge die rapide Senkung der inaktiven Phosphorylase b ist (Abb. 5.2). Dadurch kann der Nachschub an Phosphorylase b bei erhöhtem Bedarf an Phosphorylase a nicht gewährleistet werden. Dies bedingt wiederum einen Mangel von Phosphorylase a, nachdem die vermutlich nur initiale und daher hier nicht erfaßte Hyperaktivität der Phosphorylase a mit dem schnellen Abbau der Glykogenreserven erschöpft wurde. Glykogen war in der Tat drastisch reduziert und läßt sich stellenweise, wie die vorliegenden Befunde zeigen, nicht mehr nachweisen. Darüber hinaus dürfte der in der späten MH auftretende ATP-Mangel die Aktivierung der Phosphorylase-b-Kinase bremsen und somit zur Abnahme der Phasophorylase-a-Aktivität beitragen.

Zur Klärung des zugrundeliegenden biochemischen Mechanismus dieses enzymhistochemischen Phänomens sollten weitere biochemische Untersuchungen durchgeführt werden. Weiterhin sollte die Reversibilität dieses Enzymmangels mit Hilfe von Langzeituntersuchungen bei überlebenden Tieren geklärt werden. Hinweise für einen Enzymdefekt bzw. einen primären Enzymmangel liegen in der Literatur allerdings nicht vor. Widersprüchliche Berichte über eine erhöhte Phosphorylase-a-Enzymaktivität in Skelettmuskelbiopsien MH-empfindlicher Schweine [309] und Patienten [109, 425, 448] unabhängig von einer MH-Krise sind wahrscheinlich nur Ausdruck der (hier postulierten!) gesteigerten β-adrenergen Ansprechbarkeit, da Gewebeentnahmen in Abhängigkeit von der Methode mehr oder weniger mit einer Streßreaktion einhergehen oder eine Aktivierung des sympathischen Nervensystems diesen Biopsien vorausgeht. Auf diese Problematik wurde schon in Zusammenhang mit den widersprechenden Beobachtungen über erhöhte Skelettmuskel-cAMP-Spiegel hingewiesen (s. S. 163 ff.). Letzten Endes unterstützen diese kontroversen Berichte die Hypothese einer β-adrenergen Überstimulation bei MH-Veranlagung, da nMHS- und MHS-Individuen innerhalb der einzelnen Studien den gleichen Streßbedingungen ausgesetzt gewesen sein dürften.

Angaben über die Affektion der Herzmuskulatur in einer MH-Krise, die morphologisch nachweisbare Spuren hinterläßt, sind kaum in der Literatur vorhanden und stützen sich ausschließlich auf klinische MH-Fälle. Die erhältlichen Arbeiten berichten über unspezifische Veränderungen, die die Hyperkontraktion der Myofibrillen, die

Myofibrillolyse, die Disruption des Sarkolemms und Veränderungen am sarkoplasmatischen Retikulum beinhalten [48, 116, 120, 270].

Neben den bekannten pathologischen Veränderungen ergaben die hier durchgeführten systematischen, experimentellen Untersuchungen zusätzliche Hinweise dafür, daß das Myokard bereits in der frühen Phase der MH-Krise sichtbar geschädigt wird. Diese Beteiligung des Myokards kann morphologisch eindeutig dokumentiert werden. Ausgeprägte Veränderungen in den Mitochondrien traten ähnlich wie in der Skelettmuskulatur in Form von Dilatation, Auflösung und Disruption der Cristaelamellen auf. Als weiteres Substrat der Affektion des mitochondrialen Metabolismus konnte histochemisch eine Reduktion der mitochondrialen oxidativen MAG-Enzymaktivität festgestellt werden. Diese Aktivitätsverminderung des Enzyms nahm im Spätstadium der MH-Krise zu. Der sarkoplasmatische Glykogengehalt war ebenfalls schon im frühen Stadium reduziert. Im Spätstadium ließen sich nur ganz vereinzelt Glykogengranula nachweisen. Dieser indirekte Hinweis auf eine frühe Glykogenolyse bei MH findet sich also auch am Myokard.

Eine weitere histochemische Abnormalität konnte bei der Amylophosphorylasereaktion festgestellt werden. Ähnlich wie bei der Skelettmuskulatur war ein Mangel dieses Enzyms nachzuweisen. Da die in den vorliegenden Untersuchungen angewendete histochemische Reaktion offensichtlich nicht optimal für die Darstellung der Aktivität des kardialen Phosphorylaseisoenzyms ist (die Aktivität dieses Enzyms ist auch unter normalen Umständen wesentlich geringer im Myokard als in der Skelettmuskulatur), war eine objektive Beurteilung und Quantifizierung dieses Phänomens schwieriger als bei der Skelettmuskulatur.

Durch die Verstärkung der Fluoreszenzintensität in der Morinfärbung war, ähnlich wie bei den Skelettmuskelfasern, eine Erhöhung der zytoplasmatischen Kalziumkonzentration während der MH-Krise festzustellen. In der mitochondrialen Matrix waren die gleichen elektronendichten Ablagerungen vorhanden, die in der Skelettmuskulatur beobachtet und als Kalziumablagerungen interpretiert wurden. Weitere Mikrosondenanalysen sind erforderlich, um die genaue chemische Zusammensetzung dieser Konglomerate zu identifizieren.

5.4   Klinische Bedeutung der tierexperimentellen Befunde

Wenn auch die Übertragbarkeit tierexperimenteller Daten auf die Klinik immer problematisch erscheint, so muß doch bedacht werden, daß entsprechende Untersuchungen an MH-Patienten u. a. auch wegen der Gefährlichkeit dieser Narkosekomplikation nicht möglich sind und daß das noch relativ junge tierexperimentelle MH-Modell zur Erforschung des menschlichen MH-Syndroms mittlerweile weltweit Anerkennung gefunden hat (s. 1.6). Untersuchungen von *Campbell et al.* [68, 69] an wachen Personen mit MH-Disposition lassen vermuten, daß die hier für das Myokard von MHS-Schweinen erstmalig nachgewiesene und für den Skelettmuskel postulierte Erhöhung der β-adrenergen Empfindlichkeit auch beim Menschen existent ist. So beobachteten die Autoren im Unterschied zu gesunden Kontrollpersonen bei Patienten mit nachgewiesener MH-Disposition unter körperlicher Belastung initial höhere [68] oder - nach Belastung - verzögert abnehmende Blutlaktatspiegel [69]. Als Ursache dafür vermuteten die Autoren eine Abnormalität des sympathischen Nervensystems: "It appears that the sympathetic nervous system may have a rather more fundamental role in MH than had previously been considered."

5.4.1 Bereich der Anästhesie und Chirurgie

Obwohl die vorliegende Arbeit in erster Linie einen Beitrag zum pathophysiologischen Verständnis des MH-Syndroms liefert, dürften die aufgezeigten Ergebnisse auch klinisch von Bedeutung sein, da sie neue Ansatzpunkte hinsichtlich Prophylaxe und Therapie der MH-Krise eröffnen könnten. Insbesondere die erhöhte Empfindlichkeit gegenüber einer β-adrenergen Stimulation als vermutlich bedeutsamer pathogenetischer Faktor nicht nur der streß-, sondern auch der anästhesieinduzierten MH-Krise läßt einen Einsatz von β-Adrenozeptorantagonisten (z. B. Propranolol) schon jetzt indiziert erscheinen, auch wenn die Existenz dieses Defekts und die protektive Wirkung von Propranolol bislang "nur" für das Herz belegt ist und entsprechende Untersuchungen für andere Organe und die Skelettmuskulatur momentan noch ausstehen.

Prophylaxe der MH

Die heutige MH-Prophylaxe bei Eingriffen an Patienten mit vermuteter oder bekannter MH-Disposition beinhaltet in erster Linie einen Verzicht von Narkosemitteln mit bekannter oder ungewisser Triggerpotenz [67, 154, 374]. Die Verwendung "sicherer" Anästhetika garantiert nach heutigem Wissen keinen MH-Schutz, sondern nur eine Risikominderung. Die gezielte Verabreichung "sicherer" Narkotika mag eher die Schwere als die Inzidenz von MH-Episoden günstig beeinflussen. So konnte *Ording* [312] unter intravenöser Anästhesie genauso häufig abortive Verlaufsformen der MH beobachten wie unter Inhalationsnarkotika ohne Succinylcholin. Fulminante Verlaufsformen traten in dieser Untersuchung unter intravenöser Anästhesie nicht auf. Diese und ähnliche Beobachtungen (s. 1.7) unterstreichen die pathogenetische Bedeutung eines "Streßfaktors" für die Auslösung der MH und stellen gleichzeitig die Durchführung "triggerfreier" Anästhesieverfahren als *einzige* prophylaktische Maßnahme in Frage. In Zusammenhang mit Regionalanästhesien beschriebene MH-Episoden deuten in die gleiche Richtung [227, 433]. Die Bedeutung eines "Streßfaktors" für die Auslösung der MH ergibt sich auch aus der Beobachtung von *Mauritz et al.* [275], daß bei akuten Eingriffen die Zahl tödlicher Krisen signifikant höher war als bei geplanten Operationen.

Die heute zunehmende Erkenntnis, daß nicht nur ein "Streßfaktor" das klinische Erscheinungsbild (fulminante Krise vs. verzögerte Entwicklung vs. abortiver Verlauf vs. klinisch inapparente Episode) der anästhesieinduzierten MH bestimmt, sondern offenbar auch ein "human stress syndrome" existiert (s. 1.7), hat sich auch in den Richtlinien zur Narkoseführung MH-gefährdeter Patienten niedergeschlagen [154, 379], die eine starke Prämedikation vorsehen. Diese Maßnahme kann das MH-Risiko zwar weiter senken, aber keineswegs ausschalten, da perioperative Streßsituationen (insbesondere bei der Narkoseausleitung) selbst bei sorgfältiger Anästhesieführung nie ganz zu vermeiden sind. Aus diesen Gründen erscheint eine Blockade der β-Adrenozeptoren als ergänzende prophylaktische Maßnahme bei MH-Disposition sinnvoll, zumal tierexperimentelle Befunde auch eine "überschießende Sympathikusaktivierung" in Streßsituationen vermuten lassen [1] (s. S. 163 ff.).

Nach früheren Empfehlungen von *Schulte-Sasse* u. *Eberlein* [379, 380] sollten diejenigen Patienten eine intravenöse Dantrolenprophylaxe erhalten, die eine MH durchgemacht haben oder bei denen eine MH-Disposition durch den In vitro-Kontrakturtest festgestellt wurde. Blutsverwandte solcher Patienten mit gesicherter Disposition werden von den Autoren ebenfalls als gefährdet angesehen und einer Prophylaxe mit Dantrolen für würdig befunden. Diese Fälle stellen aber im klinischen Alltag eine absolute Minderheit dar. Weitaus häufiger sind Fälle, bei denen eine eindeutige Festlegung

Tabelle 5.1. Präoperative MH-Risikofaktoren (mod. nach *Smith* [397])

Familien- und/oder Eigenanamnese:
- Komplikationen im Zusammenhang mit vorangegangenen Narkosen:
  - unerklärte perioperative Temperaturanstiege,
  - Muskelbeschwerden,
  - Trismus nach Succinylcholingabe,
  - unerklärte postoperative CK-Anstiege und/oder Myoglobinurien,
  - unerklärte Todesfälle,
  - nerklärte Tachykardien und Arrhythmien;
- plötzliche, unerwartete Todesfälle ("Sekundenherztod", "Hitzschlag");
- plötzlicher Kindstod (SIDS);
- malignes neuroleptisches Syndrom;
- Herzerkrankungen;
- Diabetes;
- Synkopen;
- erhöhte Ruhe-CK-Werte;
- rezidivierende, spontane Temperaturanstiege bzw. Fieberkrämpfe;
- Rückenschmerzen;
- Muskelkrämpfe;
- Muskelschwäche;

Physische Abnormalitäten:
- Myopathien;
- Strabismus;
- Hernien (sowie alle sonstigen Zeichen von Bindegewebsschwäche);
- angeborene Luxationen;
- Kyphoskoliose;
- Ptosis;
- Osteogenesis imperfecta;
- Kryptorchismus;
- Fußabnormalitäten.

des MH-Risikos nicht möglich ist (Tabelle 5.1), was angesichts der notwendigen Nutzen-Risiko-Aufwandabwägung nicht selten zu einer Verunsicherung des Anästhesisten hinsichtlich einer Dantrolenprophylaxe führt. Da zudem eine protektive Wirkung von Dantrolen bezüglich einer Überstimulation mit Katecholaminen bislang nicht erwiesen ist, erscheint in diesen Fällen nicht nur aus klinisch-pragmatischer Sicht eine Vorbehandlung dieser Patienten mit β-Adrenozeptorenantagonisten sinnvoll. Diese Prophylaxe darf eine sofortige Bereitschaft zur Gabe von Dantrolen ("Stand by - Funktion") keineswegs ausschließen.

Ein weiterer Vorteil dieser Prophylaxe ergibt sich auch aus den z. T. sehr langen Halbwertszeiten von β-Adrenozeptorenblockern, so daß bei Patienten mit gesicherter MH-Disposition diese Substanzen zusammen mit der in diesen Fällen indizierten Dantrolenprophylaxe eingesetzt werden sollten. Hierfür sprechen Berichte über ein Wiederaufflackern einer MH in der postoperativen Phase, nachdem die MH initial mit Dantrolen i. v. zunächst zum Stillstand gebracht worden war [126]. Postoperative MH-Rezidive wurden sogar bis zu 2 Wochen nach dem initialen Ereignis beschrieben [327]. MH-Rezidive untermauern die Bedeutung von "Streß" als eigenständigen pathogenetischen Faktor bei der Auslösung auch der menschlichen MH. In diese Richtung weisen auch die in den letzten Jahren zunehmenden Berichte über postoperative MH-*Episoden* nach unauffälligen Narkosen, z. T. sogar unter Verwendung "sicherer" Anästhetika [19, 136, 152, 176, 198, 231, 244, 246, 252, 257, 325, 381].

Trotz aller Bemühungen um eine Prophylaxe durch postoperative Langzeitüberwachung und -sedierung sowie durch vorsichtiges Ausschleichen einer Dantrolentherapie ist es bis heute nicht gelungen, postoperative MH-Episoden zu verhindern [327, 216]. Wenn auch diese Maßnahmen nach Auftreten einer MH-Krise durchaus gerechtfertigt sind, so erscheinen sie bei den weitaus häufigeren Fällen mit fraglicher MH-Disposition oder abortiven Verlaufsformen (z.B. Trismus) im klinischen Alltag wenig praktikabel. Einer *Langzeitprophylaxe* mit Dantrolen sind insofern Grenzen gesetzt, als eine orale Applikationsform nach heutiger Auffassung nur einen unsicheren Schutz bietet [128, 153, 379], eine langzeitige intravenöse Verabreichung sehr aufwendig ist und Nebenwirkungen in Form von Muskelschwäche, Leberschädigung und - bei marginaler Atemfunktion - auch Atemdepression hervorrufen kann [436, 344]. Da β-Adrenozeptorenantagonisten eine ausgezeichnete orale Verfügbarkeit aufweisen [413], die Nebenwirkungen vertretbar - wenn nicht sogar wünschenswert erscheinen (z. B. Müdigkeit)- und diese Substanzen nicht zuletzt auch einen "defektnahen" Schutz vor einer Überstimulation mit Katecholaminen bieten, könnte ihr Einsatz nicht nur die Lücke in der Langzeitprophylaxe schließen, sondern auch problemlos in die vorabendliche Prämedikation miteinbezogen werden. Hierfür sprechen die in der Literatur beschriebenen präoperativen MH-Episoden [409].

Therapie der MH

Es ist das Verdienst von *Schulte-Sasse* u. *Eberlein* [105, 374, 378, 379] für den deutschsprachigen Raum erstmalig und auch heute noch gültige, ständig den neuesten Erkenntnissen angepaßte Richtlinien zur Prophylaxe, Diagnose und Therapie der MH aufgestellt zu haben, die heute wohl allgemein anerkannt werden (s. 1.3). Ein Einsatz von β-Adrenozeptorenantagonisten wird nach Einleitung der Dantrolentherapie bislang nur fakultativ bei therapieresistenten Herzrhythmusstörungen empfohlen.

Die offensichtliche Katalysatorfunktion einer "Sympathikusaktivierung" für die Stoffwechselentgleisung bei MH sowie die erhöhte Empfindlichkeit des Herzens und möglicherweise des gesamten Organismus gegenüber den exzessiv erhöhten Katecholaminen lassen - als sinnvolle adjuvante Maßnahme zu der nach wie vor obligaten (!) Dantrolentherapie - einen generellen Einsatz dieser Substanzen indiziert erscheinen. Die vor einer Überstimulation mit Katecholaminen und vor einem exzessiven Energieverbrauch schützenden β-Adrenozeptorenblocker könnten so zu einer Verlangsamung der MH-Reaktion beitragen und insbesondere auch einen frühen Herzstillstand bei MH verhindern. Ein günstiger Einfluß der β-Adrenozeptorenantagonisten auf die Myokardfunktion bei MH ergibt sich indirekt aus den aufgezeigten In-vitro-Befunden sowie auch aus den Untersuchungen von *Gronert et al.* [164], die bei Schweinen unter Propranolol - bei verzögert ablaufender MH - keine Erhöhung des myokardialen O_2-Verbrauchs beobachten konnten. Eine Abschwächung der MH-Reaktion unter Propranololgabe beobachteten auch *Lister et al.* [258] bei MHS-Schweinen. Man kann einwenden, daß bei rechtzeitiger und ausreichender Dantrolenbehandlung ein letaler Ausgang bei MH heute zu vermeiden ist [52, 377]. Denkt man jedoch an die möglichen Spätfolgen einer MH-Krise [154, 198, 238, 374], so erscheint doch jede Maßnahme nicht nur sinnvoll, sondern auch notwendig, die das Ausmaß einer MH-Reaktion in Grenzen hält. Das heutige Therapiekonzept bei MH sollte insofern schon jetzt überdacht werden, auch wenn systematische Untersuchungen noch ausstehen, die den günstigen Effekt einer β-Adrenozeptorenblockade speziell für die Skelettmuskulatur noch belegen müssen.

Die besondere Bedeutung der β-Adrenozeptorenblocker im Therapiekonzept der MH dürfte in der sofortigen Verfügbarkeit und Einsetzbarkeit dieser Substanzen liegen. Die klinische Erfahrung zeigt, daß nach Stellung einer MH-Verdachtsdiagnose bis zu 10-20 min verstreichen können (zentrale Lagerung im OP, Zubereitung einer Infusionslösung aus Trockensubstanz bei relativ schlechter Löslichkeit usw.), bis Dantrolen in der notwendigen Dosierung infundiert worden ist. Die sofortige Applikation von β-Adrenozeptorenantagonisten dürfte zweifellos einen wichtigen Zeitgewinn bedeuten und könnte die Zeit bis zur Bereitstellung von Dantrolen sinnvoll überbrücken. Abgesehen von den günstigen direkten metabolischen Auswirkungen einer solchen Maßnahme bei MH könnte auch die durch die β-adrenerge Überstimulation geprägte Herz-Kreislauf-Funktion (Beeinträchtigung der Ventrikelfüllung sowie extreme Abnahme des peripheren Gefäßwiderstandes) davon profitieren und auch darüber zu einer Verbesserung der O_2-Versorgung und O_2-Bilanz führen.

Ein Einsatz von β-Sympathikomimetika zur Behandlung hypotoner bzw. instabiler Kreislaufsituationen bei MH ist hingegen - nicht nur aus metabolischen Gründen - absolut kontraindiziert, da eine β-adrenerge Stimulation aufgrund der vorgelegten Daten und postulierten Pathomechanismen zu einer weiteren Verschlechterung der hämodynamischen Verhältnisse führen würde. Indiziert erscheint hingegen in Anbetracht der vorliegenden hämodynamischen Befunde eine ausreichende (d.h. weit über die Dantroleninfusionen hinausgehende) und schon früh einsetzende Volumensubstitution. Eine diesbezüglich restriktive oder abwartende Haltung (bis zum Legen eines Pulmonaliskatheters) ist unbegründet, da - entgegen nicht selten angestellter Vermutungen - eine Beeintächtigung der Inotropie bzw. eine dilatative Kardiomyopathie bei MH nicht vorliegt. Bei dennoch unbeherrschbaren Kreislaufkomplikationen bzw. einer drohenden Minderperfusion der Organe käme als "ultima ratio" ein Einsatz von rein α-stimulierenden Substanzen in Frage, um die Vasodilatation der Widerstandsgefäße aufzuheben.

Diagnose der MH

Aus klinisch-pragmatischer Sicht wichtig ist die Beobachtung, daß die Blutdruck-amplitude in der MH-Krise deutlich zunimmt. Die Zunahme der Blutdruckamplitude trat reproduzierbar in allen Experimenten auf. Diese offenbar bislang wenig beachtete Beobachtung könnte für die Frühdiagnose der MH wichtig sein und die schwierige Differentialdiagnose unerwarteter intraoperativer Tachykardien erleichtern. Nachträglich durchgeführte Recherchen von klinischen MH-Episoden, bei denen der systolische und diastolische Blutdruck sorgfältig dokumentiert waren, bestätigen diesen tierexperimentellen Befund. Da EKG-Monitoring und arterielle Blutdruckmessung obligatorische Basismaßnahmen in der Narkoseüberwachung darstellen und die Kapnometrie in der Regel schwerpunktmäßig (z.B. bei Verdacht auf MH-Disposition) eingesetzt wird, dürfte diesem bislang nicht beachteten bzw. beschriebenen Frühsymptom in der Diagnostik unerwarteter MH-Fälle eine wichtige Bedeutung zukommen.

5.4.2 Bereich anderer Fachrichtungen

Der in dieser Arbeit erbrachte Nachweis eines Myokarddefekts bzw. einer erhöhten Empfindlichkeit des Herzens gegenüber einer Katecholaminstimulation bei MHS-Schweinen könnte eine Erklärung bieten für die vermutete ursächliche Beziehung zwischen MH-Disposition und plötzlichem Kindstod sowie anderen unerwarteten Todesfällen, die möglicherweise Varianten einer Systemerkrankung ("human stress syndrome") darstellen (s. 1.7).

Interessant ist in diesem Zusammenhang, daß eine erhöhte Empfindlichkeit des Myokards gegenüber β-adrenerger Stimulation auch als entscheidender Faktor in der Entwicklung der *hypertrophen Kardiomyopathie* diskutiert wird [320] und bei diesem Krankheitsbild ein Zusammenhang zwischen Herzrhythmusstörungen und plötzlichem Herztod nachgewiesen ist [70, 248, 278]. Die jährliche Sterblichkeit von Patienten mit hypertropher Kardiomyopathie beträgt 3-5 %. Häufig tritt der plötzliche Herztod bei starker körperlicher Anstrengung auf [33]. Eine auffällige Häufung von lebensbedrohlichen Herzrhythmusstörungen konnten *Huckell et al.* [208] bei Patienten mit nachgewiesener MH-Disposition beobachten. Einige der Patienten wiesen zudem Zeichen einer allerdings unspezifischen Kardiomoypathie auf. Ebenfalls bemerkenswert in diesem Zusammenhang erscheint eine vor kurzem von *Massie et al.* [273] publizierte Nuklearmagnetischen -Resonanz (NMR)-Studie, die bei Patienten mit *kongestiver Kardiomyopathie* einen primären Stoffwechseldefekt in der Skelettmuskulatur unter Belastung (Finger-Beugung) nachweist. Die bei diesen "primär" kardial erkrankten Patienten beobachteten ^{31}P-NMR-spektroskopischen Veränderungen weisen dabei interessanterweise große Ähnlichkeiten mit Befunden bei MHS-Patienten auf, die vergleichbaren Untersuchungen [307] unterzogen wurden. Es sei erwähnt, daß sowohl hypertrophe wie auch kongestive Kardiomyopathien familiär gehäuft auftreten können [33]. Für das gehäufte, familiäre Auftreten der hypertrophen Kardiomyopathie ist ein autosomal dominater Erbgang nachgewiesen [33]. Bei unauffälliger Familienanamnese wird eine Spontanmutation angenommen. In Zusammenarbeit mit Kardiologen sollten zukünftige systematische Untersuchungen und Beobachtungen eine Klärung herbeiführen, ob bei einem "human stress syndrome" in all seinen Varianten und *idiopathischen* bzw. insbesondere *familiären Kardiomyopathien* eine gemeinsame pathophysiologische Grundlage ("final common pathway") besteht und diese "primären" Herzerkrankungen nicht doch in Zusammenhang mit einer Systemerkrankung stehen. Hier ist auch die Mitarbeit von Pharmakologen, Biochemikern, Humangenetikern und anderen Fachrichtungen gefordert.

Eine diesbezügliche interdisziplinäre Zusammenarbeit setzt aber zunächst voraus, daß auf dieses potentiell letale und keineswegs anästhesiespezifische Syndrom aufmerksam gemacht und auf die offenbar große Variabilität seines Erscheinungsbildes hingewiesen wird. Das in letzter Zeit - insbesondere im anglo-amerikanischen Raum - wachsende Interesse an dieser genetisch bedingten Erkrankung läßt erwarten, daß außer den schon bekannten MH-ähnlichen Krankheitbildern, die mit Symptomen wie Hyperthermie, metabolischer Azidose, Tachykardie und Rhabdomyolyse einhergehen (z. B. malignes neuroleptisches Syndrom, bestimmte Erscheinungsformen des Hitzschlags, Zustände nach extremer körperlicher Anstrengung, Pneumonie, Alkoholgenuß, Psychopharmakaeinnahme und KoKainintoxikation) noch weitere Erkrankungen aufgrund gleichartiger oder ähnlicher Symptome mit einem MH-Defekt in Verbindung gebracht werden.

So lenken die hier gleichermaßen an Herz- und Skelettmuskulatur nachgewiesenen mitochondrialen Anomalien sowie die primäre nichthypoxische Laktatazidose bei MH erstmalig den Verdacht auf eine ursächliche Verbindung zu einem Syndrom, das in der Literatur als *"Postexercise lactic acidosis in patients with myopathy and cardiomyopathy"* bezeichnet wird [254, 343, 388, 415]. Als auslösende Ursachen dieser vermutlich heriditären Laktatazidose werden körperliche Anstrengung, langes Fasten und auch Alkoholgenuß beschrieben, wobei langes Fasten bei diesen Patienten nicht zu einer Hypoglykämie führt. Ein enzymatischer Defekt der Gluconeogenese konnte bei diesen Patienten ausgeschlossen werden. Auch bei diesem Syndrom wurde eine Präponderanz von Kindern beobachtet. Als Ursache wird ein genetisch-enzymatischer Defekt im Bereich der Mitochondrien von Herz- und Skelettmuskulatur diskutiert [388]. So fanden *Sengers et al.* bei den von ihnen untersuchten Kindern mit diesem Syndrom neben einer hypertrophen obstruktiven Kardiomyopathie morphologische Hinweise für einen Mitochondriendefekt in der Herz- und Skelettmuskulatur. Unabhängig von diesem Syndrom werden in der Literatur auch sog. "idiopathische" bzw.

"spontane" Laktatazidosen beschrieben [205, 206, 268, 437], bei denen sich ebenfalls eine Abklärung hinsichtlich einer MH-Disposition anbieten würde.

Die heutigen Möglichkeiten zur Festellung einer MH-Disposition beschränken sich im wesentlichen auf den Skelettmuskelkontrakturtest. Die praktische Bedeutung dieses Testes ist insofern gering, da er eine offene Biopsie voraussetzt, nur in Speziallabors durchführbar und keineswegs ohne Falschaussage ist [153, 380]. Aufgrund der Invasivität des Testes findet dieser insbesondere bei Familienangehörigen eine geringe Akzeptanz. Auffällige Familienanamnesen können zwar - wie in einigen Fällen von plötzlichem Kindstod (SIDS) - einen Hinweis auf eine ursächliche Verbindung zwischen MH-Disposition und plötzlichen Todesfällen geben, unauffällige Anamnesen schließen hingegen einen solchen Zusammenhang keinesfalls aus. Dies trifft allerdings auch auf die breite Palette heute diskutierter Ursachen [390, 427] für den plötzlichen Kindstod zu. Holländische Ärzte haben kürzlich vermutet, daß die Bauchlage für den plötzlichen Kindstod verantwortlich ist: Die Überprüfung von 142 Todesfällen ergab eine 5fach höhere Inzidenz dieses Syndroms bei Säuglingen, die auf dem Bauch schliefen, als bei Rückenschläfern [220]. Hypothetisch erscheint es zumindest denkbar, daß die Bauchlage wie auch viele andere postulierte Umstände das Kind unbemerkt in eine Streßsituation hineingeraten lassen und für den Kindstod letztlich nur Auslöser ("Trigger") eines mit einem plötzlichen Herzstillstand einhergehenden "human stress syndrome" sind. Prospektiv wäre interessant zu untersuchen, ob Herzmuskelzellen solcher - in der Regel einer Autopsiepflicht unterliegender - Fälle ähnliche ultrastrukturelle und histochemische Veränderungen aufweisen wie die in dieser Arbeit beschriebenen.

Es bleibt Aufgabe der zukünftigen MH-Forschung unter Mitwirkung verschiedener Fachrichtungen einen einfach durchzuführenden, nichtinvasiven Screeningtest für die sichere Identifizierung MH-disponierter Personen zu entwickeln. Entsprechende Ansätze wurden kürzlich mit Untersuchungen an verschiedenen Blutzellen gemacht [241, 311]. Fehlende Reproduzierbarkeit und/oder mangelnde Sensitivität haben diese Tests über ein Experimentierstadium bislang nicht hinauskommen lassen. Der entscheidende Grund dafür dürfte in der Unkenntnis des genauen MH-Defekts liegen. Aufgrund der hier gewonnenen Erkenntnisse wird gegenwärtig in Zusammenarbeit mit Biochemikern und Physiologen der hiesigen Klinik ein enzymatischer Screeningtest an Thrombozyten entwickelt. Ein solcher Test könnte in Zukunft folgende Aufgaben übernehmen: 1) präoperative Erfassung einer MH-Disposition, 2) Ermittlung der bisher unbekannten Gesamtinzidenz einer MH-Disposition, 3) systematische Untersuchung der Beziehungen zwischen MH-Disposition und plötzlichen Todesfällen sowie auch MH-ähnlichen Krankheitsbildern, 4) Feststellung der Todesursache von plötzlich unerwartet Verstorbenen (ggf. forensische Bedeutung). So ergibt sich aus den Ergebnissen dieser Arbeit sowie auch aus klinischen Fallberichten [456] schon jetzt die Notwendigkeit bzw. Forderung einer postmortalen Abklärung einer MH-Disposition bei allen Todesfällen, die während oder nach einer Narkose mit Triggersubstanzen plötzlich und unerwartet, also ohne Verdachtsmomente für eine MH, auftreten (s. S. 146).

Wenn auch ein all diesen Anforderungen entsprechender Screeningtest zum Nachweis einer MH-Disposition z. Z. noch nicht zur Verfügung steht und die offensichtliche Uneinheitlichkeit der klinischen Erscheinungsformen und Triggermechanismen dieser genetischen Erkrankung momentan verwirrend erscheinen, so ist doch heute schon davon auszugehen, daß die klassische Hyperthermiekrise im klinischen Erscheinungsbild dieser zu vermutenden Systemerkrankung wohl eher die Ausnahme darstellt und auch nicht nur annähernd eine Aussage über die Häufigkeit des MH-Defekts in der Bevölkerung erlaubt. Insofern wäre es auch trügerisch, die Bedeutung eines "human stress syndrome" wegen der im Vergleich zum Schwein seltener zu beobachtenden, ausschließlich streßgetriggerten Hyperthermiekrise zu unterschätzen. Wahrscheinlich ist der genetische Defekt in der Bevölkerung weiter verbreitet, als bisher angenommen wurde. Für die weitere Erforschung dieses genetischen Defekts in Zusammenhang mit anderen, möglicherweise weitaus häufigeren Erscheinungsformen ist die Krankheitsbezeichnung maligne Hyperthermie als unspezifisches Symptom der klassischen Verlaufsform daher eher hinderlich, wohl aber unvermeidbar. Unabhängig davon wächst die Erkenntnis, daß das ursprünglich "anästhesiespezifische" MH-Syndrom ein allgemeinmedizinisches Problem darstellt und eine Mitarbeit der verschiedensten medizinischen Fachrichtungen erforderlich macht.

6 Zusammenfassung und Schlußfolgerungen

Die maligne Hyperthermie (MH) ist eine potentiell letale Narkosekomplikation, der nach heutigem Wissen ein Defekt der myoplasmatischen Kalziumhomöostase der Skelettmuskulatur zugrundeliegt und die sich in einer hypermetabolen Stoffwechsel-entgleisung offenbart. Zur Manifestation der nicht nur den Menschen sondern auch viele Tierarten betreffenden biochemischen Anomalie müssen zwei Bedingungen zu-sammentreffen: eine genetische Disposition und ein oder mehrere auslösende Fakto-ren (z.B. Narkotika, Streß), die den latenten Defekt erst sichtbar machen. Die gene-tische Verbreitung dieses Defekts in der Bevölkerung ist unbekannt. Häufigkeitsanga-ben über Abortivformen dieser Erkrankung (1:200 bei narkotisierten Kindern) lassen vermuten, daß dieser genetische Defekt keineswegs selten ist.

Ziel der vorliegenden Arbeit war es,
- einen Beitrag zur Aufklärung der pathophysiologischen Zusammenhänge bei MH zu leisten, die erst 1960 als eigenständiges Krankheitsbild erkannt wurde und kein anästhesiespezifisches Syndrom ist;
- schwerpunktmäßig die Herz-Kreislauf-Funktion bei MH zu erforschen, deren Be-urteilung bislang mehr auf theoretischen Überlegungen und kasuistischen Untersu-chungen beruhte, als auf systematischen experimentellen Grundlagen;
- den Nachweis der Arbeitshypothese zu erbringen, daß die MH auch eine Erkran-kung des Herzens ist. Die Klärung der Frage nach einem Myokarddefekt war von be-sonderem Interesse, da neuerdings eine ursächliche Beziehung zwischen MH-Disposi-tion und dem "Sudden Infant Death Syndrome" (SIDS) sowie anderen unerwarteten Todesfällen vermutet wird;
- und zudem die pathogenetische Bedeutung des sympathischen Nervensystems für die MH aufzuhellen, die bisher kontrovers diskutiert wird.

Entsprechend der Zielsetzung waren verschiedene methodische Ansätze erforderlich. Die Experimente wurden an MH-empfindlichen (MHS) Schweinen durchgeführt, da systematische Untersuchungen an MH-suszeptiblen Patienten u. a. auch wegen der Gefährlichkeit dieses Syndroms nicht möglich sind und das erst 1966 inaugurierte tierexperimentelle MH-Modell bisher die wichtigsten Erkenntnisse über Ätiologie, Pathogenese und Therapie der MH geliefert hat. Vergleichende Untersuchungen erfolgten an MH-unempfindlichen (nMHS) Schweinen.

1) Die *in-vivo-Untersuchungen* dieser Arbeit zeigen, daß die frühe Hyperthermiekrise - einhergehend mit einem weit über 100fachen Anstieg der arteriellen Katecholaminspiegel - durch eine hyperdyname Herzfunktion mit extrem erhöhter Herzfrequenz und deutlicher Inotropiesteigerung geprägt ist. Im Vordergrund der hämodynamischen Veränderungen standen bei initial erhöhtem Herzzeitvolumen eine eingeschränkte Ventrikelfüllung und - trotz der exzessiven Sympathikusaktivierung - ein erheblicher und sofort einsetzender Abfall des Gesamtwiderstandes im Systemkreislauf mit Abnahme auch des peripheren Gefäßwiderstandes in der Skelettmuskulatur. Trotz Dilatation der Widerstandsgefäße und trotz Abnahme des Schlagvolumens war bei gleichzeitiger Frequenz- und Inotropiezunahme eine charakteristische Amplitudenzunahme des fortschreitend abnehmenden Systemdrucks zu beobachten. Eine hypozirkulatorsche Kreislaufsituation mit deutlich reduziertem Herzzeitvolumen und Systemdruck zeichnete dagegen die späte Phase der Krise aus. Eine Herzinsuffizienz im Sinne einer Unfähigkeit zur Austreibung oder einer Dilatation war auch in dieser Phase nicht zu erkennen. Der Herztod trat in Form von Hyposystolie bzw. Asystolie ein. Einige MHS-Schweine verstarben nach Triggerexposition (Halothan, Succinylcholin) vorzeitig infolge Kammerflimmerns.

Der O_2-Verbrauch nahm in der MH-Krise insgesamt um den Faktor 3,5, im linken Ventrikel um den Faktor 4,0 und in der Skelettmuskulatur um den Faktor 2,5 zu. Es konnte am Herzen eindeutig eine Umkehr der Laktatbilanz nachgewiesen werden, die mit einer massiven Freisetzung von H^+-Ionen in das Koronarblut einherging. Simultane Messungen an Herz- und Skelettmuskulatur ließen in der Frühentwicklung der MH keine zeitlichen und qualitativen Unterschiede MH-charakteristischer Veränderungen zwischen beiden Geweben erkennen. Ein Anstieg der regionalvenösen Laktatkonzentrationen an Herz- und Skelettmuskel war früher nachzuweisen als jedwede Zeichen einer Hypoxie. Diese initialen Veränderungen im Sinne einer primären, nichthypoxischen Laktatbildung gingen einher mit einem signifikanten Anstieg der Adrenalinkonzentration im Plasma. In dieser Phase war eine sehr enge Korrelation zwischen Katecholamin- und Laktatspiegeln nachzuweisen. Die exzessiv erhöhten Plasmakatecholaminspiegel bei MH resultierten primär aus einer vermehrten sympathoadrenalen Aktivität und erst in zweiter Linie aus einer gesteigerten sympathonervalen Aktivität. Denn ein signifikanter Konzentrationsanstieg von Adrenalin im Plasma war früher nachweisbar als von Noradrenalin. Das Konzentrationsverhältnis der beiden Katecholamine änderte sich eindeutig zugunsten von Adrenalin, und zudem wurde Noradrenalin in das periphervenöse Blut nicht vermehrt freigesetzt.

2) Die *In-vitro-Untersuchungen* dieser Arbeit zeigen, daß das Herz von MHS-Schweinen gegenüber einer β-adrenergen Stimulation mit einem deutlich verstärkten positiv-inotropen Effekt reagiert. Unter α-adrenerger Stimulation ergaben sich diesbezüglich keine Unterschiede zwischen den MHS- und nMHS-Schweinen. Die Applikation von Succinylcholin führte zu einer erheblichen Potenzierung der erhöhten Empfindlichkeit des Myokards von MHS-Schweinen gegenüber β-adrenerger Stimulation, während bei den nMHS-Schweinen die β-adrenerge Ansprechbarkeit des Myokards durch Succinylcholin nicht beeinflußt wurde. Durch den β-Adrenozeptorenantagonisten Propranolol konnten sämtliche Effekte antagonisiert werden.

Am isolierten Ventrikelmyokard von MHS-Schweinen konnte zudem unter Halothan eine abnorme Konfigurationsänderung des transmembranären Aktionspotentials nachgewiesen werden. So reagierte die Myokardzelle auf die Halothanexposition mit einer Zunahme der Aktionspotentialamplitude und einer verzögerten Repolarisation insbesondere mit Verschiebung des Aktionspotentialplateaus in Richtung Depolarisation, während Halothan am Myokard von gesunden Schweinen einen gegenteiligen Effekt bewirkte. Die Zugabe von Koffein führte am MHS-Myokard zu einer Verstärkung des abnormen Halothaneffekts am Aktionspotential mit weiterer Zunahme der Aktionspotentialamplitude, Verschiebung des Plateaus in Richtung Depolarisation und Verzögerung der Repolarisation. Beide Substanzen wie auch Succinylcholin bewirkten keine Kontraktur am isolierten Herzmuskel.

3) Die *histologischen und histochemischen Untersuchungen* an MHS-Schweinen ergaben diskrete morphologische Veränderungen der Herz- und Skelettmuskulatur im Sinne einer präexistenten Myopathie. So zeigten die Mitochondrien eine gewisse Polymorphie mit z. T. fokaler Ausdehnung der äußeren Membran. In der frühen MH-Krise waren an Herz- und Skelettmuskulatur primär-pathologische Veränderungen wie fortgeschrittene Degeneration der Muskelfasern, Phagozytose und erhöhte lysosomale Aktivität des Sarkoplasmas zu beobachten. Außer der Destruktion des kon-

traktilen Apparats traten morphologische Veränderungen auf, die unterschiedliche Zellstrukturen und Organellen betrafen. Ähnlich wie in der Skelettmuskulatur waren am Myokard ausgeprägte Veränderungen in den Mitochondrien in Form von Dilatation, Auflösung und Disruption der Cristaelamellen nachzuweisen. Die in der frühen und in der späten MH-Phase erhobenen Befunde unterschieden sich nur im Ausmaß der morphologischen Veränderungen. Qualitative Differenzen ließen sich nicht feststellen. Als Substrat der Affektion des mitochondrialen Metabolismus konnte histochemisch schon in der Frühphase der MH eine Reduktion der mitochondrialen oxidativen MAG-Enzymaktivität nachwiesen werden. Der sarkoplasmatische Glykogengehalt war wie in der Skelettmuskulatur schon im frühen Stadium reduziert. Als weitere histochemische Abnormalität konnte - ähnlich wie bei der Skelettmuskulatur - eine pathologische Amylophosphorylasereaktion festgestellt werden. In beiden Geweben ließ sich histochemisch eine Erhöhung der zytoplasmatischen Kalziumkonzentration nachweisen.

Die MH ist nach den vorgelegten Befunden entgegen bisheriger Vorstellungen keineswegs nur eine primäre Erkrankung der Skelettmuskulatur. Das Herz beteiligt sich an der metabolischen Entgleisung bei MH. Es ist anzunehmen, daß der MH ein systemischer Defekt zugrundeliegt.

Auf der Basis bisher vorliegender und hier gewonnener Befunde wurde in der Arbeit ein pathogenetisches Denkmodell entworfen, das der Ätiologie sowohl der anästhesie- als auch der streßbedingten Hyperthermiereaktion gerecht wird. Danach stellt die erhöhte und durch exogene Einflüsse (z.B. Succinylcholin) potenzierbare Ansprechbarkeit des Organismus gegenüber β-adrenerger Stimulation (z.B. Streß) einen wichtigen und erstmals beschriebenen pathogenetischen Faktor dar, der möglicherweise Teil eines systemischen Defekts ist. Als ein weiterer bedeutsamer Faktor bei der Entwicklung der MH ist die primäre, d.h. nichthypoxische Laktatbildung anzusehen. Aufgabe zukünftiger Untersuchungen muß es sein, die hier postulierten Pathomechanismen weiter abzuklären und zu ergründen, ob zwischen chronischer β-adrenerger Überstimulation und den präexistenten abnormalen Membranstrukturen der Zelle eine ursächliche Verbindung besteht. Weitere systematische Untersuchungen müssen ebenfalls klären, ob und inwieweit das Lebensalter Einfluß auf das Auftreten einer "mitochondrialen Myopathie" bei MH-Veranlagung hat. Aus den Befunden dieser Arbeit ergeben sich neue bzw. ergänzende Ansätze zur Prophylaxe und Behandlung des MH-

Syndroms. So läßt die erhöhte β-adrenerge Ansprechbarkeit des Organismus einen Einsatz von β-Adrenozeptorantagonisten sinnvoll erscheinen.

Es ist nicht auszuschließen, daß die MH in der Bevölkerung weiter verbreitet ist als bislang angenommen und eine im Prinzip latente Systemerkrankung mit sehr unterschiedlichen Erscheinungsformen darstellt, wobei die Hyperthermiekrise im klinischen Erscheinungsbild die Ausnahme ist. Die erhöhte und durch exogene Einflüsse potenzierbare Empfindlichkeit des Herzens gegenüber Katecholaminen könnte auch eine Erklärung bieten für die verschiedentlich vermutete ursächliche Beziehung zwischen MH-Disposition und plötzlichen Herztodesfällen bei jungen herzgesunden Patienten bis hin zum "Sudden Infant Death Syndrome" (SIDS), die möglicherweise nur Varianten dieser Systemerkrankung ("human stress syndrome") darstellen. Mit Hilfe zukünftiger Blutzelltests könnte es gelingen, eindeutige Aussagen darüber zu machen, ob diese unerwarteten Todesfälle wie auch MH-ähnliche Krankheitsbilder dem Krankheitsbild MH grundsätzlich zuzuordnen sind oder nicht.

7 Angewandte Geräte und Pharmaka

1. Metomidat: Hypnodil, Fa. Janssen GmbH, Neuss
2. Azaperon: Stresnil, Fa. Bayer AG, Leverkusen
3. Methohexital: Brevimytal, Fa. Lilly, Bad Homburg
4. Glukoselösung 5 %, Apotheke des Universitäts-Krankenhauses Eppendorf, Hamburg
5. Fentanyl, Fa. Janssen GmbH, Neuss
6. Intermediate Endotrachealtubus, Fa. Mallinckrodt GmbH, Hennef/Sieg
7. Engström 300, Fa. Engström, Stockholm, Schweden
8. Normocap, Fa. Datex (Fa. Hoyer, Bremen)
9. Ringer-Lösung, Apotheke des Universitäts-Krankenhauses Eppendorf, Hamburg
10. Onkohäs-40, Fa. Braun-Melsungen
11. FlexibleThermosonde, Fa. Honeywell
12. Infrarotwärmelampe, Sollux-500, Fa. Heraeus
13. Romulus 800, Fa. Dräger, Lübeck
14. Multicap, Fa Datex (Fa. Hoyer, Bremen)
15. Infrarotstrahler: Beiersdorf AG (Eigenbau)
16. Lidocain 1 %, Apotheke des Universitäts-Krankenhauses Eppendorf, Hamburg
17. Monitor VM 300, Fa. Honeywell
18. 5 F, Corodyn, Fa. Braun, Melsungen
19. Heparin-NaCl (0,9 %)-Lösung (1500 I.E. Thrombophob auf 500 ml 0,9 %ige NaCl-Lösung)
20. Automatisches Spülsystems, CFS2-3 F, Fa. Deutsche Abbot GmbH
21. Microtransducerkatheter (MCT) 6 F, Fa. Honeywell
22. Hohlkatheter 7 F, Fa. USCI
23. Cavafix, Fa. Braun-Melsungen
24. Metalltemperatursonde, Technotherm 7300, Fa. Testoterm
25. Blutströmungsaufnehmer STO Typ LY, Lumen 1,5-2,5 mm; Stölzer Meßtechnik, Waldkirch
26. Diagnostikkatheter 6 F, Fa. USCI

27. Thermosonde, Teflon-Thermistorenherzkatheter, Fa. Hoyer, Bremen
28. Statham Transducer P 23, Fa. Gould
29. Cardioscope E-4, Fa. Honeywell
30. Magnetband, Sore 7 DS, Racal
31. Cardiac-output-Computer, Fa. Hoyer, Bremen
32. Blutströmungsmesser System Hillers, Fa. Hellige, Freiburg
33. Meßschrank mit Monitor, Druck- und Flußmeßbrücken, Hellige Servomed, Fa. Hellige, Freiburg
34. Druckvorverstärker, Fa. Hellige, Freiburg
35. Centronics 737, Data Computer Corp, Hudson, New Hampshire, USA
36. Linearcorder, mark VII,WR3101; Graphtec, Tokyo, Japan
37. Gauer-Quecksilbermanometer, Fa. Hugo Sachs Elektronik, Freiburg
38. Buxco Cardiovascular Analyser, Fa. Hugo Sachs Elektronik, Freiburg sowie IBM, PS/60
39. SQ-2500, Epson Deutschland GmbH, Düsseldorf
40. Hämoximeter-OSM2, Fa. Radiometer, Kopenhagen
41. halbautomatisches Blutanalysegerät, ABL2, Fa. Radiometer Copenhagen
42. Testkombination Glukose, Boehringer Mannheim GmbH, Diagnostika
43. Testkombination Laktat, Boehringer Mannheim GmbH, Diagnostika
44. Testkombination Pyruvat, Boehringer Mannheim GmbH, Diagnostika
45. 2500 CO-oximeter, Fa. Corning
46. 178/pH/Blood Gas Analyser, Fa. Corning
47. Test auf freie freie Fettsäuren (enzymatischer Farbtest), Boehringer Mannheim GmbH, Biochemika
48. Fluothane ICI, ICI-Pharma, Heidelberg
49. Vapor 19.1 für Halothan, Drägerwerk AG, Lübeck
50. Pantolax, Curamed Pharma GmbH, Freiburg

Literatur

1.   Ahern CP, Milde JH, Gronert GA: Electrical stimulation triggers porcine malignant hyperthermia. Res Vet Sci 39:257, 1985

2.   Allen PD, Ryan FA, Sreter FA, Mabucji K: Histochemical changes in malignant hyperthermia susceptible patients. Anesthesiology 53:A252, 1980

3.   Allen W, Berrett S, Harding J, Patterson D: Plasma levels of muscle enzymes in the pietrain pig in relation to the acute stress syndrome. Vet Rec 87:410, 1970

4.   Alper M, Fleisch JH, Flacke W: The effect of halothane on the responses of cardiac sympathetic ganglia to various stimulants. Anesthesiology 31:429, 1969

5.   Alper MH, Flacke W: The peripheral effects of anaesthetics. Ann Rev Pharmacol 9:273, 1969

6.   Althen TG, Ono K, Topel DG: Effect of stress susceptibility or stunning method on catecholamine levels in swine. J Anim Sci 44:985, 1977

7.   Altrogge DM, Topel DG, Cooper MA, Hallberg JW, Draper DD: Urinary and caudate nuclei catecholamine levels in stress-susceptible and normal swine. J Anim Sci 51:74, 1980

8.   Anderson LD, Parrish FC, Topel DG: Histochemical and palatability properties of m. longissimus dorsi from stress-resistant and stress-susceptible porcine animals. J Anim Sci 41:1600, 1975

9.   Apstein CS, Deckelbaum L, Mueller M, Hajopian U, Hood WB: Graded global ischemia and reperfusion. Cardiac function and lactate metabolism. Circulation 55:864, 1977

10.   Apstein CS, Gravino F, Hood WB: Limitations of lactate production as an index of myocardial ischemia. Circulation 60:877, 1979

11.   Arndt JO: Funktions- und Regelprinzipien des Niederdrucksystems. In: Jesch F, Peter K (Hrsg) Hämyodynamisches Monitoring. Springer, Berlin Heidelberg New York Tokyo, 1983

12.   Arndt JO, Krzossa M, Müller A: Der Einfluß von Ethrane und Halothan auf die Aktivität der Barorezeptoren des Aortenbogens von Katzen. In: Ethrane. Springer, Berlin Heidelberg New York, Anästhesiologie und Wiederbelebung, Bd 84, S 117, 1974

13.   Auberger H: Über einen Anaesthesietodesfall bei einem Kind während der Narkoseeinleitung. Anästhesist 14:158, 1965

14.   Axelrod J: Dopamine-ß-hydroxylase: Regulation of its synthesis and release from nerve terminals. Pharmacol Rev 24:233, 1972

15.   Bagwell EE: The effect of halothane on coronary flow and myocardial metabolism in dogs. Pharmacologist 7:177,1965

16.   Balogh D, Hammerle AF, Hörtnagel H, Brücke T, Stadler-Wolffersgrün R: Plasmakatecholamine bei Halothan-Lachgas-Anästhesie und Neuroleptanästhesie. Intra- und postoperative Vergleichsstudien. Anästhesist 28:517, 1979

17. Bardsley ME, Wheatley AM, Fowler CJ, McCrodden, JM, McLoughlin JV, Tipton KF: Metabolism of monoamines in malignant hyperthermia-susceptible pigs. Br J Anaesth 54:1313, 1982

18. Barry WH, Grossmann W: Cardiac catheterization. In: Braunwald E (ed) Heart disease. Saunders, Philadelphia London Toronto, pp 278-307, 1980

19. Beldavs J, Small V, Cooper DA, Britt BA: Postoperative malignant hyperthermia: a case report. Can Anaesth Soc J 18:202, 1971

20. Bendall JR: The effect of pre-treatment of pigs with curare on the postmortem rate on pH fall and onset on rigor mortis in the musculature. J Sci Food Agric 17:333, 1966

21. Bentler W: Über postmortale Vorgänge im Skelettmuskel, vor allem bei Schlachtschweinen. Fleischwirtschaft I-V. 52, 1972

22. Berger C, Meyer W, Scholz H, Starbatty J: Effects of the benzimidazole derivates pimobendan and 2-(4-hydroxy-phenyl)-5-(5-methyl-3-oxo-4,5-dihydro-2H-6-pyridazinyl) benzidimazole · HCL on phosphodiesterase activity and force of contraction in guiena-pig hearts. Drug Res 3; II 11:1668, 1985

23. Bergmann H: Nebenwirkung der Muskelrelaxantien und Komplikationen bei ihrer Anwendung. Klin Anästhesiol Intensivther 22:225, 1980

24. Bergmeyer HU: Methoden der enzymatischen Analyse. 3. Aufl., Verlag Chemie, Weinheim 1974

25. Berman MC, Harrison GG, Dutoit P, Bull JE, Keuch JE: Halothane-induced hyperpyrexia in landrace pigs. S Afr Med J 43:545, 1969

26. Bernhardt D, Schiller H: Maligne Hyperthermie in Allgemeinanästhesie. Anästhesist 22:367, 1973

27. Bernhardt D, Schiller H: MH in Allgemeinanästhesie. Abnorme histochemische und elektronenoptische Muskelbefunde in Kombination mit pathologischen Serum-CK-Werten als Beweis für das Vorliegen einer primären Myopathie. Anästhesist 22:367, 1973

28. Bianchi CP: Pharmacological actions on excitation-contraction coupling in striated muscle. Fed Proc 27:126, 1968

29. Bickhardt K: Myopathien. In: Schulze W, Bickhardt K, Bollwahn W, Mickwitz G von, Plonait H (Hrsg) Klinik der Schweinekrankheiten. Schaper, Hannover, S 75-89, 1980

30. Birkhimer LJ, De Vane CL: The neuroleptic malignant syndrome: Presentation and treatment. Drug Intell Clin Pharm 18:462, 1984

31. Biscoe TJ, Millar RA: The effect of halothane on carotid sinus baroreceptor activity. J Physiol (Lond) 173:24, 1964

32. Blayney L, Thomas H, Muir J, Henderson A: Action of caffeine on calcium transport by isolated fractions of myofibrils, mitochondria, and sarcoplasmic reticulum from rabbit heart. Circ Res 43:520, 1978

33. Bleifeld W, Hamm CW: Herz und Kreislauf. Klinische Pathophysiologie. Springer, Berlin Heidelberg New York Tokyo, 1988

34. Blinks JR, Olson CB, Jewell BR, Braveny P: Influence of caffeine and other methylxanthines on mechanical properties of isolated mammilian heart muscle. Circ Res 30:367, 1972

35. Böcklen E, Flad S, Müller E, Faber H von: Comparitive determination of beta-adrenergic receptors in muscle, heart and backfat of pietrain and large white pigs. Anim Prod 43:335, 1986

36. Böhm M, Roewer N, Schmitz W, Scholz H, Schulte am Esch J: Effects of beta- and alpha-adrenergic agonists, adenosine, and carbachol in heart muscle isolated from malignant hyperthermia susceptible swine. Anesthesiology 68:38, 1988

37.   Bond WS: Detection and mangagement of neuroleptic malignant syndrome. Clin Pharm 3:302, 1984

38.   Bouloux P, Perret D, Besser GM: Methodological coniderations in the determination of plasma catecholamines by high-performance-liquid-chromatography with electrochemical detection. Ann Clin Biochem 22:194, 1985

39.   Bowman WC, Nott MW: Actions of sympathomimetic amines and their antagonists on skeletal muscle. Pharmacol Rev 21:27, 1969

40.   Bowman WC: Effects of adrenergic activators and inhibitors on the skeletal muscles. In: Szekeres L (ed) Adrenergic activators and inhibitors. Springer, Berlin Heidelberg New York (Handbook of experimental pharmacology, vol. 54/II, pp 47-128, 1981

41.   Brachfeld N: Charactization of the ischemic process by regional metabolism. Am J Cardiol 37:467, 1976

42.   Brady AJ: Active state in cardiac muscle. Physiol Rev 48:570, 1968

43.   Braunwald E: On the differences between the hearts output and its contractile state. Circulation 43:171, 1971

44.   Braunwald E: Assessment of cardiac performance. In: Braunwald E (ed) Heart disease. Saunders, Philadelphia London Toronto, pp 472, 1980

45.   Braunwald E: Determinants and assessment of cardiac function. N Engl J Med 296:86, 1977

46.   Braunwald E: Mechanism of action of calcium channel blocking agents. N Engl J Med 307:1618, 1982

47.   Bretschneider HJ, Martel J, Hellige G, Hensel G, Kettler D: Korrelation des enddiastolischen Ventrikel-Volumens pro Gewichtseinheit (ESV/100g) zu Potenzfunktionen des arteriellen Druckes (P) und der ventrikulären Druckanstiegsgeschwindigkeit (dp/dtmax). Verh Dtsch Ges Kreislaufforsch 38:233, 1972

48.   Brinkmann B, Püschel K: Zur Histomorphologie der Herz- und Skelettmuskulatur bei maligner Hyperthermie. Z Rechtsmed 80:117, 1977

49.   Bristow MR, Ginsburg R: Beta-2-receptors on myocardial cells in human ventricular myocardium. Am J Cardiol 57:3F, 1986

50.   Britt BA: Recent advances in malignant hyperthermia. Anesth Analg 51:841, 1972

51.   Britt BA: Etiology and pathophysiology of malignant hyperthermia. Fed Proc 38:44, 1979

52.   Britt BA: Malignant hyperthermia. Can Anaesth Soc J 32:666, 1985

53.   Britt BA: Malignant hyperthermia: a pharmacokinetic disease of skeletal and cardiac muscle. N Engl J Med 290:1140, 1974

54.   Britt BA: Malignant hyperthermia: A review. In: Milton AS (ed) Pyretics and antipyretics. Springer, Berlin Heidelberg New York (Handbook of experimental pharmacology, vol LX, pp 547-615, 1982)

55.   Britt BA, Endreny L, Peters PL, Kwong FH, Kadijevic L: Screening of malignant hyperthermia susceptible families by creatine phosphokinase measurement and other clinical investigations. Can Anaesth Soc J 23:2, 1976

56.   Britt BA, Kalow W, Gordon A, Humphrey JG, Rewcastle NB: Malignant hyperthermia: An investigation of five patients. Can Anaesth Soc J 20:431, 1973

57.   Britt BA, Kalow W: Malignant hyperthermia: a statistical review. Can Anaesth Soc J 17:293, 1970

58.   Britt BA, Locher WG, Kalow W: Heredity aspects of malignant hyperthermia. Can Anaesth Soc J 16:89, 1969

59.   Brodde OE: Die Rolle adrenerger alpha- und beta-Rezeptoren in der Pathogenese von Hypertonie und Herzerkrankungen. Internist 29:397, 1988

60.   Brodde OE: ß1- und ß2-Adrenozeptoren sind funktionell an der Regulation der Kontraktionskraft im rechten Vorhof des Menschenherzens beteiligt.In: Schölmerich P, Holtmeier HJ (Hrsg) Kardiovaskuläre Rezeptoren. Neue pharmakologische und klinische Aspekte. Thieme, Stuttgart New York, S 86-91, 1986

61.   Brooke MH, Kaiser KK: Muscle fiber types: How many and what kind? Arch Neurol 23:369, 1970

62.   Brown BR jr, Tatum RN, Crout JR: The effect of general anesthestics on the uptake and metabolism of 1-3H-norepinephrine in guinea pig atria. Fed Proc 27:468, 1968

63.   Brown RC: Hyperpyrexia and anaesthesia. Br Med J 1256-1257, 1954

64.   Brownell AKW: Malignant hyperthermia: Relationship to other diseases. Br J Anaesth 60:303, 1988

65.   Brumback RA, Leech RW: Color atlas of histchemistry. PSG Publishing Company, Littleton MA, 1984

66.   Cadwallader JA, Alley MR: Malignant hyperthermia in a crossbred landrace-large white pig. N Z Vet J 23:207, 1975

67.   Cain PA, Ellis FR: Anaesthesia for patients susceptible to malignant hyperpyrexia. Br J Anaesth 49:941, 1977

68.   Campbell IT, Ellis FR, Evans RT, Mortimer MG: Studies of body temperatures, blood lactate, cortisol and free fatty acid levels during exercise in human subjects susceptible to maligant hyperpyrexia. Acta Anaesth Scand 27:349, 1983

69.   Campbell IT, Ellis FR, Evans TR, Chem C: Metabolic rate and blood hormone and metabolite levels of individuals susceptible to malignant hyperpyrexia at rest and in response to food and mild exercise. Anesthesiology 55:46, 1981

70.   Canedo M, Frank MJ, Abdulla AM: Rhythm disturbances in hypertrophic cardiomyopathy: Prevalence, relation to symptoms and management. Am J Cardiol 45:848, 1980

71.   Carlstedt BC, Stanaszek WF: Heat stroke. US Pharmacist 9:23, 1984

72.   Caroll JB: Increased incidence of masseter spasm in children with strabismus anesthetized with halothane and succinylcholine. Anesthesiology 67:559, 1987

73.   Chambers J, Hall RR: Porcine malignant hyperthermia. Comp Cont Educ Vet 10:317, 1987

74.   Chapman RA: Excitation-contraction coupling in cardiac muscle. Prog Biophys Mol Biol 35:1, 1979

75.   Cheah KS, Cheah AM, Waring JC: Phospholipase A2 activity, calmodulin, calcium and meat quality in young and adult halothane-sensitive and halothane-insensitive British landrace pigs. Meat Sci 17:37, 1986

76.   Cheah KS, Cheah AM: Mitochondrial calcium transport and calcium-activated phospholipase in porcine malignant hyperthermia. Biochem Biophys Acta 634:70, 1981

77.   Cheah KS, Cheah AM: Skeletal muscle mitochondrial phospholipase A2 and the interaction of mitochondria and sarcoplasmic reticulum in porcine malignant hyperthermia. Biochem Biophys Acta 638:40, 1981

78. Cody JR: Muscle rigidity following administration of succinylcholine. Anesthesiology 29:159, 1968

79. Cohen RD, Wodds HF: Lactic acidosis revisited. Diabetes 32:181, 1983

80. Cohen RD, Woods HF: Clinical and biochemical aspects of lactic acidosis. Blackwell, Oxford, 1976

81. Colfart DJ, Meldrum SJ: Hypertrophic cardiomyopathy. An electrophysiological study. Br Med J 4:217, 1970

82. Coons DJ, Hillmannn FJ, Marshall RW: Treatment of neuroleptic malignant syndrome with dantrolene sodium: a case report. Am J Psychiatry 139:944, 1982

83. Craythone NWB, Turndorf H, Dripps RD: Changes in pulse rate and rhythm associated with the use of succinylcholine in anesthetized children. Anesthesiology 21:465, 1960

84. Cristoforo MF, Brody MJ: Non-adrenergic vasoconstriction produced by halothane and cyclopropane anesthesia. Anesthesiology 29:44, 1968

85. da Prada M, Picotti GB, Carruba MO, Haefely WE: Plasma catecholamine, normetanephrine and p-octopamine levels: Stress and drug-induced changes in rat. In: Usdin E, Kopin IJ, Barchas J (eds) Catecholamines: Basic and clinical frontiers. vol I. Pergamon, Oxford New York, pp 915-917, 1979

86. Daly MJ, Levy GP: The subclassifiaction of beta-adrenoceptors. In: Kalsner S (ed) Trends in autonomic pharmacology vol I. Urban & Schwarzenberg, München, pp 347-385, 1979

87. Dantzer R, Hatey F: Plasma dopamine-beta-hydroxylase and platelet monoamine oxidase activities in pigs with different susceptibility to the malignant hyperthermia syndrome induced by halothane. Reprod Nutr Dev 21:103, 1981

88. Davis TP, Gehrke CW Jr, Williams CH, Gehrke CW, Gerhardt KO: Pre-column derivatization and high-performance liquid chromatography of biogenic amines in blood of normal and malignant hyperthermic pigs. J Chromatogr 228:113, 1982

89. De Grubareff T, Sleator W: Effects of caffeine on mamillian atrial muscle, and its interaction with adenosine and calcium. J Pharm Exp Ther 148:202, 1965

90. De Mello WC, Mendoza J, Perez B: Caffeine contractures in depolarized heart muscle. Res Commun Chem Pathol Pharmacol 6:1, 1973

91. Denborough MA: Heat stroke and malignant hyperpyrexia. Med J Aust 1:204, 1982

92. Denborough MA: Malignant hyperpyrexia. Clin Anaesth 2:669, 1984

93. Denborough MA: Malignant hyperpyrexia. Med J Aust 2:757, 1977

94. Denborough MA, Collins SP, Hopkinson KC: Rhabdomyolysis and malignant hyperpyrexia. Br Med J 288:1878, 1984

95. Denborough MA, Ebeling P, King JO, Zapf P: Myopathy and malignant hyperpyrexia. Lancet I:1138, 1970

96. Denborough MA, Forster JFA, Lovell RRH, Maplestone PA, Villers JD: Anaesthetic deaths in a family. Br J Anaesth 34:395, 1962

97. Denborough MA, Gallowway GJ, Hopkinson KC: Malignant hyperpyrexia and sudden infant death. Lancet II:1068, 1982

98. Denborough MA, Lovell RRH: Anaesthetics deaths in a family. Lancet II:45, 1960

99. Denborough MA: Sudden infant death syndrome and malignant hyperpyrexia. Med J Aust 1:649, 1981

100. DiMauro S, Bresolin N, Hays AP: Disorders of glycogen metabolism of muscle. Crit Rev Clin Neurobiol. 1:83-116, 1984

101. Downey GP, Caroff S, Beck S, Rosenberg H, Gerber JC, Heimann-Patterson TD, Aronson MD: Neuroleptic malignant syndrome patient with unique clinical and physiologic features. Am J Med 77:338, 1984

102. Dubowitz V: Muscle biopsy - a practical approach. 2nd edn. Bailière Tindall, London 1985

103. Dubowitz V, Pearse AG: A comparitive histochemical study of oxidative enzyme and phosphorylase activity in skeletal muscle. Histochem J 105:105, 1960

104. Dudziak R: Lehrbuch der Anästhesiologie. Schattauer, Stuttgart,1980

105. Eberlein, HJ: Therapie der malignen Hyperthermie. Vorläufige Mitteilung. Anästhesist 28:247, 1979

106. Eger EJ, Smith NT, Stoelting RK, Aillen DJ, Kadis LS, Whitcher CE: Cardiovascular effects of halothane in man. Anesthesiology 32, 396, 1970

107. Ellis FR, Cain PA, Harriman DG: Multifactorial inheritance of malignant hyperthermia susceptibility. In: Aldrete JA, Britt BA (eds) Malignant hyperthermia. Grune & Stratton, New York San Francisco London, pp 329-338, 1978

108. Ellis FR, Campbell IT: Fatal heat stroke in a long distance runner (correspondence). Br Med J 287:1548, 1983

109. Ellis FR, Halsall PJ, Allam P, Hay E: A biochemical abnormality found in muscle from unstressed malignant-hyperthermia-susceptible humans. Biochem Soc Trans 12:357, 1984

110. Ellis FR, Halsall PJ, Ørding H et al.: A protocol for the investigation of malignant hyperpyrexia susceptibility by the European Malignant Hyperpyrexia Group. Br J Anaesth 56:1267, 1984

111. Ellis FR, Keansey NP, Harriman D et al.: Screening for malignant hyperpyrexia. Br Med J III:559, 1972

112. Ellis KO, Butterfield JL, Wessels FL, Carpenter JF: A comparison of skeletal, cardiac and smooth muscle actions of dantrolene sodium, a skeletal muscle relaxant. Arch Int Pharmakodyn Ther 224:118, 1976

113. Ellis RH, Simpson P, Tatham P, Leighton M, Williams J: The cardiovascular effects of dantrolene sodium in dogs. Anaesthesia 30:318, 1975

114. Endo M, Yagi S, Ishizuka T, Horiuti K, Koga Y, Amaha K: Changes in the Ca-induced Ca release mechanism in the sarcoplasmic reticulum of the muscle from a patient with malignant hyperthermia. Biomed Res 4:83, 1983

115. Eng GD, Epstein BS, Engel WK, McKay DW, McKay R: Malignant hyperthermia and central core disease in a child with congenital dislocating hips. Arch Neurol 35:189, 1978

116. Falk E, Simonsen J: The histology of myocardium in malignant hyperthermia: A preliminary report of 11 cases. Forensic Sci 13:21, 1979

117. Faust DK, Gergis SD, Sokoll MD: Management of suspected malignant hyperpyrexia in an infant. Anesth Analg 58:33, 1979

118. Fawcett DW, McNutt NS: Ultrastructure of the cat myocardium: I. Ventricular papillary muscle. J Cell Biol 42:1, 1969

119. Feldmann SA: Muscle relaxants. Saunders, London, 1978

120. Fenoglio jr JJ, Irey NS: Myocardial changes in malignant hyperthermia. Am J Pathol 89:51, 1977

121. Fischer K: Die Bedeutung endokriner Störungen für die Entwicklung von Qualitätsabweichungen bei Schweinefleisch. Fleischwirtschaft 7:1212, 1974

122. Fischer KJ: Der Einfluß von Anaesthetica auf die Kontraktionsdynamik des Herzens. Tierexperimentelle Untersuchungen. Springer, Berlin Heidelberg New York (Anaesthesiologie und Wiederbelebung, Bd 117, 1979

123. Fischer KJ: Der kardiotherapeutische Index zur Quantifizierung der direkten Myokardeffekte verschiedener Inhalationsnarkotika. In: Kirchner E (Hrsg) 20 Jahre Fluothane. Springer, Berlin Heidelberg New York (Anaesthesiologie und Intensivmedizin, Bd. 109, S 72-87, 1978)

124. Fishbein WN, Griffin JL, Armbrustmacher VW: Stain for skeletal muscle adenylate deaminase. An effective tetrazolium stain for frozen biopsiy specimens. Arch Pathol Lab Med 104:462, 1980

125. Fletcher JE, Rosenberg H: In vitro muscle contractures induced by halothane and suxamethonium. Br J Anaesth 58:1433, 1986

126. Fletcher R, Blennow, G, Olsson AK, Ranklev E, Törnebrabdt K; Malignant hyperthermia in a myopathic child. Prolonged postoperative course requiring dantrolene. Acta Anaesthesiol Scand 26:435, 1982

127. Fletcher R, Ranklev E, Olssson AK, Leander S: Malignant hyperthermia syndrome in an anxious patient. Br J Anaesth 53:993, 1981

128. Flewellen EH, Nelson TE, Jones WP, Arens JF, Wagner DL: Dantrolene dose response in awake man: Implications for management of malignant hyperthermia. Anesthesiology 59:275, 1983

129. Flewellen EH, Nelson TE: Dantrolene dose response in malignant hyperthermia-susceptible (MHS) swine: Method to obtain prophylaxis and therapeusis. Anesthesiology 52:3037, 1980

130. Forrest T: A report on two cases of cardiac arrest. Br J Anaesth 31:277, 1959

131. Foster B: Suxamethonium and cardiac rhythm. Br Med J 14: 129, 1961

132. Frank JP, Harati Y, Butler IJ, Nelson TE, Scott CI: Central core disease and malignant hyperthermia syndrome. Ann Neurol 7:11, 1980

133. Friesen CM, Bradsky JB, Dillingham MF: Successful use of dantrolene sodium in human malignant hyperthermia syndrome: a case report. Can Anesth Soc J 26:319, 1979

134. Gallant EM, Godt RE, Gronert GA: Role of plasma membrane defect of skeletal muscle in malignant hyperthermia. Muscle Nerve 2:491, 1979

135. Gardier RW: Autonomic nervous system. In: Chenoweth MB (ed) Modern inhalation anaesthetics. Springer Berlin Heidelberg New York (Handbook of experimental pharmacology, vol. 30, pp 123-148, 1972)

136. Geil R, Gattringer C, Abbrederis K: Rhabdomyolyse als Spätkomplikation einer Anästhesie - ein Fall maligner Hyperthermie? Wien Klin Wochenschr 57:813, 1985

137. Gersh BJ, Hahn CEW, Prys-Roberts C, Cashion J: Physical criteria for measurement of left ventricular pressure and its first derivative. Cardiovasc Res 5:32, 1971

138. Gersh BJ, Prys-Roberts C, Baker AB: The effects of halothane on the interactions between myocardial contractility, aortic impedance and left ventricular performance. III. Influence of stimulation of sympathetic nerves, beta adrenergic receptors and myocardial fibres. Br J Anaesth 44:997, 1972

139. Gethmann JW, Hellige G, Hensel I, Knoll D, Martel J: HZV-Messung nach der Methode von Slama-Piiper, besonders das Problem der absoluten Eichung. Anaesth Inform 3:96, 1972

140. Gibson C, Tuttle JJ: Heat stroke as a post-operative complication. JAMA 35:1685, 1900

141. Gjengstö H: Die maligne Hyperpyrexie: Eine ernsthafte Narkosekomplikation. Anästhesist 20:299,1971

142. Gleason WL, Braunwald E: Studies of the first derivate of the ventricular pressure pulse in man. J Clin Invest 41:80, 1962

143. Goekoop JG, Carbaat PATH: Treatment of neuroleptic malignant syndrome with dantrolene. Lancet II:49, 1982

144. Gollan F, McDermott J: Effect of the skeletal muscle relaxant dantrolene sodium on the isolated perfused heart. Proc Soc Exp Biol 160:42, 1979

145. Göthert M: Die Sekretionsleistung des Nebennierenmarks unter dem Einfluß von Narkotika und Muskelrelaxantien. Springer, Berlin Heidelberg New York (Anaesthesiologie und Wiederbelebung Bd 70, 1970)

146. Göthert M: Influence of inhalation anaesthetics on the autonomic nervous system. Intensive Care Med 150:97, 1982

147. Göthert M: Vorkommen, Funktion und Bedeutung prä- und postsynaptischer Adrenozeptoren. In: Schölmerich P, Holtmeier HJ (Hrsg) Kardiovaskuläre Rezeptoren. Thieme, Stuttgart New York, S 63-83, 1986

148. Göthert M, Dorn W, Loewenstein I: Inhibition of catecholamine release from the adrenal medulla by halothane. Site and mechanism of action. Naunyn Schmiedebergs Arch Pharmacol 294:239, 1976

149. Göthert M, Dreyer C: Inhibitory effect of halothane anaesthesia on catecholamine release from the adrenal medulla. Naunyn Schmiedebergs Arch Pharmacol 277:253, 1973

150. Göthert M, Guth M: Zum Einfluß von Halothan auf die Wirkungen von endogenem und exogenem Noradrenalin am isolierten, druckkonstant perfundierten Kaninchenherzen. Anästhesist 24:27, 1975

151. Goulon M, de Rohan-Chabot P, Elkharat D, Gajdos P, Bismuth C, Conso F: Beneficial effects of dantrolene in the treament of neuroleptic malignant syndrome: A report of two cases. Neurology 33:516, 1983

152. Grindberg R, Edelist G, Gordon A: Postoperative malignant hyperthermia episodes in patients who received "safe" anesthestics. Can Anaesth Soc J 30:273, 1983

153. Gronert GA: Controversies in malignant hyperthermia. Anesthesiology 59:273, 1983

154. Gronert GA: Malignant hyperthermia. Anesthesiology 53: 395, 1980

155. Gronert GA: Malignant hyperthermia. In: Miller RD (ed) Anesthesia, 2nd edn. Churchill Livingstone, New York Edinburgh London Melbourne, pp 1971-1994, 1986

156. Gronert GA: Malignant hyperthermia. In: Engel AG, Banker BQ (eds) Myology. Basic and clinical. McGraw-Hill, New York, pp1763-1784, 1986

157. Gronert GA, Ahern CP, Milde JH, White RD: Effect of CO_2, calcium, digoxin, and potassium on cardiac and skeletal muscle metabolism in malignant hyperthermia susceptible swine. Anesthesiology 64:24, 1986

158. Gronert GA, Ahern CP, Milde JH: Treatment of porcine malignant hyperthermia: lactate gradient from muscle to blood. Can Anaesth Soc J 33:729, 1986

159. Gronert GA, Heffron JJA: Skeletal muscle mitochondria in porcine malignant hyperthermia: Respiratory activity, calcium functions, and depression by halothane. Anesth Anlag 58:76, 1979

160. Gronert GA, Milde JH, Taylor SR: Porcine muscle responses to charbachol, alpha- and beta-adrenoceptor agonists, halothane or hyperthermia. J Physiol 307:319, 1980

161. Gronert GA, Milde JH, Theye RA: Dantrolene in porcine malignant hyperthermia. Anesthesiology 44:488, 1976

162. Gronert GA, Milde JH, Theye RA: Role of sympathetic activity in porcine malignant hyperthermia. Anesthesiology 47:411, 1977

163. Gronert GA, Mott J, Lee J: Aetiology of malignant hyperthermia. Br J Anaesth 60:253, 1988

164. Gronert GA, Theye RA, Milde JH, Tinker JH: Catecholamine stimulation of myocardial oxygen consumption in porcine malignant hyperthermia. Anesthesiology 49:330, 1978

165. Gronert GA, Schulman SR, Mott J: Malignant hyperthermia. In: Miller RD (ed) Anesthesia. 3rd ed., vol 1, Churchill Livingston; New York, Edinburgh, London, Melbourne, 1990, p 935-956

166. Gronert GA, Theye RA: Halothane-induced porcine malignant hyperthermia: Metabolic and hemodynamic changes. Anesthesiology 44:36, 1976

167. Gronert GA, Thompson RL, Onofrio BM: Human malignant hyperthermia: awake episodes and correction by dantrolene. Anesth Analg 59:377, 1980

168. Gronert GA, White DA: Failure of norepinephrine to initiate porcine malignant hyperthermia. Pflügers Arch 411:226, 1988

169. Grote B: Dantrolen und maligne Hyperthermie. Anästhesist 31:211, 1982

170. Gruener R, Blanck T: Volatile anesthetics and skeletal muscle: Evidence for sarcolemmal involvement in malignant hyperthermia. Mol Mech Anesth Prog Anesth 2:423, 1980

171. Güdel AE: Inhalation anaesthesia. Macmillan, New York, 1937

172. Gulotta F, Helpap B: Histologische, histochemische und elektronenmikroskopische Befunde bei maligner Hyperthermie. Virchows Arch [A] 367:181, 1975

173. Gulotta F, Rommelsheim K, Freiberger KU: Maligne Hyperthermie - Eine gefürchtete Komplikation der Halothannarkose. Morphologische Befunde und pathogenetische Betrachtungen. Anaesth Intensivmed 109:410, 1978

174. Gulotta F, Wierich W, Dieckmann J: Maligne Hyperthermie, chronischer Alkoholismus und tubuläre Aggregate. Prakt Anästh 11:410, 1976

175. Gulotta FC, Spiess-Kiefer C: Muskelbioptische Untersuchungen bei maligner Hyperthermie. Anästh Intensivther Notfallmed 18: 23, 1983

176. Gumpenberger H: Atypischer Verlauf einer malignen Hyperthermie. Anästhesist 34:134, 1985

177. Haegy JM, Laplatte G, Gollner JL, Eulry F, Clement R, Schneider F: Exercise-induced malignant hyperthermia in a patient with familial ichthyosis vulgaris. Muscular carnitine deficiency as contributing factor. Nouv Presse Med 11:115, 1982

178. Hagenau W, Pietsch D, Arndt JO: Der Effekt von Halothan und Enflurane sowie von Propanidid und Ketamin auf die Aktivität der Barorezeptoren des Aortenbogens decerebrierter Katzen. Anästhesist 25:331, 1976

179. Haid H, Rogdakis F, Faber H von: Beziehungen zwischen einer Adrenalin- bzw. Visken-Behandlung, den endogenen 11-Hydroxykortikosteroiden und der Fleischqualität beim Schwein. Züchtungskunde 45:421, 1973

180. Haid H: Histometrische Befunde an Nebennieren von Hausschweinen im Hinblick auf Konstitutionsmängel. Z Mikrosk Ana Forsch 89:479, 1975

181. Hall GM, Lucke D, ListerD: Porcine malignant hyperthermia. V: Fatal hyperthermia in the pietrain pig, associated with the infusion of alpha-adrenergic agonists. Br J Anaesth 49:855, 1977

182. Hall GM, Lucke R, Lovell D, Lister: Porcine malignant hyperthermia. VII. Hepatic metabolism. Br J Anaesth 52:11, 1980

183. Hall LW, Woolf N, Bradley JWP, Jolly DW: Unusual reaction to suxamethonium chloride. Br Med J II:1305, 1966

184. Halsall PJ, Cain PA, Ellis FR: Retrospective analysis of anaesthetics received by patients before susceptibility to malignant hyperthermia was recognized. Br J Anaesth 51:949, 1979

185. Harriman DG: Preanesthetic investigation of malignant hyperthermia: Microscopy. Int Anesthesiol Clin 17:97, 1979

186. Harriman DGF, Ellis FR, Franks AJ, Sumner DW: Malignant hyperthermia myopathy in man: An investigation of 75 families. In: Aldrete JA, Britt BA (eds) Malignant hyperthermia. Grune & Stratton, New York San Francisco London, pp 67-87, 1978

187. Harriman DGF, Sumner DW, Ellis FR: Malignant hyperpyrexia myopathy. Q J Med 516:639, 1973

188. Harriman DGF: Malignant hyperthermia myopathy - A critical review. Br J Anaesth 60:309, 1988

189. Harrison GG: Control of malignant hyperpyrexia syndrome in MHS swine by dantrolene sodium. Br J Anaesth 47:62, 1975

190. Harrison GG: Pale, soft, exudative pork (PSEP), porcine stress syndrome (PSS) and malignant hyperpyrexia an identy. J S Afr Vet Med Assoc 43:57, 1972

191. Hauck W, Stier M: Kindliche Herzrhythmusstörungen nach Succinylcholin. Anästhesist 22:217, 1973

192. Heeg E, Reuter N: Größe und Zeitpunkt von dp/dtmax unter verschiedenen hämodynamischen Bedingungen. Verh Dtsch Ges Kreislaufforsch 37:164, 1971

193. Heffron JJA: Malignant hyperthermia: Biochemical aspects of the acute episode. Br J Anaesth 60:274, 1988

194. Heidbreder E, Heidland A: Diagnostik der Lactatacidose. Dtsch Med Wochenschr 112:726, 1987

195. Heiman-Patterson T, Fletcher JE, Rosenberg H, Tamoush AJ: No relationsship between fibertype and halothane-contracture-test results in malignant hyperthermia. Anesthesiology 67:82, 1987

196. Hein HAT, Jantzen JP, Roewer N: Sudden death: Is there a human stress syndrome ? (Correspondence) JAMA 257:1328, 1987

197. Hein HAT, Roewer N, Jantzen JP: Malignant hyperthermia: Are we really prepared ? (Correspondence) Anesthesiology 66:448, 1987

198. Helpap B, Gullotta F, Schulte am Esch J: Maligne Hyperthermie.Thieme, Stuttgart New York, INA Band 42, 1983

199. Hende C van den, Lister D, Muylle E, Ooms L, Oyaert W: Malignant hyperthermia in Belgian landrace pigs rested or exercised before exposure to halothane. Br J Anaesth 48:821, 1976

200. Henderson AH, Brutsaert DL, Forman R, Sonneblick EH: Influence of caffeine on force developement and force-frequency relations in cat and rat heart muscle. Cardiovasc Res 8:162, 1974

201. Herter M, Wilsdorf D: Die Bedeutung des Schweines für die Fleischversorgung. Arbeiten der Deutschen Landwirtschaftsgesellschaft H 270, Berlin 1914

202. Hobbhahn J, Conzen P, Goetz A, Habazettl H, Granetzny T, Brendel W, Peter K: Durchblutung und Sauerstoffversorgung des Myokards unter Isofluran und Enfluran. In:Peter K,Brown BR, Martin E, Norlander O (Hrsg) Inhalationsanästhestika. Neue Aspekte. Springer, Berlin Heidelberg New York Tokyo, S 178-193,1985

203. Honda N, Konno K, Itohda Y, Nishino M, Haeba S: Histological and electronmicroscopic findings in muscle biopsie from the survivor of malignant hyperthermia. MASUI 26:768, 1977

204. Honerjäger P, Alischewski N: Inotropic and electrophysiologic effects of dantrolene on guineapig papillary muscle. Naunyn Schmiedebergs Arch Pharmacol 322:237, 1983

205. Huckabee WE: Abnormal resting blood lactate. I. The siginificane of hyperlactatemia in hospitalized patients. Am J Med 30:833, 1961

206. Huckabee WE: Abnormal resting blood lactate.II. Lactate acidosis. Am J Med 30:840, 1961

207. Huckell VF, Staniloff HM, Britt BA, Waxman MB, Feiglin DHI, McLaughlin PR, Morch JE: Thallium-201 myocardial imaging in malignant hyperthermia: A membrane disease (abstr) Clin Res 25:671A, 1978

208. Huckell VF, Staniloff HM, Britt BA, Waxman MB, Morch JE: Cardiac manifestations of malignant hyperthermia susceptibility. Circulation 58:916, 1978

209. Hull MT, Muller J, Albrecht WH: Morphologic abnormalities in a case of malignant hyperthermia. Anesthesiology 48:223, 1978

210. Isaacs H: Myopathy and malignant hyperthermia. In: Aldrete JA, Britt BA (eds) Malignant hyperthermia. Grune & Stratton, New York San Francisco London, pp 89-102, 1978

211. Isaacs H, Barlow MB: Malignant hyperpyrexia. Further muscle studies in asymptomatic carriers indentified by creatinine phosphokinase screening. J Neurol Neurosurg Psychiatry 36:228, 1973

212. Isaacs H, Barlow MB: Malignant hyperpyrexia during anaesthesia: Possible association with subclinical myopathy. Br Med J I:275, 1970

213. Isaacs H, Frere G, Mitchell J: Histological, histochemical and ultramicroscopic findings in muscle biopsies from carriers of the trait for malignant hyperpyrexia. Br J Anaesth 45:860, 1973

214. Isaacs H, Heffron JJ: Morphological and biochemical defects in muscle biopsies from carriers of the malignant hyperthermia syndrome. Br J Anaesth 47:475, 1975

215. Jantzen JPAH: Geschichte der maligen Hyperthermie. In: Jantzen JP, Gottmann S (Hrsg) Maligne Hyperthermie. Thieme, Stuttgart New York S 1-5, 1986

216. Jantzen JPAH, Kleemann PP: Prophylaxe, Therapie und Nachsorge des MH Patienten. In: Jantzen JP, Gottmann S (Hrsg) Maligne Hyperthermie. Thieme, Stuttgart New York S 68-76, 1986

217. Jardon OM: Physiologic stress, heat stroke, malignant hyperthermia - a perspective. Milit Med 147:8, 1982

218. Johnstone M: The human cardiovascular response to fluothane anaesthesia. Br J Anaesth 28:392, 1956

219. Jones EW, Nelson TE, Anderson IL, Kerr DD, Burnap TK: Malignant hyperthermia of swine. Anesthesiology 36:42, 1972

220. Jonge GA, Engelberts AC, Koomen-Liefting AJM, Kostense PJ: Cot death and prone sleeping position in The Netherlands. Br Med J 298:722, 1989

221. Just H: Herzkatheter-Diagnostik. Methodik, Messungen, Formeln, Nomogramme. Kardiologische Diagnostik in der Studienreihe Boehringer Mannheim; Morgen Verlag, Mannheim, 1976

222. Kalow W, Britt BA, Chan FY: Epidemiology and inheritance of malignant hyperthermia. Int Anesthiol Clin 17:119, 1979

223. Kalow W, Britt BA, Richter A: The caffeine test of isolated human muscle in relation to malignant hyperthermia. Can Anaesth Soc J 24:678, 1977

224. Karliczek G: Halothan und Kreislauf. In: Kirchner E (Hrsg) 20 Jahre Fluothane. Springer, Berlin Heidelberg New York (Anästhesiologie und Intensivmedizin, Bd 109, S 36-43, 1978)

225. Katz AM: Physiology of the heart. Raven Press, New York, pp 165-173, 1977

226. Katz AM: Effects of interrupted coronary flow upon myocardial metabolism and contractility. Prog Cardiovasc Dis 10:450, 1968

227. Katz JD, Krich LB: Acute febrile reaction complicating spinal anesthesia in a survivor of malignant hyperthermia. Can Anaesth Soc J 23:285, 1976

228. Kawamoto M, Yuge O, Kikuchi H, Kodama K, Morio M: No myocardial involvement in nonrigid malignant hyperthermia. Anesthesiology 64:93, 1986

229. Keaney NP, Ellis FR: Malignant hyperpyrexia. Br Med J 4:49,1971

230. Keidel WD (Hrsg) Kurzgefaßtes Lehrbuch der Physiologie, 6. Aufl Thieme, Stuttgart New York, 1986

231. Kelfer H, Singer WO, Reynolds RN: Malignant hyperthermia in a child with Duchenne muscular dystrophy. Pediatrics 71:118, 1983

232. Kelman GR: Applied cardiovascular physiology. 2nd edn, Butterworths, London Boston, 1977

233. Kerr DD, Wingard DW, Gatz EE: Prevention of porcine malignant hyperthermia by epidural block. Anesthesiology 42:307, 1975

234. Kikuchi H, Morio M, Shinozake M, Ishihara S: Statistical considerations of malignant hyperthermia in Japan. In: Aldrete JA, Britt BA (eds) Malignant hyperthermia. Grune & Stratton, New York San Francisco London, p 483, 1978

235. Kimoto Y: Effects of caffeine on the transmembrane potentials and contractility of the guinea pig atrium. Jpn J Physiol 22:225, 1972

236. Kimura H, Yashida K, Ohsawa M, Arai T, Tsuijmura T: An autopsy case of malignant hyperthermia. Forenic Sci Int 27:25, 1985

237. King JO, Denborough MA, Zapf PW: Inheritance of malignant hyperpyrexia. Lancet I:365, 1972

238. Kleemann PP, Jantzen JP: Klinik der malignen Hyperthermie. In: Jantzen JP, Gottmann S (Hrsg) Maligne Hyperthermie. Thieme, Stuttgart New York, S 52-62, 1986

239. Klein W, Spieß-Kiefer C, Küther G, Pongratz D, Lehmann-Horn F: Diagnose der Anlage zu maligner Hyperthermie mit Hilfe des in vitro-Kontrakturtests. Anästhesist 12:685, 1987

240. Klemt P, Peiper U: The dynamics of cross-bridge movement in vascular smooth muscle estimated from a single isometric contraction of the portal vein: The influence of temperature and calcium. Pflügers Arch 378:31, 1978

241. Klip A, Elliott ME, Frodis W, Britt BA, Pegg W, Scott E: Anaestetic-induced increase in ionised calcium in blood cells from malignant hyperthermia patients. Lancet I:463, 1987

242. Köhler K, Meschner H: Ermittlung ventrikulärer Druckgeschwindigkeitskurven unter Berücksichtigung des enddiastolischen Druckes. Pflügers Arch 342:83, 1973

243. Kohlhardt M, Kübler M, Hansi E: Ambiguous effect of caffeine upon the transmembrane calcium current in mammilian ventricular myocardium. Experientia 30:254, 1974

244. Kolb ME, Horne ML, Martz R: Dantrolene in human malignant hyperthermia. A multicenter study. Anesthesiology 56:254, 1982

245. Krayenbühl HP: Die Dynamik und Kontraktilität des linken Ventrikels. Bibl Cardiol, S Karger, Basel, Heft 23, 1969

246. Kripke BJ, Gruner R: Association of postanaesthetic hyperthermia with abnormal muscle characteristics - a case report. Can Anaesth Soc J 30:290, 1983

247. Kübler W: Zur Wechselwirkung zwischen Herzstoffwechsel und Koronardurchblutung im Angina-pectoris-Anfall und beim Herzinfarkt. For Cardiol 13:96, 1970

248. Kuck KH: Elektrophysiologie der hyperthrophen Kardiomyopathie. Habilitationsschrift, Universität Hamburg, 1984

249. Kupper W, Bleifeld W: Reginale und globale Koronarsinusflußmessungen mit dem kontinuierlichen Thermodilutionsverfahren. II. Klinische Untersuchungen an Koronarkranken. Z Kardiol 70:116, 1981

250. Landauer B: Zur Behandlung der malignen Hyperthermie mit Dantrolen. Anästhesist 29:507, 1980

251. Lands AM, Arnold JP, Luduena FP, Brown TG: Differentiation of receptor systems activated by sympathetic amines. Nature 214:597, 1967

252. Lee DS, Adams JP, Zimmermann JE: Malignant hyperthermia: a possible new variant. Can Anaesth Soc J 30:279, 1985

253. Lefkowitz RJ: Direct binding studies of adrenergic receptors. Biochemical, physiologic and clinical implications. Ann Int Med 91:450, 1979

254. Lie SO, Loken AC, Stromme JH, Aagenaes O: Fatal congenital lactic acidosis in two siblings. Acta Paediat Scand 60:129, 1971

255. List WF: EKG-Veränderungen während der Narkoseeinleitung. Anästhesist 18:358, 1969

256. Lister D, Hall GM, Lucke JN: Catecholamines in suxamethonium-induced malignant hyperthermia in pietrain pigs. Br J Anaesth 46:803, 1974

257. Lister D, Hall GM, Lucke JN: Malignant hyperthermia: A human and porcine stress syndrome? Lancet I:519, 1975

258. Lister D, Hall GM, Lucke JN: Porcine malignant hyperthermia III: Adrenergic blockade. Br J Anaesth 48:831, 1976

259. Loennecken SJ, Richard KE, Vanner GK: Succinylcholinchlorid als Ursache für Herzkreislaufkomplikationen. Zentralbl Neurochir 30:159, 1969

260. Lucke JN, Denny H, Hall GM, Lovell R, Lister D: Porcine malignant hyperthermia VI: the effects of bilateral adrenalectomy and pretreatment with bretylium on the halothane-induced response. Br J Anaesth 50: 241, 1978

261. Lucke LN, Hall GM, Lister D: Porcine malignant hyperthermia. I: Metabolic and physiological changes. Br J Anaesth 48:297, 1976

262. Ludvigsen J: "Muscular degeneration" in hogs (preliminary report). (15th Int Vet Congr Proc, pp 602-606, 1953)

263. Luk HN, Lin CI, Wei J, Chang CL: Depressant effects of isoflurane and halothane on isolated human atrial fibres. Anesthesiology 69:667, 1988

264. Lupprian KG, Churchill-Davidson HC: Effect of suxamethonium on cardiac rhythm. Br Med J II:1774, 1960

265. Lüttgau HC, Oeltliker H: The action of caffeine on the activation of the contractile mechanism in striated muscle fibres. J Physiol 194:51,1968

266. Lydiatt JS, Hill GE: Treatment of heat stroke with dantrolene. JAMA 246:41, 1981

267. Lynch C, Vogel S, Sperelakis N: Halothane depression of myocardial slow action potentials. Anesthesio-logy 55:360, 1981

268. Madias NE: Lactic acidosis. Kidney Int 29:752, 1986

269. Mahaffe JE, Aldinger EE, Sprouse JH, Darby TH, Thrower WB: The cardiovascular effects of halothane. Anesthesiology 22:982, 1961

270. Mambo NC, Silver MD, McLaughlin PR, Huckell VF, McEwan PM, Britt BA, Morch JE: Malignant hyperthermia susceptibility. A light and electron microscopic study of endomyocardial biopsy specimen from nine patients. Hum Pathol 11:381, 1980

271. Mason DT, Braunwald E, Covell JW, Sonnenblick EH, Ross J: Assessment of cardiac contractility. Circulation 44:47, 1971

272. Mason DT: Usefulness and limitation of the rate of rise of intraventricular pressure (dp/dt) in the evaluation of myocardial contractility in man. Am J Cardiol 23:516, 1969

273. Massie B, Conway M, Yonge R et al.: Skeletal muscle metabolism in patients with congestive heart failure: relation to clinical severity and blood flow. Circulation 76:1009, 1987

274. Mauritz W, Hackl W, Sporn P, Graf M, Sluga E, Steinbreitner K: Maligne Hyperthermie in Österreich. II. Vergleich der Ergebnisse diagnostischer Testverfahren. Anästhesist 37:425, 1988

275. Mauritz W, Sporn P, Steinbreitner K: Maligne Hyperthermie in Österreich. I. Epidemiologie und Klinik. Anästhesist 35:639, 1986

276. Mauritz W, Sporn P, Steinbreitner K: Zur Epidemiologie der malignen Hyperthermie. In: Jantzen JP, Gottmann S (Hrsg) Maligne Hyperthermie. Thieme, Stuttgart New York S 77-82, 1986

277. May DC, Morris SW, Stewart RM, Fenton BJ Gaffney FA: Neuroleptic malignant syndrome: response to dantrolene sodium. Ann Intern Med 98:183, 1983

278. McKenna WJ, England D, Doi YL, Deanfield JE, Oakley C, Goodwin JF: Arrhythmia in hyperthrophic cardiomyopathy. Influence on prognosis. Br Heart J 46:168, 1981

279. McAllister RG: Fever, tachycardia, hypertension with acute catatonic schizophrenia. Arch Intern Med 138:1154, 1978

280. McGrath CJ, Lee JC, Rempel WE: Halothane testing for malignant hyperthermia in swine: dose-response effects. Am J Vet Res 45:1734, 1984

281. McNutt NS, Fawcett DW: Ultrastructure of the cat myocardium. II. Atrial papillary muscle. J Cell Biol 42:46, 1969

282. Menges G, Cardan E, Scheerer R: Der Einfluß von Curare auf succinylcholinbedingte Störungen von Herzfrequenz und Rhythmus. Anästhesist 21:394, 1972

283. Merin RG, Kumazawa T, Luka NL: Myocardial function and metabolism in the conscious dog and during halothane anaesthia. Anesthesiology 44:402, 1976

284. Merin RG, Verdouw PD, de Jong, JW: Dose-dependent depression of cardiac function and metabolism by halothane in swine. Anesthesiology 46:417, 1977

285. Meuret GH: Pharmakotherapie in der Reanimation nach Herz-Kreislauf-Stillstand. Springer, Berlin Heidelberg New York Tokyo (Anaesthesiologie und Intensivmedizin, Bd 162, 1984)

286. Meyer E, Hügin W: Cardiovascular reactions to succinylcholine. Anästhesist 12:65, 1963

287. Meyers EF, Meyers RW: Thermic stress syndrome (Correspondence). JAMA 247:2098, 1982

288. Meyers EF: Thermic stress syndrome. Prev Med 8:520, 1979

289. Millar RA, Warden JC, Coopermannn LH, Price HL: Central sympathetic discharge and mean arterial pressure during halothane anaesthesia. Br J Anaesth 41:918, 1969

290. Mitchell G, Heffron JJA: Porcine stress syndrome. Adv Food Res 28:167, 1982

291. Mogensen JV, Misfeldt B, Hanel H: Preoperative excitement and malignant hyperthermia. Lancet I:61, 1974

292. Mortier W, Mortier R: Maligne Hyperthermie: Histologische, histochemische und elektronenoptische Befunde. In: Fortschritte in Erkennung und Behandlung von Muskelkrankheiten. Symposium in Hinterzarten, Mai 1974, Oberkirch, Freiburg 1974

293. Moschcowitz A von: Postoperative heatstroke. Surg Gynecol Obstet 23:443, 1916

294. Muldoon SM, Vanhoutte PM, Lorenz RR, Dyke RA van: Venomotor changes caused by halothane acting on the sympathetic nerves. Anesthesiology 43:41, 1975

295. Nachbauer J, Colbeau A, Vignais PM: Distribution of membrane-confined phospholipase A in the rat hepatocyte. Biochim Biophys Acta 274:426, 1972

296. Naito H, Gillis CN: Anesthetics and response of atria to sympathetic nerve stimulation. Anesthesiology 29:259, 1968

297. Neely JR, Rovetto MJ, Oram JF: Myocardial utilization of carbohydrate and lipids. Prog Cardiovasc Dis 15:189, 1972

298. Neill WA, Kremkau EL: Criteria for detecting ischemic myocardial hypoxia from lactate and pyruvate data during atrial pacing in humans. J Lab Clin Med 83:428, 1974

299. Nelson TE, Flewellen EH: Rationale for dantrolene vs. procainamide for treatment of malignant hyperthermia. Anesthesiology 50:118, 1979

300. Nelson TE: Abnormality in calcium release from skeletal sarcoplasmic reticulum of pigs susceptible to malignant hyperthermia. J Clin Invest 72:862, 1983

301. Nelson TE: Porcine stress syndroms. In: Gordon RA (ed) International Symposium on Malignant Hyperthermia. Thomas, Springfield, pp 191-197, 1973

302. Ngai SH, Diaz PM, Ozer S: The uptake and release of norepinephrine: Effects of cyclopropane and halothane. Anesthesiology 31:45, 1969

303. Nigorovic V: Succinylcholine, cholinoceptors and catecholamines: Proposed mechanism of early adverse haemodynmaic reactions. Can Anaesth Soc J 31:382, 1984

304. Nordbeck H, Hellige G, Kahlers H, Vohl FV, Preusse CJ, Spieckermann PG, Bretschneider HJ: Möglichkeiten und Fehlerquellen der HZV-Überwachung mit Indikatorverdünnungsmethoden (Kälte, Farbstoff, Fick´sches Prinzip). In: Zindler M, Purschke R (Hrsg) Neue kontinuierliche Methoden zur Überwachung der Herz-Kreislauffunktion. Thieme, Stuttgart, S 114, 1976

305. Ohnishi ST, Taylor S, Gronert GA: Calcium-induced calcium release from sarcoplasmic reticulum of pigs susceptible to malignant hyperthermia. FEBS Lett 161:103, 1983

306. Ohnishi ST, Waring AJ, Fang SRG, Horiuchi K, Flick JL, Sadanaga KK, Ohnishi T: Abnormal membrane properties of the sarcoplasmic reticulum of pigs susceptible to malignant hyperthermia: modes of action of halothane, caffeine, dantrolene, and two other drugs. Arch Biochim Biophys 247:294, 1986

307. Olgin J, Argov Z, Rosenberg H, Tuchler M, Chance B: Non-invasive evaluation of malignant hyperthermia susceptibility with phosphorus nuclear magnetic resonance spectroscopy. Anesthesiology 68:507, 1988

308. Olson KR, Benowitz NL: Life-threatening cocaine intoxication. Probl Crit Care 1:95, 1987

309. Ono K, Topel DG, Christian LL, Althen TG: Relationship of cyclic AMP and physphorylase a in stress-susceptible and control pigs. J Food Sci 42:108, 1977

310. Opie LH, Owen P, Thomas M, Samson R: Coronary sinus lactate measurements in assessment of myocardial ischemia. Am J Cardiol 32:29, 1973

311. Ørding H: Diagnosis of susceptibilty to malignant hyperthermia in man. Br J Anaesth 60:287, 1988

312. Ørding H: Incidence of malignant hyperthermia in Denmark. Anesth Analg 64:700, 1985

313. Paasuke RT: Drugs, heat stroke and dantrolene. Can Med Assoc J 130:341, 1984

314. Palmer EG, Topel DG, Christian LL: Light and electron microscopy of skeletal muscle from malignant hyperthermia susceptible pigs. In: Aldrete JA, Britt BA (eds) Malignant hyperthermia. Grune & Stratton, New York, pp 103-107, 1978

315. Palmer EG, Topel DG, Christian LL: Microscopic observations of muscle from swine susceptible to malignant hyperthermia. J Anim Sci 45:1032, 1977

316. Patton WDM: The effects of muscle relaxants other than muscular relaxation. Anesthesiology 20:453, 1959

317. Payne JP: The circulatory effect of halothane. Proc R Soc Med 56:92, 1963

318. Pearse AGE: Histochemistry - Theoretical and applied. vol I, Little, Brown, Boston, 1968

319. Pearse AGE: Histochemistry - Theoretical and applied. vol II, Churchill Livingstone, Edinburgh London, 1972

320. Perloff JK: Pathogenesis of hypertrophic cardiomyopathy: hypotheses and speculations. Am Heart J 101:219, 1981

321. Perry LB, Dyke RA van, Theye RA: Sympathoadrenal and hemodynamic effects of isoflurane, halothan and cyclopropane in dogs. Anesthesiology 40:465, 1974

322. Peterson DR, Davis N: Malignant hyperthermia diathesis and sudden infant death syndrome. (Correspondence). Anesth Analg 65:209, 1986

323. Phillips M, Robinowitz M, Higgens JR, Boran KJ, Reed T, Virmani R: Sudden cardiac deaths in Air Force recruits: a 20-year review. JAMA 256:2629, 1986

324. Planz G, Wiethold G, Appel E, Böhmer D, Palm D, Grobecker H: Correlation between increased dopamin-ß-hydroxylase activity and catecholamine concentration in plasma: Determination of acute changes in sympathetic activity in man. Eur J Clin Pharmacol 8:181, 1975

325. Plötz J: Hochfebriles postoperatives Syndrom mit fraglichen Beziehungen zur malignen Hyperthermie und die Klärungsbedürftigkeit der Disposition. Anästhesist 35:75, 986

326.   Porcelli RJ, Bergofsky EH: Adrenergic receptors in pulmonary vasoconstrictor responses to gaseous and humoral agents. J Appl Physiol 34:488, 1973

327.   Pothmann W, Bause H, Roewer N, Schulte am Esch: Zur Problematik der Überwachung nach maligner Hyperthermie-Krise. Anästhesist [Suppl] 36:213, 1987

328.   Price HL, Price ML, Morse HT: Effects of cyclopropane, halothane and procaine on the vasomotor "center" of the dog. Anesthesiology 26:55, 1965

329.   Price HL, Price ML: Relative ganglion-blocking potencies of cyclopropane, halothane, and nitrous oxide, and the interactions of nitrous oxide with halothane. Anesthesiology 28:349, 1967

330.   Price HL, Warden JC, Cooperman LH, Price ML: Enhancement by cyclopropane and halothane of heart rate responses to sympathetic stimulation. Anesthesiology 29:478, 1968

331.   Prys-Roberts C, Lloyd JW, Fisher A, Kerr JH, Patterson TJ: Deliberate profound hypotension induced with halothane: studies of haemodynamics and pulmonary gas exchange. Br J Anaesth 46:105, 1974

332.   Pürschel S, Reichel H, Vonderlage M: Vergleichende Untersuchungen zur statischen und dynamischen Wanddehnbarkeit von Vena cava und Aorta des Kaninchens. Pflügers Arch 306:232, 1969

333.   Püschel K, Brinkmann B, Janssen W: Zur Epidemiologie des Narkosezwischenfalls maligne Hyperthermie. Prakt Anästh 13:219, 1978

334.   Püschel K, Brinkmann B: Tod durch maligne Hyperthermie. Med Welt 13:522, 1978

335.   Püschel K, Schubert-Thiele I, Hirth L, Benkmann HG, Brinkmann B: Maligne Hyperthermie in der 13. Vollnarkose. Anästhesist 27:488, 1978

336.   Rabinowitz, M, Desalles L, Meisler J, Lorand L: Distribution of adenylate cyclase activity in rabbit skeletal muscle fractions. Biochim Biophys Acta 97:29, 1965

337.   Ranklev E, Fletcher R, Krantz P: Malignant hyperpyrexia and sudden death. Am J Forensic Med Pathol 6:149, 1985

338.   Ranklev E, Hendriksson KG, Fletcher R, Germundsson K, Oldfors A, Kalimo H: Clinical and muscle biopsy findings in malignant hyperthermia susceptibility. Acta Neurol Scand 74:452, 1986

339.   Raventos J: The action of fluothane: a new volatile anaesthetic. Br J Anaesth 11:394, 1956

340.   Reske-Nielsen E, Haase J, Kelstrup J: Malignant hyperthermia in a familiy. The neurophysiological and light microscopical study of muscle biopsies of healthy members. Acta Pathol Microbiol Scand 83:645, 1975

341.   Reske-Nielsen E, Haase J, Kelstrup J: Malignant hyperthermia in a familiy. The ultrastructure of muscle biopsies of healthy members. Acta Path Microbiol Scand 83:651, 1975

342.   Reske-Nielsen E: Malignant hyperthermia in Denmark: Survey of a family study and investigations into muscular morphology in ten additional cases. In: Aldrete JA, Britt BA (eds) Malignant hyperthermia. Grune & Stratton, New York San Francisco London, pp 287-327, 1978

343.   Ritz E, Heidland A: Lactic acidosis. Clin Nephrol 7:231, 1977

344.   Rivera VM, Breitbach WB, Swanke L: Dantrolene in amyotrophic lateral sclerosis. JAMA 233:863, 1975

345.   Roewer N, Kuck KH, Kochs E, Schulte am Esch J: Electrophysiologic effects of intravenous dantrolene on canine heart. Eur J Anaesthesiol 4:357, 1987

346. Roewer N, Neumann-Collina R, Winguth Th, Rumberger E, Schulte am Esch J: Isoflurane enhances norepinephrine release from sympathetic nerve terminals in cardiac tissue. Anesthesiology 71:A502 1989

347. Roewer N, Rumberger E, Bode H, Schulte am Esch: Electrophysiological and mechanical interactions of verapamil and dantrolene on isolated heart muscle. Anesthesiology 63:A274, 1985

348. Roewer N, Rumberger E, Kuck KH, Bleifeld W: Effect of dantrolene sodium, a presumed intracellular Ca^{++}-antagonist in skeletal muscle, on ventricular myocardium. Eur Heart J 5 (Suppl):61, 1984

349. Roewer N, Rumberger E, Schulte am Esch J: Effect of 5-hydroxy-dantrolene on transmembrane potential and contractility. Anesthesiology 63:A275, 1985

350. Roewer N, Rumberger E, Schulte am Esch J: Elektrophysiologische und inotrope Wirkungen von Dantrolen auf das isolierte Ventrikelmyokard. Untersuchungen am Papillarmuskel des Meerschweinchens. Anaesthesist 35:547, 1986

351. Roewer N, Schulte am Esch J: Experimentelle MH-Forschung. In: Jantzen JP, Gottmann S (Hrsg) Maligne Hyperthermie. Thieme, Stuttgart New York, S 93-129, 1986

352. Rogdakis E, Ensinger U, Faber H: Konzentration von cAMP im M. long. dorsi bei Piétrains und Edelschweinen. Züchtungskunde 51:48, 1979

353. Roizen MF, Moss J, Henry DP, Kopin IJ: Effects of halothane on plasma catecholamines. Anesthesiology 41:432, 1974

354. Roizen MF, Thoa NB, Moss J, Kopin IJ: Inhibition by halothane of release of norepinephrine, but not of dopamine-ß-hydroxylase, from guinea pig vas deferens. Eur J Pharmacol 31:313, 1975

355. Rosenberg H: Clinical presentation of malignant hyperthermia. Br J Anaesth 60:268, 1988

356. Rosenberg H: Malignant hyperthermia. Hosp Pract 20:139, 1985

357. Rosenberg H, Gronert GA: Postoperative malignant hyperthermia. Can Anaesth Soc J 31:115, 1984

358. Rosenberg H, Reed S: In vitro contracture tests for susceptibility to malignant hyperthermia. Anesth Analg 62:415, 1983

359. Roth D, Alcaron FJ, Fernandez JA, Preston RA, Bourgoignie JJ: Acute rhabdomyolysis associated with cocaine intoxication. N Engl J Med 319:673, 1988

360. Ruitenbeek W, Verburg MP, Janssen AJM, Stadhounders AM, Sengers RC: In vivo induced malignant hyperthermia in pigs. II. Metabolism in skeletal muscle mitochondria. Acta Anaesthesiol Scand 28:9, 1984

361. Rusy BF, Komai H: Anesthestic depression of myocardial contractility: A review of possible mechanisms. Anesthesiology 67:745, 1987

362. Salata JJ, Wasserstrom JA, Jalife J: Dantrolene sodium: Effects on isolated cardiac tissues. J Mol Cell Cardiol 15:233, 1983

363. Saltzman LS, Kates RA, Corke BC, Norfleet EA, Heath KR: Hyperkalemia and cardiovascular collapse after verapamil and dantrolene administration in swine. Anesth Analg 63:272, 1984

364. Schiller HH, Mair WG: Ultrastructural changes of muscle in malignant hyperthermia. J Neurol Sci 21:93, 1974

365. Schiller HH: Chronic viral myopathy and malignant hyperthermia. N Engl J Med 292:1409, 1975

366. Schiller HH: Histochemical abnormalities of muscle in malignant hyperpyrexia (MH). Z Neurol 203:265, 1973

367. Schmidt GR, Goldspink G, Roberts T, Kastenschmidt LL, Cassew RG, Briskey EJ: Electromyography and resting membrane potential in longissimus dorsi of stress-susceptible and stress-resistant pigs. J Anim Sci 34:379, 1972

368. Schmitz W, Scholz H, Erdmann E: Effects of alpha- and beta-adrenergic agonists, phosphodiesterase inhibitors and adenosine on isolated human heart muscle preparations. Trends Pharmacol Sci 8:447, 1987

369. Schoenstadt DA, Whitched CE: Observations on the the mechanism of succinylcholine-induced cardiac arrhythmias. Anesthesiology 24:358, 1963

370. Scholz H: Positive inotropic agents: Different mechanisms of action. In: Erdmann E, Greef K, Skou JC (eds) Cardiac glycosides 1785-1985. Steinkopff, Darmstadt, pp 181-188, 1986

371. Scholz H: Effects of beta- and alpha- adrenoceptor activators and adrenergic transmitter releasing agents on the mechanical activity of the heart. In: Szekeres L (ed) Adrenergic activators and inhibitors. Springer, Berlin Heidelberg New York (Handbook of experimental pharmacology, vol. 54/I, pp 651-733, 1980) .

372. Schröder JN: Pathologie der Muskulatur. Springer, Berlin Heidelberg New York Tokyo, 1982

373. Schröder J, Linge C, Wähner A: Zur Differentialdiagnostik der malignen Hyperthermie, der febrilen Katatonie und des neuroleptischen malignen Syndroms. Ein kasuistischer Vergleich. Fortschr Neurol Psychiat 56:97, 1988

374. Schulte-Sasse U, Eberlein HJ: Die maligne Hyperthermie. Anästhesist 32:141, 1983

375. Schulte-Sasse U, Eberlein HJ: Krankheitsbilder, die der malignen Hyperthermie ähneln. In: Jantzen JP, Gottmann S (Hrsg) Maligne Hyperthermie. Thieme, Stuttgart New York, S 87-92, 1986

376. Schulte-Sasse U, Eberlein HJ: Pathophysiologie der malignen Hyperthermie und Pharmakologie von Dantrolen. In: Jantzen JP, Gottmann S (Hrsg) Maligne Hyperthermie. Thieme, Stuttgart New York, S 32-39, 1986

377. Schulte-Sasse U, Eberlein HJ: Können mit Dantrolen Todesfälle durch maligne Hyperthermie zuverlässig verhindert werden? Anaesthesist [Suppl] 36::214, 1987

378. Schulte-Sasse U, Eberlein HJ: Maligne Hyperthermie - eine jetzt beherrschbare, potentiell letale Narkosekomplikation. Dtsch Med Wochenschr 43:1405, 1981

379. Schulte-Sasse U, Eberlein HJ: Neue Erkenntnisse und Erfahrungen auf dem Gebiet der malignen Hyperthermie. Anaesthesist 35:1, 1986

380. Schulte-Sasse U, Eberlein HJ: Was bedeutet ungeklärte maligne Hyperthermie-Empfindlichkeit für Arzt und Patient? Anaesthesist 35:70, 1986

381. Schulte-Sasse U, Hess W, Eberlein HJ: Postoperative malignant hyperthermia and dantrolene therapy. Can Anaesth Soc J 30:635, 1983

382. Schulte-Sasse U, Komar K, Eberlein HJ: Dantrolen in der Behandlung lebensbedrohlicher psychiatrischer Krankheitsbilder. Ein Beitrag zur Therapie des malignen neuroleptischen Syndroms und der akuten febrilen Katatonie. Dtsch Med Wochenschr 12:457, 1985

383. Schulte-Sasse U, Tarnow J, Eberlein HJ: Bericht über die erfolgreiche Behandlung einer malignen Hyperthermie mit Dantrolen und komplikationslose Zweitnarkose nach oraler Dantrolen-Prophylaxe. Anaesthesist 31:24, 1982

384. Schümann HJ: Verteilung von alpha- und beta-Adrenozeptoren an Herz und Gefäßen. In: Schölmerich P, Holtmeier HJ (Hrsg) Kardiovaskuläre Rezeptoren. Thieme, Stuttgart New York, S 75-83, 1986

385. Schwartz L, Rockhoff MA, Koka BV: Masseter spasm with anesthesia. Incidence and implications. Anesthesiology 61:772, 1984

386. Scott J: Dantrolene for neuroleptic malignant syndrome. Br J Psychiatry 143:98, 1984

387. Seifert H, Bergmann V, Berg R, Gräfe A, Frank V: Untersuchungen zur Herz-Kreislauf-Labilität beim Fleischschwein unter besonderer Berücksichtigung der Herzmasse. Wiss Z Humbold Univ Berl 35:372, 1986

388. Sengers RCA, Terharr BGA, Trijbels JMF, Willens JL, Daniels O, Stadhouders AM: Congenital cataract and mitochondrial myopathy of skeletal and heart muscle associated with lactic acidosis after exercise. J Pediatr 86:873, 1975

389. Sewell K, Flowerdew RM, Bromberger P: Severe muscular rigidity at birth: malignant hyperthermia syndrome? Can Anaesth Soc J 27:279, 1980

390. Shannon DC, Kelly DH: SIDS and near SIDS. N Engl J Med 306:959, 1982

391. Siegel JH, Sonneblick EH: Isometric time-tension relationship as an index of myocardial contractility. Circ Res 12:597, 1963

392. Siegel JH, Sonnenblick EH, Judge RD, Wilson WS: The quantification of myocardial contractility in dog and man. Cardiologia 45:189, 1964

393. Sim ATR, White MD, Denborough MA: Effects of adenylate cyclase activators on porcine skeletal muscle in malignant hyperpyrexia. Br J Anaesth 59:1557, 1987

394. Shimizu S , Tani Y, Yamada H, Tabata M, Murachi T: Enzymatic determination of serum-free fatty acids: a colorimetric method. Anal Biochem 197:193, 1980

395. Slama H, Piiper J: Direktanzeigendes Rechengerät zur Bestimmung des Herzzeitvolumens mit der Thermo-Injektionsmethode. Z Kreislaufforsch 53:322, 1964

396. Smith G, McMillian JC, Vance JP, Brown DM: The effect of halothane on myocardial blood flow and oxygen consumption. Br J Anaesth 45:934, 1973

397. Smith RJ: Preoperative assessment of risk factors. Br J Anaesth 60:317, 1988

398. Sold M, Tschöp M, Sörensen N: Symptome der akuten Einklemmung nach Narkoseeinleitung bei Hydrocephalus - in Wahrheit eine maligne Hyperthermie. Anästhesist 35:634, 1986

399. Sonnenblick EH, Downing SE: Afterload as a primary determinant of ventricular performance. Am J Physiol 204:604, 1963

400. Sonnenblick EH, Ross J, Braunwald E: Oxygen consumption of the heart. Am J Cardiol 22:328, 1968

401. Sonnenblick EH, Strobeck JE: Derived indexes of ventricular and myocardial function. N Engl J Med 296:978, 1977

402. Sonntag H: Coronardurchblutung und Energieumsatz des menschlichen Herzens unter verschiedenen Anästhestika. Springer, Berlin Heidelberg New York (Anästhesiologie und Wiederbelebung Bd 79, 1973)

403. Sonntag H, Donath U, Hillebrand W, Merin RG, Radke J: Left ventricular function in concious man and during halothane anesthesia. Anesthesiology 48:320, 1978

404. Sonntag H, Merin RG, Donath U, Radke J, Schenk HD: Myocardial metabolism and oxygenation in man awake and during halothane anesthesia. Anesthesiology 51:204, 1979

405. Sonntag H, Hilfiker O, Larsen R, Merkel M, Kettler D: Effekte der Inhalationsnarkotika auf die Koronardurchblutung und die O2-Versorgung des Myokards. In: Peter K, Brown BR, Martin E, Norlander O (Hrsg) Inhalationsanästhestika. Neue Aspekte. Springer, Berlin Heidelberg New York Tokyo, S 156-167, 1985

406. Souliere CR, Weitraub SJ, Kirchner JC: Markedly delayed postoperative malignant hyperthermia. Arch Otolaryngol Head Neck Surg 112:564, 1986

407. Spiss CK, Maze M: Adrenozeptoren. Anästhesist 34:1, 1985

408. Sporn P, Mauritz W, Steinbreitner K: Diagnostik der malignen Hyperthermie. In: Jantzen JP, Gottmann S (Hrsg) Maligne Hyperthermie. Thieme, Stuttgart New York S.40-51, 1986

409. Sporn P, Steinbreithner K, Sluga E, Linsmayer H, Schenk E: Tödliche maligne Hyperthermie-Krise in der Prämedikationsphase. "Humanes Streßsyndrom" oder Promethazin als Triggeragens? Anästhesist 29:85, 1980

410. Sporn P: Maligne Hyperthermie. Ergebnisse von Familienuntersuchungen in Österreich. Wien Klin Wochenschr [Suppl 132] 93:3, 1981

411. Stadhouders AM, Viering WAL, Verburg MP: In vivo induced malignant hyperthermia in pigs. III. Localisation of calcium in skeletal muscle mitochondria by means of electronmicroscopy and microprobe analysis. Acta Anaesthesiol Scand 28:14, 1984

412. Steers AJW, Tallak JA, Thompson DE: Fulminating hyperpyrexia during anaesthesia in a member of a myopathic family. Br Med J II:341, 1970

413. Stoelting RK: Pharmacology and physiology in anesthestic practice. Lippincott, Philadelphia, 1987

414. Stokke DB, Christensen NJ, Hole P, Andersen PK, Juhl B: Plasma catecholamines during equipotent anaesthesia with cyclopropane and halothane-N2O in man. Anästhesist 27:469, 1978

415. Sussman KE Alfrey A, Kirsch WM, Zweig P, Felig P, Messner F: Chronic lactic acidosis in an adult. Am J Med 48:104, 1979

416. Suzuki K: Studies on the mechanism of the excitation-contraction coupling in cardiac muscle, with special reference to the caffeine-contracture. Jpn J Physiol 12:186, 1962

417. Sybesma W, Eikelenboom G: Malignant hyperpyrexia syndrome in pigs. Neth J Vet Sci 22:155, 1969

418. Tarnow J, Brückner JB Eberlein AJ, Patschke D, Rerinecke A, Schmicke P: Experimentelle Untersuchungen zur Beeinflussung der Hämodynamik in tiefer Halothannarkose durch Dopamin, Glucagon, Effortil, Noradrenalin und Dextran. Anästhesist 22:8, 1973

419. Tarnow J, Eberlein HJ, Oser G, Patschke D, Schneider E, Schweichel E, Wilde J: Hämodynamik, Myokardkontraktilität, Ventrikelvolumina und Sauerstoffversorgung des Herzens unter verschiedenen Inhalationsanaesthetika. Anästhesist 26:220, 1977

420. Tarnow JW, Gethmann W, Hess W, Patschke D, Weyman A, Brückner JB: Der Einfluß von Ethrane auf die Hämodynamik und die Sauerstoffversorgung des Myokards im Vergleich zu Halothan. Anästhesist 23:281, 1974

421. Thomas ET: Circulatory collaps following succinylcholine. Anesth Analg 48:333, 1969

422. Topel DG, Bicknell EJ, Preston KS, Christian LL, Matsushima CY: Porcine stress syndrome. Mod Vet Pract 49:40, 1968

423. Tormarken LJ, Britt BA: Malignant hyperthermia. Ann Emerg Med 16:1253, 1987

424. Trautwein W: Membrane currents in cardia muscle fibers. Physiol Rev 53:793, 1973

425.   Traynor CA, Dyke RA van, Gronert GA: Phosphorylase ratio and susceptibility to malignant hyperthermia. Anesth Analg 62:324, 1983

426.   Tsueda K, Dubick MN, Wright BD, Sachatello CR: Intraoperative hyperthermic crisis in two children with undifferentiated lymphoma. Anesth Analg 57:511, 1978

427.   Valdes-Dapena MA: Sudden and unexpected death in infancy: a review of the world literature 1954-1966. Pedriatrics 39:123, 1967

428.   Van der Hende C, Lister D, Muylle E, Ooms L, Oyaert W: Malignant hyperthermia in Belgian landrace pigs, rested or exercised before exposure in halothane. Br J Anaesth 48:821, 1976

429.   Van Winkle WB: Calcium release from skeletal muscle sarcoplasmic reticulum: Site of action of dantrolene sodium? Science 193:1130, 1976

430.   Vatner SF, Ty Smith N: Effects of halothane on left ventricular function and of regional blood flow in dogs and primates. Circ Res 34:155, 1974

431.   Venable JH: Skeletal muscle structure in Poland pigs suffering from malignant hyperthermia. In: Gordon RE (ed) International Symposium on malignant hyperthermia. Thomas Springfield, pp 208-223, 1973

432.   Veragut UP, Krayenbuhl HP: Estimation and quantification of myocardial contractility in the closed-chested dog. Cardiologia 47:96, 1965

433.   Wadhawa RK: Obstetric anesthesia for a patient with malignant hyperthermia susceptibilty. Anesthesiology 46:63, 1977

434.   Wallace AG, Skinner NS, Mitchell JH: Hemodynamic determinants of maximal rate of rise of left ventricular pressure. Am J Physiol 205:30, 1963

435.   Wang JK, Moffitt EA, Rosevear JW: Oxidative phosphorylation in acute hyperthermia. Anesthesiology 30:439, 1969

436.   Ward A, Chaffman MO, Sorkin EM: Dantrolene. A review of its pharmacodynamic and pharmacokinetic properties and therapeutic use in malignant hyperthermia, the neuroleptic malignant syndrome and an update of its use in muscle spsticity. Drugs 32:130, 1986

437.   Waters WC III, Hall JD, Schwartz WB: Spontaneus lactic acidosis: The nature of acid-base disturbances and considerations in diagnosis and management. Am J Med 35:781, 1963

438.   Weitz H, Hübner G: Rhabdomyolysis in a severe case of mailgnant hyperthermia - a light and electron microscopical study. Pathol Res Pract 169:276, 1980

439.   Wells GAH, Pinsent PJN, Todd JN: A progressive, familial myopathy of the Pietrain pig: The clinical syndrome. Vet Rec 106:556, 1980

440.   Wheatley AM, Bardsley ME, McCrodden JM, Tipton KF, McLoughlin JV: Amine metabolism in the brains of stress-susceptible pigs. Biochem Soc Trans 9:314, 1981

441.   Whitworth JAG, Wolfman MJ: Fatal heatstroke in a long distance runner. Br Med J 287: 948, 1983

442.   Williams CH: Experimental malignant hyperthermia. Springer, New York Berlin Heidelberg London Paris Tokyo, 1988

443.   Williams CH: Some observations on the etiology of the fulminant hyperthermia stress syndrome. Persp Biol Med 20:120, 1976

444.   Williams CH, Dozier SE, Buzello W, Gehrke CW, Wong JK, Gerhardt KO: Plasma levels of norepinephrine and epinephrine during malignant hyperthermia in susceptible pigs. J Chromatogr Biomed Appl 344:71, 1985

445. Williams CH, Houchins D, Shanklin MD: Pigs susceptible to energy metabolism in the fulminant hyperthermia stress syndrome. Br Med J 3:411, 1975

446. Williams CH, Shanklin MD, Houchins C: Energy metabolism in fulminant hyperthermia stress syndrome in swine. In: Henschel EO (ed) Malignant hyperthermia: Current concepts. Appleton-Century-Crofts, New York, pp 149-156, 1977

447. Williams CH, Stubbs DH, Payne CG, Benedict JD: Role of hypertension in fulminant hyperthermia-stress syndrome. Br Med J 1:628, 1976

448. Willner JH, Wood DS, Cerri CC, Britt B: Increased myophosphorylase a in malignant hyperthermia. N Engl J Med 303:138, 1980

449. Wilson RD, Nichols RJ Jr, Dent TE, Allen CR: Disturbances of the oxidative-phosphorylation mechanism as a possible etiological factor in sudden unexplained hyperthermia occurring during anesthesia. Anesthesiology 27:231, 1966

450. Wingard DW: A stressful situation. Anesth Analg 59:321, 1980

451. Wingard DW: Familial stress syndrome. In: Ellis FR (ed) Inherited disease and anaesthesia. Elsevier, Amsterdam, pp 201-211, 1981

452. Wingard DW: Malignant hyperthermia - acute stress syndrome in man? In: Henschel EO (ed) Malignant hyperthermia: Current concepts. Appelton-Century-Crofts, New York, pp 79-95, 1977

453. Wingard DW: Malignant hyperthermia: a human stress syndrome? Lancet IV:1450, 1974

454. Wyant GM, Merriman JE, Kildoff CJ, Thomas ET: The cardiovascular effects of halothane. Can Anaesth Soc J 5:384, 1958

455. Yeatman LA, Parmley WW, Urschel CW, Sonnenblick EH. Dynamics of contractile elements in isometric contractions of cardiac muscle. Am J Physiol 220:534, 1971

456. Ziegan JB, Weigel B, Salomon FV: Pathologische Myophosphorylasereaktion bei der malignen Hyperthermie. Z Rechtsmed 94:289, 1985

457. Zinganell K, Kreutz FH, Suchenwirth, H: Enzymveränderungen, Myoglobinurie und Muskelnekrosen nach maligner Hyperpyrexie. Z Prakt Anästh Wiederbeleb 7:161, 1972

458. Zurini M, Hugentobler G, Gazotti P: Activity of phospholipase A2 in the inner membrane of rat liver mitochondria. Eur J Biochem 119:517, 1981

Tabellarischer Anhang

Tabelle 1. Hämodynamische Parameter bei MHS-Schweinen unter Halothanexposition (Versuchsreihe 1)

		0 min	10 min	20 min	30 min	40 min	50 min	60 min
HF	$[min^{-1}]$	78 ± 4	87 ± 3*	89 ± 4*	98 ± 7*	135 ± 13*	179 ± 11*	190 ± 9*
SAP	[mmHg]	127 ± 4	117 ± 5	109 ± 5*	106 ± 5*	100 ± 4*	98 ± 5*	93 ± 4*
DAP	[mmHg]	82 ± 4	79 ± 5	75 ± 4	70 ± 5*	61 ± 5*	51 ± 5*	41 ± 4*
MAP	[mmHg]	104 ± 4	97 ± 5	90 ± 5*	87 ± 5*	79 ± 5*	70 ± 5*	61 ± 3*
SPAP	[mmHg]	24 ± 1	25 ± 1	24 ± 1	26 ± 2	30 ± 3*	36 ± 2*	38 ± 2*
DPAP	[mmHg]	14 ± 1	16 ± 1	15 ± 1	16 ± 1	20 ± 2*	23 ± 2*	26 ± 2*
MPAP	[mmHg]	19 ± 1	19 ± 1	19 ± 1	21 ± 2	25 ± 2*	29 ± 2*	31 ± 2*
RAP	[mmHg]	9 ± 1	9 ± 1	10 ± 1	10 ± 1	10 ± 1	11 ± 2	12 ± 2
PCWP	[mmHg]	11 ± 1	11 ± 1	11 ± 1	11 ± 1	11 ± 1	10 ± 1	11 ± 1
SVI	$[ml\ kg^{-1}]$	$1,18\pm0,06$	$1,05\pm0,09$	$1,01\pm0,06$*	$1,08\pm0,04$	$1,11\pm0,10$	$0,92\pm0,14$*	$0,64\pm0,08$*
CI	$[ml\ min^{-1}\ kg^{-1}]$	89 ± 4	89 ± 6	90 ± 7	105 ± 8*	140 ± 11*	151 ± 20*	119 ± 14
TPR	$[mmHg\ l^{-1}\ min\ kg]$	92 ± 14	$86+13$	93 ± 10	96 ± 12	101 ± 15	179 ± 41	200 ± 41*
TSR	$[mmHg\ l^{-1}\ min\ kg]$	1092 ± 71	1010 ± 47	929 ± 61	776 ± 72*	543 ± 66*	475 ± 72*	517 ± 80*
RCWI	$[mJ\ min^{-1}\ kg^{-1}]$	220 ± 13	222 ± 19	232 ± 22	314 ± 57	473 ± 63*	578 ± 87*	484 ± 64*
LCWI	$[mJ\ min^{-1}\ kg^{-1}]$	1237 ± 74	1178 ± 119	1108 ± 116	1212 ± 119	1431 ± 113	1486 ± 242	985 ± 132
RVSWI	$[mJ\ kg^{-1}]$	$2,9\pm0,2$	$2,6\pm0,2$	$2,6\pm0,2$	$3,1\pm0,3$	$3,5\pm0,4$	$3,3\pm0,5$	$2,6\pm0,4$
LVSWI	$[mJ\ kg^{-1}]$	$16,3\pm1,1$	$14,0\pm1,5$ *	$12,3\pm1,1$*	$12,3\pm0,7$*	$11,8\pm1,4$*	$9,0\pm1,6$*	$5,4\pm0,8$*

HF Herzfrequenz, *SAP* systolischer arterieller Druck, *DAP* diastolischer arterieller Druck, *MAP* mittlerer arterieller Druck, *SPAP* systolischer pulmonal-arterieller Druck, *DPAP* diastolischer pulmonalarterieller Druck, *MPAP* mittlerer pulmonalarterieller Druck, *RAP* mittlerer rechter Vorhofdruck, *PCWP* pulmonalkapillärer Verschlußdruck, *SVI* Schlagvolumenindex, *CI* Herzzeitvolumenindex, *TPR* Gesamtwiderstand im Lungenkreislauf, *TSR* Gesamtwiderstand im Systemkreislauf, *RCWI* Rechtsherz-Leistungsindex, *LCWI* Linksherz-Leistungsindex, *RVSWI* rechtsventrikulärer Schlagarbeitsindex, *LVSWI* linksventrikulärer Schlagarbeitsindex

* p < 0,05 gegenüber Ausgangslage vor Halothanexposition (0 min), n = 14.

Tabelle 2. Hämodynamische Parameter bei nMHS-Schweinen unter Halothanexposition (Versuchsreihe 1)

		0 min	10 min	20 min	30 min	40 min	50 min	60 min
HF	[min^{-1}]	73±5	77±5	73±7	72±6	74±7	75±5	77±5
SAP	[mmHg]	129±7	112±6*	105±7*	96±8*	92±8*	90±8*	90±7*
DAP	[mmHg]	86±6	79±7	73±7	66±8*	63±8*	61±7*	62±8*
MAP	[mmHg]	106±7	94±7	89±8*	79±8*	76±8*	76±8*	76±8*
SPAP	[mmHg]	24±1	23±1	23±1	22±1	21±2	21±2	22±2
DPAP	[mmHg]	15±1	16±1	16±1	15±1	14±2	14±2	14±2
MPAP	[mmHg]	19±1	19±1	19±1	18±1	17±2	17±2	17±2
RAP	[mmHg]	9±1	9±1	9±1	9±1	10±1	9±1	9±1
PCWP	[mmHg]	10±1	11±1	11±1	11±1	11±1	11±1	10±1
SVI	[ml kg^{-1}]	1,22±0,09	1,10±0,04	1,06±0,07	1,00±0,07	1,00±0,05	1,01±0,06	0,98±0,06*
CI	[ml min^{-1} kg^{-1}]	87±4	85±6	75±6*	71±6*	73±5*	75±4*	74±5*
TPR	[mmHg l^{-1} min kg]	103±10	103±13	107±11	102±11	89±13	90±11	94±12
TSR	[mmHg l^{-1} min kg]	1112±70	1003±61	1064±84	984±110	906±71*	884±89*	894±75*
RCWI	[mJ min^{-1} kg^{-1}]	224±14	218±17	193±20*	172±21*	172±23*	176±21*	176±23*
LCWI	[mJ min^{-1} kg^{-1}]	1250±123	1080±132*	909±129*	763±116*	763±127*	765±104*	768±118*
RVSWI	[mJ kg^{-1}]	3,1±0,2	2,8±0,1	2,7±0,2	2,4±0,2	2,3±0,2*	2,3±0,2*	2,3±0,2*
LVSWI	[mJ kg^{-1}]	17,3±1,9	13,8±1,2*	12,2±0,9*	10,3±1,0*	10,1±0,9*	10,0±0,9*	9,8±1,0*

HF Herzfrequenz, *SAP* systolischer arterieller Druck, *DAP* diastolischer arterieller Druck, *MAP* mittlerer arterieller Druck, *SPAP* systolischer pulmonalarterieller Druck, *DPAP* diastolischer pulmonalarterieller Druck, *MPAP* mittlerer pulmonalarterieller Druck, *RAP* mittlerer rechter Vorhofdruck, *PCWP* pulmonalkapillärer Verschlußdruck, *SVI* Schlagvolumenindex, *CI* Herzzeitvolumenindex, *TPR* Gesamtwiderstand im Lungenkreislauf, *TSR* Gesamtwiderstand im Systemkreislauf, *RCWI* Rechtsherz-Leistungsindex, *LCWI* Linksherz-Leistungsindex, *RVSWI* rechtsventrikulärer Schlagarbeitsindex, *LVSWI* linksventrikulärer Schlagarbeitsindex

* p < 0,05 gegenüber Ausgangslage vor Halothanexposition (0 min), n = 7.

Tabelle 3. Metabolische und respiratorische Parameter bei MHS-Schweinen unter Halothanexposition (Versuchsreihe 1)

		0 min	10 min	20 min	30 min	40 min	50 min	60 min
pH (a)		$7,46 \pm 0,01$	$7,43 \pm 0,02*$	$7,38 \pm 0,03*$	$7,26 \pm 0,06*$	$7,09 \pm 0,07*$	$6,81 \pm 0,05*$	$6,66 \pm 0,03*$
pH (v)		$7,42 \pm 0,01$	$7,39 \pm 0,02*$	$7,34 \pm 0,03*$	$7,23 \pm 0,06*$	$7,02 \pm 0,07*$	$6,70 \pm 0,04*$	$6,59 \pm 0,02*$
HCO_3^- (a)	[mmol l^{-1}]	$26,8 \pm 0,6$	$26,2 \pm 0,5$	$24,8 \pm 0,8*$	$22,6 \pm 1,5*$	$18,1 \pm 1,8*$	$10,4 \pm 1,3*$	$6,5 \pm 1,0*$
HCO_3^- (v)	[mmol l^{-1}]	$26,7 \pm 0,5$	$26,2 \pm 0,5$	$24,6 \pm 0,9*$	$22,8 \pm 1,5*$	$17,3 \pm 1,7*$	$9,0 \pm 1,2*$	$6,7 \pm 1,0*$
pO_2 (a)	[mmHg]	$130,1 \pm 7,2$	$126,9 \pm 7,3$	$119,9 \pm 8,7$	$116,1 \pm 8,9*$	$88,6 \pm 8,5*$	$75,2 \pm 6,4*$	$77,7 \pm 5,8*$
pO_2 (v)	[mmHg]	$45,2 \pm 2,2$	$45,9 \pm 2,1$	$43,5 \pm 1,9$	$39,1 \pm 2,3*$	$33,5 \pm 4,3*$	$22,4 \pm 3,7*$	$23,8 \pm 3,8*$
SO_2 (a)	[%]	$98,1 \pm 0,4$	$98,0 \pm 0,4$	$96,8 \pm 0,9*$	$94,6 \pm 2,3$	$85,4 \pm 3,9*$	$68,2 \pm 5,8*$	$64,8 \pm 4,3*$
SO_2 (v)	[%]	$78,5 \pm 2,5$	$76,7 \pm 2,9$	$70,9 \pm 3,5*$	$56,8 \pm 6,5*$	$35,8 \pm 8,2*$	$10,4 \pm 3,0*$	$8,5 \pm 2,8*$
pCO_2 (a)	[mmHg]	$39,2 \pm 1,2$	$40,7 \pm 1,6$	$45,7 \pm 3,1*$	$57,9 \pm 8,5*$	$80,1 \pm 8,2*$	$111,4 \pm 6,2*$	$128,6 \pm 5,2*$
pCO_2 (v)	[mmHg]	$45,7 \pm 1,2$	$47,3 \pm 2,1$	$54,8 \pm 5,1$	$73,8 \pm 14,1$	$109 \pm 15*$	$164 \pm 10*$	$175,6 \pm 8,0*$
Hb	[g%]	$12,3 \pm 0,2$	$12,2 \pm 0,2$	$13,3 \pm 0,2*$	$13,2 \pm 0,2*$	$13,1 \pm 0,2*$	$12,8 \pm 0,2*$	$12,8 \pm 0,2*$
CaO_2	[ml $\cdot$ 100 ml^{-1}]	$17,2 \pm 0,2$	$17,0 \pm 0,2$	$18,2 \pm 0,3$	$17,6 \pm 0,5$	$15,2 \pm 0,8*$	$11,6 \pm 1,0*$	$10,8 \pm 0,7*$
CvO_2	[ml $\cdot$ 100 ml^{-1}]	$13,6 \pm 0,5$	$13,2 \pm 0,6$	$13,3 \pm 0,7$	$10,5 \pm 1,2*$	$6,6 \pm 1,5*$	$1,9 \pm 0,5*$	$1,6 \pm 0,5*$
$CaCO_2$	[ml $\cdot$ 100 ml^{-1}]	$47,6 \pm 0,5$	$48,1 \pm 0,6$	$49,7 \pm 0,9*$	$52,5 \pm 1,7*$	$57,9 \pm 1,8*$	$65,3 \pm 1,1*$	$67,8 \pm 0,6*$
$CvCO_2$	[ml $\cdot$ 100 ml^{-1}]	$51.1 \pm 0,5$	$51,6 \pm 0,7$	$53,8 \pm 1,2*$	$57,7 \pm 2,2*$	$65,8 \pm 2,2*$	$74,3 \pm 1,0*$	$75,6 \pm 0,7*$
$avDO_2$	[ml $\cdot$ 100 ml^{-1}]	$3,6 \pm 0,5$	$3,8 \pm 0,5$	$5,0 \pm 0,6*$	$7,1 \pm 1,0*$	$8,6 \pm 1,1*$	$9,6 \pm 0,9*$	$9,2 \pm 0,7*$
$avDCO_2$	[ml $\cdot$ 100 ml^{-1}]	$-3,6 \pm 0,5$	$-3,5 \pm 0,4$	$-4,1 \pm 0,6$	$-5,3 \pm 0,8*$	$-7,9 \pm 0,9*$	$-9,1 \pm 0,8*$	$-7,8 \pm 0,8*$
AO_2	[ml min^{-1} kg^{-1}]	$15,4 \pm 0,7$	$15,1 \pm 1,0$	$16,4 \pm 1,3$	$18,0 \pm 0,7*$	$20,3 \pm 1,0*$	$17,4 \pm 2,5$	$12,3 \pm 1,5$
$\dot{V}O_2$	[ml min^{-1} kg^{-1}]	$3,1 \pm 0,3$	$3,2 \pm 0,3$	$4,3 \pm 0,6$	$7,6 \pm 1,3*$	$12,2 \pm 1,9*$	$14,3 \pm 2,1*$	$10,7 \pm 1,5*$
$\dot{V}CO_2$	[ml min^{-1} kg^{-1}]	$3,1 \pm 0,4$	$3,0 \pm 0,3$	$3,7 \pm 0,7$	$5,9 \pm 1,3$	$11,4 \pm 1,8*$	$13,4 \pm 2,0*$	$9,1 \pm 1,5*$
RQ		$1,0 \pm 0,1$	$1,0 \pm 0,1$	$0,9 \pm 0,1$	$0,8 \pm 0,1$	$1,0 \pm 0,1$	$1,0 \pm 0,1$	$0,9 \pm 0,1$

a arteriell, v zentralvenös, P Partialdruck, S Sättigung, C Gehalt, avD arteriozentralvenöse Gehaltsdifferenz, AO_2 O_2-Angebot, Hb Hämoglobinkonzentration, $\dot{V}O_2$ O_2-Verbrauch, $\dot{V}CO_2$ CO_2-Produktion, RQ respiratorischer Quotient

* p < 0,05 gegenüber Ausgangslage vor Halothanexposition (0 min), n = 14.

Tabelle 4. Metabolische und respiratorische Parameter bei nMHS-Schweinen unter Halothanexposition (Versuchsreihe 1)

		0 min	10 min	20 min	30 min	40 min	50 min	60 min
pH (a)		$7,46\pm0,03$	$7,45\pm0,02$	$7,45\pm0,02$	$7,45\pm0,02$	$7,44\pm0,02$	$7,43\pm0,02$	$7,43\pm0,02$
pH (v)		$7,43\pm0,03$	$7,42\pm0,02$	$7,43\pm0,02$	$7,42\pm0,02$	$7,41\pm0,02$	$7,40\pm0,02$	$7,38\pm0,02$
HCO_3^- (a)	$[mmol\,l^{-1}]$	$27,1\pm1,3$	$27,2\pm1,1$	$27,7\pm1,0$	$27,2\pm1,0$	$27,1\pm1,0$	$26,9\pm1,0$	$26,7\pm1,0$
HCO_3^- (v)	$[mmol\,l^{-1}]$	$27,4\pm1,3$	$27,9\pm1,3$	$28,2\pm1,1$	$28,1\pm1,1$	$27,9\pm1,2$	$27,9\pm1,1$	$27,3\pm1,3$
pO_2 (a)	$[mmHg]$	$138,6\pm5,7$	$137,0\pm5,7$	$140,4\pm5,4$	$128,6\pm3,1$	$127,5\pm3,5$	$128,6\pm2,5$	$129,9\pm2,4$
pO_2 (v)	$[mmHg]$	$47,9\pm2,1$	$48,8\pm2,6$	$46,0\pm2,5$	$44,9\pm2,0$	$44,3\pm1,4$	$45,0\pm1,2$	$44,8\pm1,3$
SO_2 (a)	$[\%]$	$98,8\pm0,2$	$98,3\pm0,4$	$98,4\pm0,4$	$98,2\pm0,4$	$98,0\pm0,4*$	$97,8\pm0,4*$	$97,8\pm0,4*$
SO_2 (v)	$[\%]$	$79,8\pm2,2$	$79,9\pm2,0$	$77,9\pm2,2$	$77,2\pm2,1$	$76,7\pm2,3*$	$76,5\pm2,2*$	$76,1\pm2,3$
pCO_2 (a)	$[mmHg]$	$38,8\pm1,4$	$39,9\pm1,3$	$39,8\pm1,7$	$39,9\pm1,4$	$39,9\pm1,6$	$40,1\pm1,4$	$39,8\pm1,5$
pCO_2 (v)	$[mmHg]$	$45,6\pm1,2$	$45,2\pm1,7$	$46,3\pm1,6$	$46,7\pm1,7$	$46,8\pm1,8$	$46,5\pm1,6$	$46,4\pm1,6$
Hb	$[g\%]$	$12,2\pm0,3$	$12,1\pm0,3$	$11,7\pm0,3$	$11,5\pm0,3*$	$11,0\pm0,3*$	$10,8\pm0,3*$	$9,9\pm0,3*$
CaO_2	$[ml\cdot100\,ml^{-1}]$	$17,1\pm0,5$	$16,9\pm0,4*$	$16,5\pm0,4*$	$16,1\pm0,5*$	$15,4\pm0,4*$	$15,1\pm0,4*$	$13,9\pm0,4*$
CvO_2	$[ml\cdot100\,ml^{-1}]$	$13,7\pm0,6$	$13,6\pm0,6$	$12,9\pm0,6*$	$12,5\pm0,6*$	$11,9\pm0,6*$	$11,7\pm0,6*$	$10,6\pm0,6*$
$CaCO_2$	$[ml\cdot100\,ml^{-1}]$	$47,4\pm0,6$	$47,9\pm0,5$	$47,7\pm0,7$	$47,8\pm0,6$	$47,9\pm0,6$	$47,9\pm0,5$	$47,8\pm0,5$
$CvCO_2$	$[ml\cdot100\,ml^{-1}]$	$50,8\pm0,5$	$50,7\pm0,6$	$51,2\pm0,6$	$51,3\pm0,6$	$51,4\pm0,6$	$51,3\pm0,6$	$51,3\pm0,6$
$avDO_2$	$[ml\cdot100\,ml^{-1}]$	$3,5\pm0,3$	$3,4\pm0,3$	$3,6\pm0,3$	$3,6\pm0,3$	$3,5\pm0,3$	$3,5\pm0,3$	$3,2\pm0,3$
$avDCO_2$	$[ml\cdot100\,ml^{-1}]$	$-3,5\pm0,3$	$-2,9\pm0,3$	$-3,3\pm0,4$	$-3,5\pm0,3$	$-3,5\pm0,4$	$-3,4\pm0,5$	$-3,5\pm0,4$
AO_2	$[ml\,min^{-1}\,kg^{-1}]$	$15,0\pm0,9$	$14,4\pm1,1$	$12,4\pm1,1*$	$11,5\pm1,0*$	$11,2\pm0,9*$	$11,4\pm0,7*$	$10,3\pm0,8*$
$\dot{V}O_2$	$[ml\,min^{-1}\,kg^{-1}]$	$3,2\pm0,3$	$2,8\pm0,3$	$2,7\pm0,3*$	$2,5\pm0,2*$	$2,5\pm0,2*$	$2,6\pm0,3*$	$2,4\pm0,3*$
$\dot{V}CO_2$	$[ml\,min^{-1}\,kg^{-1}]$	$3,1\pm0,3$	$2,5\pm0,4$	$2,5\pm0,4*$	$2,4\pm0,3*$	$2,5\pm0,3*$	$2,5\pm0,4$	$2,6\pm0,3$
RQ		$1,0\pm0,1$	$0,9\pm0,1$	$1,0\pm0,1$	$1,0\pm0,1$	$1,1\pm0,1$	$1,0\pm0,1$	$1,1\pm0,1$

a arteriell, v zentralvenös, P Partialdruck, S Sättigung, C Gehalt, avD arteriozentralvenöse Gehaltsdifferenz, AO_2 O_2-Angebot, Hb Hämoglobinkonzentration, $\dot{V}O_2$ O_2 Verbrauch, $\dot{V}CO_2$ CO_2 Produktion, RQ respiratorischer Quotient

* $\ p < 0,05$ gegenüber Ausgangslage vor Halothanexposition (0 min), n = 7.

Tabelle 5.   Substrate und Elektrolyte im arteriellen Blut von MHS-Schweinen unter Halothanexposition (Versuchsreihe 1)

		0 min	10 min	20 min	30 min	40 min	50 min	60 min
Laktat	$[mmol\,l^{-1}]$	$1,1\pm0,1$	$1,1\pm0,2$	$2,0\pm0,5$	$3,1\pm1,0$	$6,1\pm1,4^*$	$11,0\pm1,3^*$	$13,9\pm1,0^*$
Pyruvat	$[\mu mol\,l^{-1}]$	$57,1\pm6,7$	$56,8\pm7,1$	$63,8\pm7,4$	$67,2\pm7,5$	$102\pm16\,^*$	$129\pm12\,^*$	$122\pm12\,^*$
Glukose	$[mmol\,l^{-1}]$	$4,8\pm0,4$	$4,8\pm0,4$	$5,7\pm0,8$	$5,6\pm0,9$	$5,4\pm0,6$	$6,6\pm0,7^*$	$8,1\pm0,8^*$
K^+	$[mmol\,l^{-1}]$	$4,7\pm0,2$	$4,6\pm0,2$	$4,6\pm0,2$	$4,9\pm0,2$	$5,4\pm0,2^*$	$6,8\pm0,3^*$	$7,0\pm0,3^*$
Na^+	$[mmol\,l^{-1}]$	$142,6\pm0,7$	$142,9\pm0,6$	$144,1\pm0,8$	$146,4\pm1,6^*$	$149,4\pm1,8^*$	$157,5\pm1,4^*$	$158,1\pm0,9^*$
Ca	$[mmol\,l^{-1}]$	$2,2\pm0,1$	$2,3\pm0,1$	$2,3\pm0,1$	$2,4\pm0,1^*$	$2,5\pm0,1^*$	$2,9\pm0,1^*$	$3,0\pm0,1^*$
Mg	$[mmol\,l^{-1}]$	$0,69\pm0,04$	$0,68\pm0,03$	$0,65\pm0,04$	$0,69\pm0,03$	$0,73\pm0,06$	$0,78\pm0,03^*$	$0,90\pm0,06^*$

* $p < 0,05$ gegenüber Ausgangslage vor Halothanexposition (0 min), n =14.

Tabelle 6.   Substrate und Elektrolyte im arteriellen Blut von nMHS-Schweinen unter Halothanexposition (Versuchsreihe 1)

		0 min	10 min	20 min	30 min	40 min	50 min	60 min
Laktat	$[mmol\,l^{-1}]$	$1,5\pm0,2$	$1,4\pm0,2$	$1,4\pm0,1$	$1,4\pm0,2$	$1,5\pm0,1$	$1,5\pm0,1$	$1,4\pm0,2$
Pyruvat	$[\mu mol\,l^{-1}]$	$59,9\pm6,6$	$60,3\pm7,3$	$51,8\pm6,7$	$54,6\pm7,9$	$53,4\pm5,7$	$50,1\pm6,8$	$47,8\pm5,5$
Glukose	$[mmol\,l^{-1}]$	$4,1\pm0,2$	$4,2\pm0,2$	$4,0\pm0,2$	$4,2\pm0,3$	$4,1\pm0,3$	$4,0\pm0,4$	$4,0\pm0,3$
K^+	$[mmol\,l^{-1}]$	$4,5\pm0,2$	$4,5\pm0,2$	$4,6\pm0,2$	$4,6\pm0,2$	$4,7\pm0,2$	$4,7\pm0,2$	$4,7\pm0,2$
Na^+	$[mmol\,l^{-1}]$	$142,8\pm1,1$	$142,7\pm1,1$	$142,6\pm1,1$	$142,9\pm1,3$	$142,2\pm1,6$	$142,1\pm1,2$	$142,5\pm1,0$
Ca	$[mmol\,l^{-1}]$	$2,3\pm0,1$	$2,3\pm0,1$	$2,2\pm0,1$	$2,2\pm0,1$	$2,2\pm0,1$	$2,2\pm0,1$	$2,3\pm0,1$
Mg	$[mmol\,l^{-1}]$	$0,67\pm0,03$	$0,65\pm0,03$	$0,67\pm0,03$	$0,68\pm0,02$	$0,66\pm0,3$	$0,67\pm0,2$	$0,67\pm0,2$

Tabelle 7.   Plasmakatecholamine von MHS-Schweinen unter Halothanexposition (Versuchsreihe 1)

			0 min	10 min	20 min	30 min	40 min	50 min	60 min
A	(a)	[ng ml^{-1}]	0,09±0,04	0,10±0,03	0,13±0,04	0,37±1,78	3,27±1,71	11,1±2,2*	10,9±1,7*
	(v)	[ng ml^{-1}]	0,12±0,03	0,16±0,05	0,26±0,08*	1,42±1,08*	6,30±2,85*	28,9±8,6*	39,6±7,6*
	avD	[ng ml^{-1}]	-0,03±0,02	-0,04±0,03	-0,13±0,05*	-1,05±0,92*	-3,03±1,21*	-17,8±7,7*	-28,7±7,4*
	Å	[ng min^{-1} kg^{-1}]	-2,46±1,55	-3,77±2,86	-12,6±4,59*	-199±186*	-452±189*	-1609±498*	-2773±789*
NA	(a)	[ng ml^{-1}]	0,29±0,05	0,29±0,04	0,39±0,10	0,80±0,44	9,72±5,83	29,5±7,0*	26,8±3,8*
	(v)	[ng ml^{-1}]	0,35±0,06	0,31±0,04	0,54±0,17	4,88±4,33	19,3±8,98	62,7±12,3*	79,9±12,0*
	avD	[ng ml^{-1}]	-0,06±0,04	-0,02±0,04	-0,15±0,09	-4,08±3,90	-9,61±3,88*	-33,3±8,5*	-53,1±10,7*
	Å	[ng min^{-1} kg^{-1}]	-5,07±3,50	-2,51±3,77	-17,4±11,9	-806±790	-1449±588*	-4064±1075*	-5486±1112*

A Adrenalin, *NA* Noradrenalin, *(a)* arteriell, *(v)* zentralvenös, *avD* arteriozentralvenöse Gehaltsdifferenz, *Å* Aufnahme

* p < 0,05 gegenüber Ausgangslage vor Halothanexposition (0 min), n = 14.

Tabelle 8.   Plasmakatecholamine von nMHS-Schweinen unter Halothanexposition (Versuchsreihe 1)

			0 min	10 min	20 min	30 min	40 min	50 min	60 min
A	(a)	[ng ml^{-1}]	0,12±0,02	0,08±0,01	0,08±0,01	0,07±0,02	0,07±0,01	0,07±0,01*	0,09±0,03
	(v)	[ng ml^{-1}]	0,14±0,04	0,07±0,02	0,08±0,02	0,08±0,02	0,07±0,01	0,07±0,01*	0,09±0,02
	avD	[ng ml^{-1}]	-0,02±0,04	0,01±0,01	0,00±0,01	-0,01±0,01	0,00±0,01	0,00±0,01	0,00±0,02
	$\dot{A}$	[ng min^{-1} kg^{-1}]	-1,62±3,89	0,50±0,87	0,21±0,35	-1,09±0,93	-0,10±0,55	0,00±0,62	-0,40±1,54
NA	(a)	[ng ml^{-1}]	0,19±0,03	0,16±0,04	0,17±0,03	0,16±0,04	0,19±0,04	0,20±0,04	0,19±0,04
	(v)	[ng ml^{-1}]	0,20±0,02	0,17±0,03	0,18±0,03	0,16±0,02	0,19±0,04	0,21±0,04	0,19±0,04
	avD	[ng ml^{-1}]	-0,01±0,02	-0,01±0,02	-0,01±0,02	0,00±0,03	0,00±0,02	-0,01±0,03	0,00±0,03
	$\dot{A}$	[ng min^{-1} kg^{-1}]	-0,67±2,28	-0,35±1,53	-0,54±1,74	-0,58±1,61	-0,72±1,36	-0,77±2,12	-0,25±2,07

A Adrenalin, *NA* Noradrenalin, *(a)* arteriell, *(v)* zentralvenös, *avD* arteriozentralvenöse Gehaltsdifferenz, $\dot{A}$ Aufnahme

* p < 0,05 gegenüber Ausgangslage vor Halothanexposition (0 min), n = 7.

Tabelle 9. Temperatur und allgemeine hämodynamische Parameter bei thorakotomierten MHS-Schweinen unter Halothanexposition und nach Zugabe von Succinylcholin[a] (Versuchsreihe 2)

		0 min	10 min	20 min	30 min	40 min	50 min	60 min	70 min	80 min	90 min
T_B	[°C]	37,6±0,1	37,6±0,1	38,1±0,2*	38,9±0,2*	39,6±0,2*	40,2±0,2*	40,6±0,2*	40,8±0,2*	41,0±0,2*	40,9±0,2*
HF	[min⁻¹]	86±4	123±8*	174±15*	204±8*	200±8*	183±9*	163±9*	151±8*	144±11*	135±9*
SAP	[mmHg]	114±3	98±4*	111±5	116±8	102±8	90±5*	86±5*	81±5*	71±5*	71±4*
DAP	[mmHg]	70±3	62±3	55±4*	52±3*	41±2*	37±2*	36±2*	32±2*	29±2*	27±1*
MAP	[mmHg]	84±3	74±3*	73±4	73±5	62±4*	54±3*	52±3*	48±3*	44±2*	43±3*
MDAP	[mmHg]	85±3	72±4*	67±4*	63±5*	51±2*	45±2*	43±2*	39±2*	37±1*	33±1*
SVI	[ml kg⁻¹]	0,98±0,08	0,82±0,04*	0,90±0,07	0,75±0,08*	0,60±0,06*	0,52±0,04*	0,54±0,04*	0,53±0,05*	0,51±0,05*	0,38±0,03*
CI	[ml min⁻¹ kg⁻¹]	81±4	98±5*	148±11*	149±15*	119±10*	93±6	86±5	78±6	69±5	50±4*
TSR	[mmHg l⁻¹ min kg]	893±56	657±48*	391±37*	386±40*	383±44*	435±52*	440±48*	452±62*	454±49*	566±50*
LCWI	[mJ min⁻¹ kg⁻¹]	745±34	810±66	1080±111*	1078±151*	656±69	453±32*	406±38*	332±29*	266±20*	178±12*
LVSWI	[mJ kg⁻¹]	9,0±0,6	6,8±0,5*	6,5±0,5*	5,3±0,7*	3,3±0,3*	2,5±0,1*	2,5±0,2*	2,3±0,2*	2,0±0,2*	1,3±0,1*

T_B Bluttemperatur in der Aorta, *HF* Herzfrequenz, *SAP* systolischer Aortendruck, *DAP* diastolischer Aortendruck, *MAP* mittlerer Aortendruck, *MDAP* mittlerer diastolischer Aortendruck, *SVI* Schlagvolumenindex, *CI* Herzzeitvolumenindex, *TSR* Gesamtwiderstand im Systemkreislauf, *LCWI* Linksherzleistungsindex, *LVSWI* linksventrikulärer Schlagarbeitsindex

* p < 0,05 gegenüber Ausgangslage vor Halothanexposition (0 min), n = 12; [a] Zugabe von Succinylcholin (3 mg kg⁻¹) 15 min nach Beginn der Halothanzufuhr (1 Vol.-%).

Tabelle 10. Temperatur und allgemeine hämodynamische Parameter bei thorakotomierten nMHS-Schweinen unter Halothanexposition und nach Zugabe von Succinylcholin[a] (Versuchsreihe 2)

		0 min	10 min	20 min	30 min	40 min	50 min	60 min	70 min	80 min	90 min
T_B	[°C]	37,5±0,2	37,6±0,2	37,5±0,1	37,6±0,2	37,6±0,2	37,6±0,1	37,6±0,2	37,6±0,2	37,5±0,2	37,5±0,1
HF	[min^{-1}]	82±3	85±4	94±5	96±5*	98±5*	98±5*	95±5*	93±4	95±5*	95±4*
SAP	[mmHg]	113±4	101±3*	90±3*	87±3*	87±2*	84±2*	85±2*	84±2*	83±2*	83±2*
DAP	[mmHg]	70±5	62±3*	57±3*	55±3*	53±3*	52±2*	51±2*	51±2*	49±2*	49±3*
MAP	[mmHg]	83±5	74±3*	67±3*	65±3*	63±3*	61±2*	61±2*	59±2*	58±2*	58±2*
MDAP	[mmHg]	83±5	73±3*	67±3*	64±3*	62±3*	61±2*	60±2*	60±2*	58±2*	58±3*
SVI	[ml kg^{-1}]	1,06±0,05	0,98±0,07	0,85±0,08*	0,83±0,07*	0,80±0,05*	0,80±0,06*	0,84±0,06*	0,86±0,05*	0,85±0,06*	0,85± 0,05*
CI	[ml min^{-1} kg^{-1}]	86±4	82±4*	77±5*	77±4*	76±3*	77±4*	78±4	79±3	79±4	79±4
TSR	[mmHg l^{-1} min kg]	826±77	768±60	749±58	714±43	699±31	680±35	655±34*	643±36*	628±43*	624±45*
LCWI	[mJ min^{-1} kg^{-1}]	796±61	671±52*	589±49*	566±48*	546±44*	527±36*	529±38*	536±34*	514±38*	513±36*
LVSWI	[mJ kg^{-1}]	9,8±0,7	8,1±0,8*	6,5±0,8*	6,1±0,7*	5,7±0,6*	5,5±0,5*	5,7±0,5*	5,8±0,5*	5,5±0,5*	5,5±0,5*

T_B Bluttemperatur in der Aorta, *HF* Herzfrequenz, *SAP* systolischer Aortendruck, *DAP* diastolischer Aortendruck, *MAP* mittlerer Aortendruck, *MDAP* mittlerer diastolischer Aortendruck, *SVI* Schlagvolumenindex, *CI* Herzzeitvolumenindex, *TSR* Gesamtwiderstand im Systemkreislauf, *LCWI* Linksherzleistungsindex, *LVSWI* linksventrikulärer Schlagarbeitsindex

* p < 0,05 gegenüber Ausgangslage vor Halothanexposition (0 min), n = 8;   [a]Zugabe von Succinylcholin (3 mg kg^{-1}) 15 min nach Beginn der Halothanzufuhr (1 Vol.-%).

Tabelle 11. Spezielle hämodynamische Parameter des Herzens (linker Ventrikel) und des Skelettmuskels (Hinterlauf) bei thorakotomierten MHS-Schweinen unter Halothanexposition und nach Zugabe von Succinylcholin[a] (Versuchsreihe 2)

		0 min	10 min	20 min	30 min	40 min	50 min	60 min	70 min	80 min	90 min
MBF	[ml min^{-1}]	24±2	28±3*	45±4*	69±8*	57±4*	47±3*	43±4*	40±3*	38±3*	32±3*
PBF	[ml min^{-1}]	66±8	72±8	93±12*	82±14	47±10	27±6*	18±5*	12±3*	10±3*	8±2*
CVR	[mmHg ml^{-1} min]	3,9±0,4	2,9±0,4*	1,6±0,1*	1,0±0,09*	0,9±0,05*	1,0±0,06*	1,1±0,09*	1,0±0,08*	1,0±0,07*	1,13±0,1*
PVR	[mmHg ml^{-1} min]	1,2±0,2	1,1±0,1	0,7±0,1*	0,9±0,2	1,9±0,6	3,9±1,5	3,9±0,9*	4,7±0,9*	5,4±1,2*	5,8±1,1*
LVP$_{max}$	[mmHg]	104±3	96±4*	109±3	109±4	99±5	86±3*	86±4*	84±4*	80+5*	74±3*
LVEDP	[mmHg]	9±1	8±1	9±2	8±1	6±1*	6±1*	7±1*	7±1*	7±1	7±1
+ dp/dt$_{max}$	[mmHg s^{-1}]	1425±62	1438±194	2696±227*	3567±249*	2757±250*	2040±199*	1692±141*	1454±89	1267±108	1088±106*
- dp/dt$_{max}$	[mmHg s^{-1}]	1800±48	1671±73*	2358±195*	2992±232*	2592±289*	2208±233	2029±246	1775±110	1604±165	1342±109*
Qdp/dt$_{max}$		0,79±0,03	0,86±0,09	1,19±0,11*	1,21±0,05*	1,10±0,08*	0,94±0,05*	0,86±0,04	0,82±0,03	0,82±0,05	0,83±0,07
dp/dt$_{max}$IP^{-1}	[s^{-1}]	25,2±1,2	27,5±1,7	38,3±2,0*	45,0±1,7*	39,7±2,5*	37,1±2,7*	33,9±2,0*	31,2±1,5*	30,4±2,7	29,2±3,1
V$_{CE}$	[s^{-1}]	2562±161	2508±602	6195±936*	9236±1124*	6247±854*	3638±517*	2716±351	2189±247	1676±163*	1315±178*
AT	[ms]	113±9	109±7	74±5*	74±7*	75±10*	75±9*	81±8*	84±8*	86±9*	86±9*
ET	[ms]	229±10	206±10*	163±14*	134±6*	132±5*	143±6*	151±7*	159±7*	160±7*	163±7*
RT+FT	[ms]	389±26	234±18*	138±16*	96±11*	106±13*	128±16*	157±20*	200±22*	218±29*	266±36*
LVESV	[ml · 100 g^{-1}]	31±1	29±1	23±1*	20±1*	21±1*	21±6*	23±0,3*	24±1*	25±1*	26±1*
LVEDV	[ml · 100 g^{-1}]	85±4	74±3*	73±4*	62±5*	55±3*	50±3*	53±3*	54±3*	53±3*	47±2*
EF	[%]	63±2	61±1	67±2	65±3	60±3	57±2*	56±2*	54±2*	52±2*	45±2*

MBF myokardialer Blutfluß (mittlerer Fluß in der A. coronaria), *PBF* peripherer Blutfluß (mittlerer Fluß in der A. femoralis), *CVR* koronarer Gefäßwiderstand, *PVR* peripherer Gefäßwiderstand, *LVP$_{max}$* linksventrikulärer Spitzendruck, *LVEDP* linksventrikulärer enddiastolischer Druck, *+dp/dt$_{max}$* maximale linksventrikuläre Druckanstiegsgeschwindigkeit, *-dp/dt$_{max}$* maximale linksventrikuläre Druckabfallsgeschwindigkeit, *Qdp/dt$_{max}$* Verhältnis von *+dp/dt$_{max}$* zu *-dp/dt$_{max}$*, *IP* instantane Druck, *V$_{CE}$* Verkürzungsgeschwindigkeit des kontraktilen Elmentes, *AT* isovolumetrische Anspannungszeit, *ET* Austreibungszeit, *RT+FT* Relaxationszeit + Füllungszeit, *LVESV* linksventrikuläres endsystolisches Volumen, *LVEDV* linksventrikuläres enddiastolisches Volumen, *EF* Austreibungsfraktion des linken Ventrikels

* p < 0,05 gegenüber Ausgangslage vor Halothanexposition (0 min), n = 12; [a]Zugabe von Succinylcholin (3 mg kg^{-1}) 15 min nach Beginn der Halothanzufuhr (1 Vol.-%).

Tabelle 12. Spezielle hämodynamische Parameter des Herzens (linker Ventrikel) und des Skelettmuskels (Hinterlauf) bei thorakotomierten nMHS-Schweinen unter Halothanexposition und nach Zugabe von Succinylcholin[a] (Versuchsreihe 2)

		0 min	10 min	20 min	30 min	40 min	50 min	60 min	70 min	80 min	90 min
MBF	$[\text{ml min}^{-1}]$	29±3	26±3	25±3	24±2*	24±2*	24±3*	25±3*	25±3*	25±3*	26±3*
PBF	$[\text{ml min}^{-1}]$	102±9	95±10	90±9	82±9*	80±8*	77±8*	76±6*	76±7*	75±7*	74±7*
CVR	$[\text{mmHg/ml min}^{-1}]$	3,1±0,4	3,1±0,5	2,9±0,4	2,8±0,4	2,8±0,4	2,7±0,4	2,7±0,3*	2,7±0,4*	2,5±0,3*	2,5±0,3*
PVR	$[\text{mmHg/ml min}^{-1}]$	0,7±0,1	0,7±0,1	0,7±0,1	0,7±0,1	0,7±0,1	0,7±0,1	0,7±0,1	0,7±0,1	0,7±0,1	0,7±0,1
LVP_{max}	[mmHg]	105±3	93±3*	80±2*	80±2*	81±2*	78±1*	80±1*	80±2*	78±2*	78±2*
LVEDP	[mmHg]	9±1	9±1	8±1	8±1	9±1	9±1	9±1	9±1	9±1	9±1
$+dp/dt_{max}$	$[\text{mmHg s}^{-1}]$	1738±179	1281±138*	1050±131*	1050±131*	1031±93*	1006±94*	956±75*	956±89*	950±91*	950±82*
$-dp/dt_{max}$	$[\text{mmHg s}^{-1}]$	2075±112	1931±114*	1669±77*	1669±90*	1581±95*	1583±1106*	1481±98*	1463±94*	1456±93*	1444±88*
$Q_{dp/dt_{max}}$		0,83±0,06	066±0,05*	0,62±0,07*	0,62±0,06*	0,67±0,07*	0,67±0,06*	0,65±0,03*	0,66±0,05*	0,66±0,06*	0,66±0,05*
$dp/dt_{max}IP^{-1}$	$[\text{s}^{-1}]$	26,3±2,8	23,7±3,3	23,6±3,1	23,0±2,9	25,7±2,1	25,0±2,3	24,2±2,7	25,3±3,7	26,4±4,6	25,4±3,5
V_{CE}	$[\text{s}^{-1}]$	3729±533	2221±256*	1503±250*	1555±255*	1349±195*	1306±195*	1221±122*	1195±169*	1145±1485*	1185±162*
AT	[ms]	111±14	117±14	118±12	118±12	117±9	119±9	115±12	117±11	114±11	111±11
ET	[ms]	248±9	236±10	216±14*	216±14*	215±13*	218±11*	228±13	228±11	226±11	225±12
RT+FT	[ms]	435±16	350±31*	306±19*	306±16*	288±20*	276±26*	295±26*	301±18*	288±22*	266±28*
LVESV	$[\text{ml} \cdot 100 \text{ g}^{-1}]$	29±2	30±2	28±2	28±2	28±1	28±1	29±1	29±1	29±1	28±1
LVEDV	$[\text{ml} \cdot 100 \text{ g}^{-1}]$	87±3	84±4	76±5*	74±4*	73±4*	72±4*	76±4*	77±3*	76±4*	75±4*
EF	[%]	67±2	65±2*	62±2*	61±2*	61±2*	61±2*	62±1*	62±2*	62±2*	62±2*

MBF myokardialer Blutfluß (mittlerer Fluß in der A. coronaria), *PBF* peripherer Blutfluß (mittlerer Fluß in der A. femoralis), *CVR* koronarer Gefäßwiderstand, *PVR* peripherer Gefäßwiderstand, *LVP*$_{max}$ linksventrikulärer Spitzendruck, *LVEDP* linksventrikulärer enddiastolischer Druck, +*dp/dt*$_{max}$ maximale linksventrikuläre Druckanstiegsgeschwindigkeit, -*dp/dt*$_{max}$ maximale linksventrikuläre Druckabfallsgeschwindigkeit, *Qdp/dt*$_{max}$ Verhältnis von +*dp/dt*$_{max}$ zu -*dp/dt*$_{max}$, *IP* instantane Druck, *V*$_{CE}$ Verkürzungsgeschwindigkeit des kontraktilen Elmentes, *AT* isovolumetrische Anspannungszeit, *ET* Austreibungszeit, *RT+FT* Relaxationszeit + Füllungszeit, *LVESV* linksventrikuläres endsystolisches Volumen, *LVEDV* linksventrikuläres enddiastolisches Volumen, *EF* Austreibungsfraktion des linken Ventrikels

* p < 0,05 gegenüber Ausgangslage vor Halothanexposition (0 min), n = 8;   [a]Zugabe von Succinylcholin (3 mg kg^{-1}) 15 min nach Beginn der Halothanzufuhr (1 Vol.-%).

Tabelle 13. Systemisch metabolische und respiratorische Parameter bei thorakotomierten MHS-Schweinen unter Halothanexposition und nach Zugabe von Succinylcholin[a] (Versuchsreihe 2)

		0 min	10 min	20 min	30 min	40 min	50 min	60 min	70 min	80 min	90 min
pH (a)		7,45±0,01	7,39±0,01*	7,09±0,04*	6,81±0,03*	6,71±0,02*	6,70±0,02*	6,72±0,03*	6,74±0,03*	6,77±0,03*	6,77±0,04*
pH (v)		7,38±0,01	7,32±0,01*	6,97±0,04*	6,70±0,03*	6,60±0,02*	6,59±0,03*	6,61±0,03*	6,63±0,04*	6,63±0,04*	6,63±0,04*
HCO_3^- (a)	[mmol l^{-1}]	25,6±0,4	25,0±0,6	20,9±0,7*	15,3±1,0*	12,1±0,5*	9,8±0,4*	9,2±0,5*	8,0±0,6*	7,7±0,7*	7,2±0,6*
HCO_3^- (v)	[mmol l^{-1}]	28,2±0,3	26,9±0,4*	22,5±0,8*	17,5±1,1*	13,7±0,5*	12,0±0,4*	11,5±0,5*	11,0±0,5*	10,6±0,6*	9,3±0,8*
pO_2 (a)	[mmHg]	144±2,5	130±4,9*	79,0±4,0*	69,9±2,1*	78,6±2,9*	83,2±3,9*	92,6±3,3*	97,0±4,2*	103±3,7*	106±3,4*
pO_2 (v)	[mmHg]	37,0±1,4	41,3±1,4*	30,8±2,4*	21,5±2,1*	24,7±2,8*	27,8±2,7*	31,5±2,3*	31,5±2,2*	30,6±2,3*	31,9±2,5*
SO_2 (a)	[%]	97,7±0,2	97,6±0,3	84,6±3,3*	72,0±1,9*	73,5±1,9*	79,3±1,6*	83,3±1,4*	84,8±1,4*	88,0±1,4*	88,7±1,3*
SO_2 (v)	[%]	62,7±1,9	63,2±2,4	31,8±5,4*	14,3±2,3*	14,3±2,9*	18,1±3,0*	21,2±2,9*	20,8±3,0*	21,9±3,0*	25,5±3,3*
pCO_2 (a)	[mmHg]	37,1±0,5	41,7±1,5*	73,8±5,6*	98,0±4,8*	95,8±2,8*	83,5±5,3*	72,0±3,9*	58,8±3,3*	53,7±4,7*	49,3±4,2*
pCO_2 (v)	[mmHg]	47,8±0,8	52,2±1,1*	101±7,3*	149±5,3*	141±5,6*	129±6,2*	116±5,8*	107±5,4*	101±5,7*	86,8±6,0*
CaO_2	[ml · 100 ml^{-1}]	14,2±0,5	14,4±0,5	13,8±0,7	11,9±0,4*	11,7±0,3*	12,0±0,4*	11,8±0,6*	11,3±0,7*	10,9±0,5*	10,4±0,4*
CvO_2	[ml · 100 ml^{-1}]	8,9±0,4	9,2±0,5	5,2±1,0*	2,4±0,4*	2,2±0,4*	2,7±0,4*	3,0±0,4*	2,8±0,4*	2,7±0,4*	3,0±0,4*
$CaCO_2$	[ml · 100 ml^{-1}]	46,8±0,2	48,5±0,6*	57,6±1,3*	62,9±0,9*	62,6±0,5*	59,9±1,1*	57,5±1,0*	64,3±1,0*	52,4±1,3*	51,1±1,4*
$CvCO_2$	[ml · 100 ml^{-1}]	52,8±0,3	54,0±0,4*	65,5±1,4*	72,2±0,7*	72,0±0,8*	70,3±1,0*	68,5±1,0*	67,2±1,1*	66,3±1,1*	63,6±1,3*
$avDO_2$	[ml · 100 ml^{-1}]	5,3±0,4	5,3±0,4	8,5±0,6*	9,6±0,5*	9,5±0,6*	9,3±0,6*	8,8±0,5*	8,5±0,6*	8,2±0,5*	7,4±0,5*
$avDCO_2$	[ml · 100 ml^{-1}]	-6,0±0,2	-5,5±0,4	-7,9±0,8*	-9,3±1,0*	-9,3±0,6*	-10,4±0,6*	-11,0±0,3*	-12,9±0,9*	-13,8±1,0*	-12,6±1,5*
$\dot{V}O_2$	[ml min^{-1} kg^{-1}]	4,3±0,4	5,0±0,4*	12,8±1,5*	14,2±1,6*	11,7±1,4*	8,8±0,9*	7,6±0,7*	6,6±0,6*	5,7±0,5*	3,7±0,3*
$\dot{V}CO_2$	[ml min^{-1} kg^{-1}]	4,8±0,3	5,3±0,4*	11,5±1,4*	12,9±1,3*	11,6±1,5*	9,8±1,0*	9,4±0,6*	9,9±0,8*	9,6±0,9*	9,4±1,1
RQ		1,2±0,1	1,1±0,1*	0,9±0,1*	1,0±0,1*	1,0±0,1	1,2±0,1	1,3±0,1	1,6±0,1*	1,7±0,1*	1,7±0,2*

a arteriell, *v* zentralvenös, *P* Partialdruck, *S* Sättigung, *C* Gehalt, *avD* arteriozentralvenöse Gehaltsdifferenz, $\dot{V}O_2$ O_2-Verbrauch, $\dot{V}CO_2$ CO_2-Produktion, *RQ* respiratorischer Quotient

* p < 0,05 gegenüber Ausgangslage vor Halothanexposition (0 min), n = 12; [a]Zugabe von Succinylcholin (3 mg kg^{-1}) 15 min nach Beginn der Halothanzufuhr (1 Vol.-%)

Tabelle 14. Systemisch metabolische und respiratorische Parameter bei thorakotomierten nMHS-Schweinen unter Halothanexposition und nach Zugabe von Succinylcholin[a] (Versuchsreihe 2)

		0 min	10 min	20 min	30 min	40 min	50 min	60 min	70 min	80 min	90 min
pH (a)		$7,45\pm0,01$	$7,45\pm0,02$	$7,44\pm0,02$	$7,44\pm0,01$	$7,43\pm0,02$	$7,43\pm0,02$	$7,43\pm0,02$	$7,42\pm0,02*$	$7,41\pm0,01*$	$7,42\pm0,02*$
pH (v)		$7,39\pm0,01$	$7,38\pm0,01$	$7,37\pm0,02$	$7,38\pm0,02$	$7,37\pm0,01*$	$7,37\pm0,01*$	$7,36\pm0,02$	$7,35\pm0,02*$	$7,35\pm0,01*$	$7,36\pm0,02*$
HCO_3^- (a)	$[mmol\,l^{-1}]$	$25,0\pm0,6$	$24,2\pm0,8$	$24,2\pm0,9$	$24,8\pm0,8$	$24,3\pm0,7$	$24,2\pm0,7$	$24,6\pm0,5$	$24,1\pm0,7$	$24,3\pm0,6$	$24,5\pm0,6$
HCO_3^- (v)	$[mmol\,l^{-1}]$	$26,8\pm0,7$	$26,5\pm0,8$	$26,1\pm1,0$	$26,0\pm1,0$	$25,7\pm0,8$	$25,7\pm0,7$	$25,9\pm0,7$	$25,5\pm0,9$	$25,6\pm0,6*$	$25,7\pm0,7*$
pO_2 (a)	$[mmHg]$	$149,8\pm4,4$	$155,6\pm4,6$	$150,1\pm5,1$	$149,5\pm5,0$	$145,4\pm5,7$	$144,9\pm4,9$	$137,6\pm3,7*$	$137,7\pm4,2*$	$138,7\pm3,9*$	$138,6\pm3,7*$
pO_2 (v)	$[mmHg]$	$41,8\pm2,8$	$40,9\pm2,2$	$41,3\pm2,3$	$39,4\pm2,1$	$39,1\pm1,9$	$38,9\pm1,7$	$38,7\pm1,7$	$38,4\pm1,6$	$38,7\pm1,5$	$38,6\pm1,8$
SO_2 (a)	$[\%]$	$97,9\pm0,2$	$97,5\pm0,2$	$97,7\pm0,3$	$97,5\pm0,2$	$97,5\pm0,3$	$94,6\pm0,1$	$97,3\pm0,2$	$97,4\pm0,3$	$97,3\pm0,3$	$97,5\pm0,2$
SO_2 (v)	$[\%]$	$67,7\pm1,6$	$69,9\pm2,5$	$70,5\pm2,5$	$67,9\pm2,5$	$66,5\pm3,1$	$64,9\pm2,4$	$64,0\pm10,9$	$65,7\pm4,1$	$65,0\pm3,8$	$66,6\pm2,6$
pCO_2 (a)	$[mmHg]$	$36,0\pm0,3$	$35,5\pm0,6$	$36,4\pm0,8$	$36,4\pm0,6$	$36,6\pm0,9$	$36,6\pm0,6$	$37,2\pm0,7$	$37,1\pm0,9$	$37,3\pm0,8$	$37,3\pm0,7$
pCO_2 (v)	$[mmHg]$	$45,7\pm0,5$	$44,8\pm1,1$	$44,3\pm1,0*$	$44,1\pm0,7*$	$44,6\pm0,6$	$44,6\pm0,4$	$45,1\pm0,8$	$44,9\pm0,6$	$45,2\pm0,8$	$45,5\pm0,8$
CaO_2	$[ml\cdot100\,ml^{-1}]$	$14,5\pm0,7$	$14,3\pm0,5$	$13,8\pm0,4$	$13,6\pm0,4$	$13,1\pm0,4*$	$12,6\pm0,5*$	$11,9\pm0,4*$	$11,7\pm0,6*$	$11,6\pm0,5*$	$11,7\pm0,6*$
CvO_2	$[ml\cdot100\,ml^{-1}]$	$9,8\pm0,4$	$10,0\pm0,4$	$9,7\pm0,4$	$9,3\pm0,5$	$8,8\pm0,6$	$8,2\pm0,5*$	$7,7\pm0,7*$	$7,7\pm0,6*$	$7,6\pm0,6*$	$7,9\pm0,6*$
$CaCO_2$	$[ml\cdot100\,ml^{-1}]$	$46,3\pm0,1$	$46,2\pm0,3$	$46,5\pm0,3$	$46,6\pm0,2$	$46,6\pm0,4$	$46,6\pm0,2$	$46,9\pm0,3$	$46,8\pm0,3$	$46,9\pm0,3$	$46,9\pm0,3$
$CvCO_2$	$[ml\cdot100\,ml^{-1}]$	$51,8\pm0,3$	$51,4\pm0,5$	$51,1\pm0,4*$	$51,2\pm0,3$	$51,5\pm0,3$	$51,6\pm0,2$	$51,8\pm0,4$	$51,6\pm0,3$	$51,8\pm0,4$	$51,8\pm0,4$
$avDO_2$	$[ml\cdot100\,ml^{-1}]$	$4,7\pm0,4$	$4,3\pm0,5$	$4,1\pm0,4$	$4,3\pm0,4$	$4,3\pm0,4$	$4,4\pm0,3$	$4,2\pm0,4$	$4,0\pm0,4$	$4,0\pm0,4$	$3,9\pm0,3*$
$avDCO_2$	$[ml\cdot100\,ml^{-1}]$	$-5,5\pm0,3$	$-5,2\pm0,4$	$-4,6\pm0,5$	$-4,7\pm0,3$	$-4,9\pm0,4$	$-4,9\pm0,2$	$-4,9\pm0,4$	$-4,8\pm0,4$	$-4,9\pm0,4$	$-4,9\pm0,4$
$\dot{V}O_2$	$[ml\,min^{-1}\,kg^{-1}]$	$4,0\pm0,4$	$3,5\pm0,4$	$3,1\pm0,3*$	$3,4\pm0,3$	$3,3\pm0,3$	$3,4\pm0,3*$	$3,3\pm0,3$	$3,1\pm0,3*$	$3,1\pm0,3$	$3,0\pm0,3*$
$\dot{V}CO_2$	$[ml\,min^{-1}\,kg^{-1}]$	$4,7\pm0,3$	$4,2\pm0,3$	$3,6\pm0,4*$	$3,6\pm0,3*$	$3,8\pm0,4*$	$3,8\pm0,3*$	$3,9\pm0,3*$	$3,8\pm0,3*$	$3,8\pm0,3*$	$3,8\pm0,3$
RQ		$1,2\pm0,1$	$1,3\pm0,1$	$1,1\pm0,1$	$1,1\pm0,1$	$1,2\pm0,1$	$1,2\pm0,1$	$1,2\pm0,1$	$1,3\pm0,1$	$1,3\pm0,1$	$1,3\pm0,1$

a arteriell, *v* zentralvenös, *P* Partialdruck, *S* Sättigung, *C* Gehalt, *avD* arteriozentralvenöse Gehaltsdifferenz, $\dot{V}O_2$ O_2-Verbrauch, $\dot{V}CO_2$ CO_2-Produktion, *RQ* respiratorischer Quotient

* $p < 0,05$ gegenüber Ausgangslage vor Halothanexposition (0 min), n = 8; [a] Zugabe von Succinylcholin (3 mg kg^{-1}) 15 min nach Beginn der Halothanzufuhr (1 Vol.-%)

Tabelle 15. Metabolische und respiratorische Parameter des Herzens (linker Ventrikel) und des Skelettmuskels (Hinterlauf) von thorakotomierten MHS-Schweinen unter Halothanexposition und nach Zugabe von Succinylcholin[a] (Versuchsreihe 2)

		0 min	10 min	20 min	30 min	40 min	50 min	60 min	70 min	80 min	90 min
pH (c)		$7,38 \pm 0,01$	$7,31 \pm 0,01$*	$6,90 \pm 0,04$*	$6,68 \pm 0,02$*	$6,62 \pm 0,03$*	$6,60 \pm 0,04$*	$6,64 \pm 0,04$*	$6,65 \pm 0,04$*	$6,64 \pm 0,04$*	$6,64 \pm 0,05$*
pH (p)		$7,37 \pm 0,01$	$7,32 \pm 0,01$*	$6,92 \pm 0,04$*	$6,65 \pm 0,03$*	$6,58 \pm 0,02$*	$6,57 \pm 0,02$*	$6,57 \pm 0,03$*	$6,58 \pm 0,04$*	$6,60 \pm 0,04$*	$6,60 \pm 0,04$*
HCO_3^- (c)	[mmol l^{-1}]	$29,3 \pm 0,4$	$26,7 \pm 0,5$*	$22,2 \pm 0,8$*	$16,6 \pm 0,7$*	$13,4 \pm 0,5$*	$12,1 \pm 0,4$*	$11,3 \pm 0,4$*	$10,4 \pm 0,6$*	$9,7 \pm 0,6$*	$9,3 \pm 0,5$*
HCO_3^- (p)	[mmol l^{-1}]	$28,8 \pm 0,4$	$27,9 \pm 0,4$	$23,5 \pm 0,8$*	$17,5 \pm 0,9$*	$14,3 \pm 0,5$*	$13,1 \pm 0,4$*	$12,3 \pm 0,5$*	$11,2 \pm 0,6$*	$11,1 \pm 0,5$*	$10,6 \pm 0,6$*
pO_2 (c)	[mmHg]	$31,3 \pm 1,7$	$33,8 \pm 1,9$*	$28,1 \pm 2,1$	$25,5 \pm 3,2$	$29,7 \pm 3,4$	$31,2 \pm 2,1$	$36,0 \pm 1,9$	$36,6 \pm 2,0$	$34,7 \pm 3,1$	$34,8 \pm 3,2$
pO_2 (p)	[mmHg]	$35,1 \pm 1,6$	$38,0 \pm 1,7$	$25,7 \pm 2,0$*	$18,4 \pm 3,0$*	$24,5 \pm 4,3$*	$28,6 \pm 2,7$	$30,7 \pm 2,7$	$35,9 \pm 2,3$	$32,5 \pm 2,4$	$33,1 \pm 2,3$
SO_2 (c)	[%]	$45,8 \pm 3,4$	$50,5 \pm 3,0$*	$21,9 \pm 3,3$*	$15,4 \pm 2,6$*	$19,4 \pm 3,4$*	$19,8 \pm 2,7$*	$24,8 \pm 3,2$*	$25,6 \pm 2,5$*	$23,5 \pm 2,1$*	$24,8 \pm 3,8$*
SO_2 (p)	[%]	$56,1 \pm 2,6$	$55,9 \pm 4,0$	$19,3 \pm 3,1$*	$10,6 \pm 1,6$*	$16,4 \pm 3,6$*	$17,2 \pm 2,7$*	$19,7 \pm 2,5$*	$22,8 \pm 2,7$*	$21,8 \pm 2,5$*	$22,9 \pm 2,8$*
pCO_2 (c)	[mmHg]	$49,5 \pm 1,0$	$53,2 \pm 1,5$	114 ± 6*	146 ± 4*	140 ± 5*	124 ± 7*	107 ± 7*	$96,3 \pm 6,5$*	$91,9 \pm 7,0$*	$85,9 \pm 7,7$*
pCO_2 (p)	[mmHg]	$50,6 \pm 1,0$	$55,4 \pm 1,2$*	117 ± 8*	159 ± 6*	156 ± 6*	143 ± 6*	136 ± 7*	119 ± 6*	115 ± 7*	109 ± 6*
$acDO_2$	[ml · 100 ml^{-1}]	$7,6 \pm 0,5$	$7,0 \pm 0,4$	$10,1 \pm 0,5$*	$9,4 \pm 0,8$*	$8,7 \pm 0,6$	$9,0 \pm 0,5$	$8,3 \pm 0,7$	$7,9 \pm 0,7$	$7,9 \pm 0,3$	$7,4 \pm 0,4$
$apDO_2$	[ml · 100 ml^{-1}]	$6,2 \pm 0,4$	$6,4 \pm 0,7$	$10,6 \pm 0,5$*	$10,2 \pm 0,6$*	$9,2 \pm 0,7$*	$9,4 \pm 0,5$*	$9,0 \pm 0,5$*	$8,2 \pm 0,5$*	$8,1 \pm 0,4$*	$7,6 \pm 0,4$*
$acDCO_2$	[ml · 100 ml^{-1}]	$-7,5 \pm 0,3$	$-6,6 \pm 0,3$*	$-10,6 \pm 0,7$*	$-9,6 \pm 0,8$*	$-9,0 \pm 0,6$*	$-9,6 \pm 0,8$*	$-9,4 \pm 0,8$*	$-10,9 \pm 1,2$*	$-12,1 \pm 1,1$*	$-12,1 \pm 1,7$*
$apDCO_2$	[ml · 100 ml^{-1}]	$-7,2 \pm 0,4$	$-6,9 \pm 0,6$	$-11,0 \pm 0,9$*	$-11,1 \pm 0,9$*	$-10,8 \pm 0,6$*	$-12,1 \pm 0,9$*	$-13,6 \pm 0,7$*	$-14,5 \pm 0,6$*	$-15,9 \pm 1,2$*	$-16,3 \pm 1,3$*
$M\dot{V}O_2$	[ml min^{-1} kg^{-1}]	$1,8 \pm 0,2$	$2,0 \pm 0,3$	$4,6 \pm 0,5$*	$6,5 \pm 1,0$*	$5,0 \pm 0,6$*	$4,2 \pm 0,4$*	$3,5 \pm 0,4$*	$3,1 \pm 0,3$*	$3,1 \pm 0,3$*	$2,4 \pm 0,2$*
$P\dot{V}O_2$	[ml min^{-1} kg^{-1}]	$3,9 \pm 0,3$	$3,9 \pm 0,4$	$9,7 \pm 1,2$*	$8,2 \pm 1,3$*	$4,4 \pm 0,9$	$2,5 \pm 0,6$	$1,6 \pm 0,4$*	$1,0 \pm 0,3$*	$0,8 \pm 0,3$*	$0,6 \pm 0,2$*
$M\dot{V}CO_2$	[ml min^{-1} kg^{-1}]	$1,8 \pm 0,2$	$1,8 \pm 0,2$	$4,8 \pm 0,6$*	$6,4 \pm 0,9$*	$5,0 \pm 0,5$*	$4,5 \pm 0,4$*	$4,0 \pm 0,5$*	$4,2 \pm 0,5$*	$4,6 \pm 0,6$*	$3,7 \pm 0,5$*
$P\dot{V}CO_2$	[ml min^{-1} kg^{-1}]	$4,7 \pm 0,5$	$4,5 \pm 0,5$	$10,2 \pm 1,6$*	$8,8 \pm 1,4$*	$5,1 \pm 1,0$	$3,3 \pm 0,8$	$2,5 \pm 0,7$*	$1,8 \pm 0,4$*	$1,8 \pm 0,6$*	$1,3 \pm 0,3$*
MRQ		$1,0 \pm 0,04$	$1,0 \pm 0,04$	$1,1 \pm 0,1$	$1,1 \pm 0,1$	$1,1 \pm 0,1$	$1,1 \pm 0,1$	$1,1 \pm 0,1$*	$1,4 \pm 0,1$*	$1,5 \pm 0,1$*	$1,6 \pm 0,2$*
PRQ		$1,2 \pm 0,1$	$1,2 \pm 0,1$	$1,1 \pm 0,1$	$1,1 \pm 0,1$	$1,2 \pm 0,1$	$1,3 \pm 0,1$	$1,5 \pm 0,1$*	$1,8 \pm 0,1$*	$2,0 \pm 0,1$*	$2,1 \pm 0,1$*

c koronarvenös, p periphervenös, P Partialdruck, S Sättigung, acD arteriokoronarvenöse Gehaltsdifferenz, apD arterioperiphervenöse Gehaltsdifferenz, $M\dot{V}O_2$ myokardialer O_2-Verbrauch, $P\dot{V}O_2$ peripherer O_2-Verbrauch, $M\dot{V}CO_2$ myokardiale CO_2-Produktion, $P\dot{V}CO_2$ periphere CO_2-Produktion, MRQ myokardialer respiratorischer Quotient, PRQ peripherer respiratorischer Quotient

* $p < 0,05$ gegenüber Ausgangslage vor Halothanexposition (0 min), n = 12;   [a] Zugabe von Succinylcholin (3 mg kg^{-1}) 15 min nach Beginn der Halothanzufuhr (1 Vol.-%).

Tabelle 16. Metabolische und respiratorische Parameter des Herzens (linker Ventrikel) und des Skelettmuskels (Hinterlauf) von thorakotomierten nMHS-Schweinen unter Halothanexposition und nach Zugabe von Succinylcholin[a] (Versuchsreihe 2)

		0 min	10 min	20 min	30 min	40 min	50 min	60 min	70 min	80 min	90 min
pH (c)		$7,40\pm0,02$	$7,39\pm0,02$	$7,38\pm0,02$	$7,39\pm0,02$	$7,38\pm0,02$	$7,38\pm0,02$	$7,36\pm0,02$	$7,35\pm0,01$*	$7,34\pm0,02$*	$7,35\pm0,01$*
pH (p)		$7,36\pm0,02$	$7,36\pm0,02$	$7,35\pm0,02$	$7,35\pm0,02$	$7,34\pm0,02$	$7,35\pm0,02$	$7,34\pm0,02$	$7,34\pm0,02$	$7,34\pm0,02$	$7,33\pm0,02$
HCO_3^- (c)	[mmol l^{-1}]	$26,8\pm1,4$	$27,3\pm1,1$	$27,3\pm1,1$	$27,4\pm1,0$	$27,1\pm0,9$	$26,7\pm0,9$	$26,7\pm0,6$	$26,6\pm0,7$	$26,6\pm0,5$	$26,5\pm0,5$
HCO_3^- (p)	[mmol l^{-1}]	$26,9\pm0,9$	$27,0\pm1,0$	$27,4\pm1,1$	$27,2\pm0,9$	$26,4\pm0,8$	$26,4\pm0,7$	$26,5\pm0,5$	$26,3\pm0,7$	$26,4\pm0,7$	$26,4\pm0,6$
pO_2 (c)	[mmHg]	$31,1\pm4,0$	$29,4\pm3,2$	$29,8\pm3,4$	$28,8\pm2,7$	$29,1\pm2,4$	$29,1\pm2,2$	$29,7\pm2,4$	$29,7\pm2,4$	$28,6\pm2,1$	$28,8\pm1,5$
pO_2 (p)	[mmHg]	$38,7\pm1,5$	$37,1\pm1,9$	$33,7\pm1,5$*	$32,5\pm1,5$*	$33,0\pm0,9$*	$33,4\pm0,9$*	$32,6\pm1,2$*	$33,3\pm0,8$*	$32,3\pm1,2$*	$32,7\pm1,0$*
SO_2 (c)	[%]	$54,8\pm4,0$	$46,3\pm4,4$	$46,1\pm4,2$	$46,4\pm4,8$	$47,1\pm5,2$	$46,6\pm5,0$	$47,1\pm5,0$	$46,1\pm4,8$	$46,0\pm4,6$	$45,8\pm4,6$
SO_2 (p)	[%]	$58,9\pm1,9$	$59,1\pm2,8$	$56,5\pm2,5$	$56,1\pm4,8$	$55,2\pm4,0$	$56,0\pm4,3$	$56,2\pm3,8$	$55,7\pm4,0$	$55,1\pm4,6$	$55,4\pm4,5$
pCO_2 (c)	[mmHg]	$46,0+1,3$	$44,8\pm1,1$	$45,1\pm0,7$	$45,7+0,9$	$46,2\pm1,0$	$45,3\pm1,0$	$45,8\pm1,0$	$45,8\pm1,0$	$46,0\pm1,0$	$45,9\pm0,9$
pCO_2 (p)	[mmHg]	$48,0\pm0,8$	$47,3\pm0,8$	$48,9\pm0,8$	$49,4\pm1,0$	$48,4\pm1,1$	$48,0\pm1,4$	$49,1\pm1,2$	$49,1\pm1,0$	$49,1\pm1,1$	$48,8\pm1,1$
$acDO_2$	[ml $\cdot$ 100 ml^{-1}]	$8,0\pm0,8$	$7,8\pm0,8$	$7,5\pm0,7$	$7,3\pm0,7$	$6,9\pm0,7$	$6,8\pm0,7$*	$6,3\pm0,7$*	$6,4\pm0,7$*	$6,3\pm0,6$*	$6,4\pm0,7$*
$apDO_2$	[ml $\cdot$ 100 ml^{-1}]	$6,0\pm0,4$	$5,8\pm0,4$	$6,0\pm0,4$	$5,9\pm0,6$	$5,8\pm0,5$	$5,5\pm0,5$	$5,1\pm0,4$	$5,1\pm0,4$*	$5,1\pm0,5$	$5,1\pm0,5$
$acDCO_2$	[ml $\cdot$ 100 ml^{-1}]	$-6,8\pm0,5$	$-6,6\pm0,4$	$-6,4\pm0,5$	$-6,5\pm0,4$	$-6,6\pm0,5$	$-6,3\pm0,5$	$-6,2\pm0,4$	$-6,3\pm0,5$	$-6,3\pm0,4$	$-6,3\pm0,3$
$apDCO_2$	[ml $\cdot$ 100 ml^{-1}]	$-6,7\pm0,3$	$-6,7\pm0,4$	$-7,0\pm0,3$	$-7,1\pm0,4$	$-6,8\pm0,4$	$-6,6\pm0,5$	$-6,7\pm0,3$	$-6,8\pm0,4$	$-6,7\pm0,4$	$-6,6\pm0,3$
$M\dot{V}O_2$	[ml min^{-1} kg^{-1}]	$2,2\pm0,2$	$2,0\pm0,3$	$1,9\pm0,3$*	$1,8\pm0,2$*	$1,7\pm0,2$*	$1,7\pm0,2$*	$1,5\pm0,2$*	$1,6\pm0,2$*	$1,6\pm0,2$*	$1,6\pm0,2$*
$P\dot{V}O_2$	[ml min^{-1} kg^{-1}]	$6,0\pm0,6$	$5,4\pm0,5$	$6,3\pm0,4$	$4,6\pm0,5$*	$4,5\pm0,5$*	$4,1\pm0,5$*	$3,9\pm0,5$*	$3,9\pm0,5$*	$3,8\pm0,6$*	$3,7\pm0,5$*
$M\dot{V}CO_2$	[ml min^{-1} kg^{-1}]	$2,0\pm0,2$	$1,8\pm0,2$	$1,6\pm0,2$	$1,6\pm0,2$*	$1,6\pm0,2$*	$1,6\pm0,2$*	$1,5\pm0,2$*	$1,6\pm0,2$*	$1,6\pm0,2$*	$1,6\pm0,2$*
$P\dot{V}CO_2$	[ml min^{-1} kg^{-1}]	$6,7\pm0,5$	$6,3\pm0,8$	$6,2\pm0,5$*	$5,8\pm0,6$*	$5,4\pm0,6$*	$5,1\pm0,6$*	$5,1\pm0,5$*	$5,1\pm0,5$*	$5,1\pm0,6$*	$5,0\pm0,6$*
MRQ		$0,9\pm0,1$	$0,9\pm0,1$	$0,9\pm0,04$	$1,0\pm0,1$	$1,0\pm0,1$	$1,0\pm0,1$	$1,1\pm0,1$	$1,1\pm0,1$	$1,1\pm0,1$	$1,1\pm0,1$
PRQ		$1,2\pm0,1$	$1,2\pm0,1$	$1,2\pm0,1$	$1,3\pm0,2$	$1,2\pm0,1$	$1,2\pm0,1$	$1,4\pm0,1$	$1,4\pm0,1$	$1,4\pm0,1$	$1,4\pm0,2$

c koronarvenös, p periphervenös, P Partialdruck, S Sättigung, acD arteriokoronarvenöse Gehaltsdifferenz, apD arterioperiphervenöse Gehaltsdifferenz, $M\dot{V}O_2$ myokardialer O_2-Verbrauch, $P\dot{V}O_2$ peripherer O_2-Verbrauch, $M\dot{V}CO_2$ myokardiale CO_2-Produktion, $P\dot{V}CO_2$ periphere CO_2-Produktion, MRQ myokardialer respiratorischer Quotient, PRQ peripherer respiratorischer Quotient

* $p < 0,05$ gegenüber Ausgangslage vor Halothanexposition (0 min), n = 8;   [a] Zugabe von Succinylcholin (3 mg kg^{-1}) 15 min nach Beginn der Halothanzufuhr (1 Vol.-%).

Tabelle 17. Substratkonzentrationen am Herzen (linker Ventrikel) und am Skelettmuskels (Hinterlauf) von thorakotomierten MHS-Schweinen unter Halothanexposition und nach Zugabe von Succinylcholin[a] (Versuchsreihe 2)

			0 min	10 min	20 min	30 min	40 min	50 min	60 min	70 min	80 min	90 min
Laktat	(a)	[mmol l^{-1}]	1,9±0,2	2,3±0,3	6,7±1,0*	10,6±0,8*	12,8±0,8*	13,4±0,8*	13,2±0,7*	12,7±1,0*	13,3±1,0*	12,3±0,9*
	(c)	[mmol l^{-1}]	1,6±0,2	2,3±0,3*	8,4±1,1*	12,4±0,9*	14,1±0,8*	14,8±0,8*	14,4±0,9*	14,6±0,9*	14,8±0,9*	14,8±0,9*
	(p)	[mmol l^{-1}]	2,1±0,2	2,8±0,3*	8,4±1,2*	12,8±1,2*	14,6±0,8*	14,8±0,8*	14,4±0,8*	14,8±0,9*	15,1±0,8*	14,4±1,1*
	acD	[mmol l^{-1}]	0,3±0,2	0,0±0,2	-1,7±0,4*	-1,8±0,5*	-1,3±0,5*	-1,4±0,4*	-1,2±0,4*	-1,9±0,9*	-1,5±0,5*	-2,6±0,5*
	apD	[mmol l^{-1}]	-0,2±0,2	-0,4±0,2	-1,6±0,4*	-2,2±0,6*	-1,9±0,5*	-1,4±0,4*	-1,1±0,3*	-2,1±0,6*	-1,8±0,4*	-2,2±0,5*
Glukose	(a)	[mmol l^{-1}]	4,9±0,5	5,0±0,5	5,5±0,5	8,5±0,7*	11,2±1,0*	12,8±0,9*	13,8±1,1*	14,0±1,2*	13,4±1,3*	13,2±1,6*
	(c)	[mmol l^{-1}]	4,6±0,5	5,3±0,6	6,3±0,6*	9,1±0,9*	11,6±1,1*	12,8±0,9*	12,8±1,1*	13,4±1,2*	13,2±1,3*	13,1±1,0*
	(p)	[mmol l^{-1}]	4,8±0,4	5,3±0,6	6,3±0,6*	8,7±0,6*	11,0±1,2*	12,5±1,2*	12,6±1,2*	12,3±1,0*	12,7±1,3*	12,3±1,2*
	acD	[mmol l^{-1}]	0,3±0,2	-0,3±0,3	-0,8±0,3	-0,6±0,6	-0,5±0,8	0,1±0,6	1,0±1,3	0,6±0,8	0,2±0,7	0,1±0,9
	apD	[mmol l^{-1}]	0,1±0,2	-0,3±0,3	-0,8±0,4	-0,2±0,5	0,2±0,6	0,3±0,5	1,2±1,1	1,6±0,5	0,7±0,7	0,9±0,8
FFS	(a)	[mmol l^{-1}]	0,15±0,02	0,16±0,02	0,15±0,03	0,13±0,03	0,10±0,03*	0,06±0,02*	0,05±0,02*	0,05±0,02*	0,03±0,01*	0,02±0,01*
	(c)	[mmol l^{-1}]	0,12±0,02	0,09±0,02	0,09±0,03	0,08±0,02	0,06±0,02*	0,05±0,01*	0,04±0,01*	0,03±0,01*	0,03±0,01*	0,02±0,01*
	(p)	[mmol l^{-1}]	0,13±0,03	0,10±0,02	0,10±0,03	0,11±0,03	0,08±0,02*	0,05±0,01*	0,05±0,01*	0,03±0,01*	0,03±0,01*	0,02±0,01*
	acD	[mmol l^{-1}]	0,03±0,02	0,07±0,02	0,06±0,01	0,05±0,02	0,04±0,02	0,01±0,01	0,01±0,01	0,01±0,01	0,00±0,01	0,00±0,01
	apD	[mmol l^{-1}]	0,02±0,02	0,06±0,02	0,04±0,02	0,02±0,02	0,01±0,02	0,01±0,01	0,00±0,01	0,01±0,01	0,00±0,00	0,00±0,00

(a) arteriell, *(c)* koronarvenös, *(p)* periphervenös, *acD* arteriokoronarvenöse Gehaltsdifferenz, *apD* arterioperiphervenöse Gehaltsdifferenz

* p < 0,05 gegenüber Ausgangslage vor Halothanexposition (0 min), n = 12;   [a]Zugabe von Succinylcholin (3 mg kg^{-1}) 15 min nach Beginn der Halothanzufuhr (1 Vol.-%).

Tabelle 18. Substratkonzentrationen am Herzen (linker Ventrikel) und am Skelettmuskels (Hinterlauf) von thorakotomierten nMHS-Schweinen unter Halothanexposition nach Zugabe von Succinylcholin[a] (Versuchsreihe 2)

			0 min	10 min	20 min	30 min	40 min	50 min	60 min	70 min	80 min	90 min
Laktat	(a)	[mmol l^{-1}]	2,7±0,3	2,5±0,3	2,5±0,3	2,3±0,2	2,1±0,2*	1,9±0,2*	2,0±0,1	2,1±0,2	2,0±0,2*	2,0±0,2*
	(c)	[mmol l^{-1}]	2,2±0,3	1,8±0,3	1,9±0,3	1,6±0,3*	1,5±0,3	1,6±0,2	1,7±0,2	1,5±0,2*	1,5±0,2*	1,5±0,2*
	(p)	[mmol l^{-1}]	3,0±0,4	2,6±0,3	2,6±0,3	2,4±0,3*	2,2±0,2*	2,1±0,2*	2,2±0,2	2,2±0,3*	2,3±0,3*	2,2±0,3*
	acD	[mmol l^{-1}]	0,5±0,1	0,7±0,1	0,6±0,1	0,7±0,1	0,6±0,2	0,3±0,1	0,3±0,1	0,6±0,1	0,5±0,1	0,5±0,1
	apD	[mmol l^{-1}]	-0,3±0,1	-0,1±0,1	-0,2±0,2	-0,2±0,1	-0,1±0,1	-0,1±0,1	-0,2±0,1	-0,1±0,1	-0,3±0,1	-0,1±0,1
Glukose	(a)	[mmol l^{-1}]	5,6±0,8	5,7±0,9	5,3±0,9	4,8±0,6	4,8±0,6	4,8±0,5	4,9±0,4	4,8±0,4	4,7±0,4	4,7±0,3
	(c)	[mmol l^{-1}]	5,3±0,7	5,4±0,9	5,0±0,8	4,6±0,7	4,5±0,5	4,6±0,6	4,6±0,5	4,5±0,4	4,5±0,4	4,4±0,4
	(p)	[mmol l^{-1}]	5,2±0,6	5,2±0,9	4,9±0,8	4,6±0,7	4,6±0,6	4,4±0,5	4,6±0,5	4,6±0,4	4,5±0,5	4,4±0,5
	acD	[mmol l^{-1}]	0,4±0,2	0,4±0,3	0,3±0,3	0,2±0,1	0,3±0,1	0,2±0,1	0,3±0,3	0,3±0,1	0,2±0,1	0,3±0,1
	apD	[mmol l^{-1}]	0,5±0,2	0,5±0,2	0,5±0,3	0,3±0,2	0,2±0,1	0,4±0,2	0,4±0,2	0,3±0,2	0,2±0,1	0,3±0,2
FFS	(a)	[mmol l^{-1}]	0,16±0,03	0,15±0,03	0,15±0,03	0,12±0,02	0,14±0,02	0,11±0,02	0,11±0,02	0,11±0,02	0,09±0,02	0,09±0,02
	(c)	[mmol l^{-1}]	0,12±0,01	0,09±0,02	0,09±0,01	0,08±0,01*	0,08±0,01	0,07±0,01	0,07±0,01*	0,07±0,01*	0,07±0,01*	0,06±0,01*
	(p)	[mmol l^{-1}]	0,13±0,02	0,14±0,03	0,12±0,02	0,11±0,02	0,11±0,02	0,10±0,02	0,10±0,02	0,09±0,02	0,08±0,01	0,07±0,01
	acD	[mmol l^{-1}]	0,04±0,03	0,06±0,02	0,06±0,02	0,05±0,02	0,06±0,01	0,04±0,01	0,04±0,02	0,04±0,01	0,02±0,02	0,03±0,01
	apD	[mmol l^{-1}]	0,03±0,02	0,02±0,01	0,03±0,02	0,02±0,02	0,03±0,02	0,02±0,02	0,01±0,02	0,02±0,01	0,01±0,01	0,02±0,01

(a) arteriell, *(c)* koronarvenös, *(p)* periphervenös, *acD* arteriokoronarvenöse Gehaltsdifferenz, *apD* arterioperiphervenöse Gehaltsdifferenz

* p < 0,05 gegenüber Ausgangslage vor Halothanexposition (0 min), n = 8;   [a]Zugabe von Succinylcholin (3 mg kg^{-1}) 15 min nach Beginn der Halothanzufuhr (1 Vol.-%).

Tabelle 19. Serumelektrolyte am Herzen (linker Ventrikel) und am Skelettmuskel (Hinterlauf) von thorakotomierten MHS-Schweinen unter Halothanexposition und nach Zugabe von Succinylcholin[a] (Versuchsreihe 2)

			0 min	10 min	20 min	30 min	40 min	50 min	60 min	70 min	80 min	90 min
K^+	(a)	[mmol l^{-1}]	4,27±0,18	4,43±0,13	5,16±0,22*	5,89±0,25*	6,54±0,19*	6,83±0,28*	7,47±0,33*	8,13±0,37*	8,66±0,52*	9,27±0,40*
	(c)	[mmol l^{-1}]	4,24±0,16	4,31±0,07	5,28± 0,23*	6,05±0,18*	6,72±0,22*	7,04±0,29*	7,70±0,33*	8,53±0,40*	9,24±0,43*	9,78±0,48*
	(p)	[mmol l^{-1}]	4,29±0,16	4,53±0,17	5,59±0,32*	6,54±0,29*	6,90±0,16*	717±0,24*	7,90±0,29*	8,63±0,35*	9,33±0,40*	9,84±0,39*
	acD	[mmol l^{-1}]	0,03±0,10	0,12±0,08	-0,12±0,19	-0,16±0,16	-0,18±0,10	-0,21±0,11	-0,23±0,11	-0,40±0,16*	-0,56±0,23	-0,51±0,30
	apD	[mmol l^{-1}]	-0,02±0,10	-0,11±0,17	-0,43±0,19*	-0,65±0,15*	-0,36±0,08*	-0,34±0,11*	-0,43±0,14*	-0,50±0,12*	-0,66±0,19*	-0,58±0,13*
Na^+	(a)	[mmol l^{-1}]	141,4±0,8	143,8±1,4	150,3±2,1*	155,0±2,4*	153,4±2,0*	154,6±2,0*	152,8±2,3*	151,5±2,1*	149,5±2,1*	150,0±2,9*
	(c)	[mmol l^{-1}]	142,3±0,7	144,5±1,5	153,7±1,1*	156,3±1,2*	154,4±2,7*	154,7±3,4*	151,8±1,6*	148,0±2,7*	147,0±2,2*	145,9±3,0
	(p)	[mmol l^{-1}]	142,2±1,1	144,4±1,8	154,0±2,0*	156,3±2,2*	153,1±1,4*	152,6±2,0*	150,7±1,4*	149,4±2,2*	147,4±1,7*	146,8±1,9*
	acD	[mmol l^{-1}]	-0,9±0,4	-0,7±0,4	-3,5±1,6	-1,2±2,4	-1,0±1,3	-0,2±1,7	0,9±1,8	2,4±1,4*	2,4±1,8	4,1±4,4
	apD	[mmol l^{-1}]	-0,8±0,4	-0,6±1,5	-3,7±1,3	-1,3±0,9	0,2±1,1	1,9±0,8*	2,1±2,0	2,1±0,8*	2,1±2,0	3,2±2,4
Ca	(a)	[mmol l^{-1}]	2,18±0,06	2,24±0,05	2,44±0,07*	2,58±0,07*	2,73±0,09*	2,56±0,06*	2,54±0,09*	2,60±0,09*	2,49±0,11*	2,40±0,15
	(c)	[mmol l^{-1}]	2,15±0,07	2,25±0,12	0,37±0,11*	2,75±0,13*	2,74±0,09*	2,59±0,08*	2,59±0,10*	2,62±0,18*	2,54±0,21*	2,45±0,17
	(p)	[mmol l^{-1}]	2,17±0,08	2,24±0,08	2,59±0,07*	2,80±0,15*	2,75±0,13*	2,58±0,09*	2,62±0,11*	2,61±0,16*	2,54±0,19*	2,44±0,16
	acD	[mmol l^{-1}]	0,03±0,05	-0,01±0,14	-0,10±0,10	-0,18±0,15	-0,02±0,09	-0,03±0,06	0,05±0,05	-0,02±0,15	-0,05±0,18	-0,05±0,12
	apD	[mmol l^{-1}]	0,02±0,02	0,00±0,08	-0,15±0,08	-0,23±0,17	-0,03±0,07	0,02±0,07	0,08±0,07	-0,01±0,13	-0,05±0,17	-0,04±0,02
Mg	(a)	[mmol l^{-1}]	0,75±0,10	0,80±0,04	0,91±0,10*	1,02±0,10*	1,09±0,09*	1,09±0,14*	1,04±0,12*	1,10±0,13*	1,13±0,14*	1,17±0,16*
	(c)	[mmol l^{-1}]	0,83±0,15	0,92±0,10	1,00±0,14*	1,05±0,12*	1,14+0,13*	1,14+0,14*	1,09±0,10*	1,14+0,15*	1,05+0,15*	0,91+0,10
	(p)	[mmol l^{-1}]	0,84±0,15	0,99±0,06*	1,01±0,18	1,13±0,15*	1,17±0,16*	1,18±0,15*	1,17±0,18*	1,17±0,17*	-1,05±0,11*	0,95±0,10
	acD	[mmol l^{-1}]	-0,08±0,07	-0,12±0,08	-0,09±0,06	-0,02±0,05	-0,05±0,11	-0,06±0,05	0,05±0,05	-0,05±0,06	0,09±0,07	0,26±0,10
	apD	[mmol l^{-1}]	-0,10±0,07	-0,19±0,04	-0,10±0,09	-0,11±0,08	0,08±0,12	-0,09±0,04	-0,13±0,09	-0,67±0,05	0,08±0,06	0,22±0,09

(a) arteriell, *(c)* koronarvenös, *(p)* periphervenös, *acD* arteriokoronarvenöse Gehaltsdifferenz, *apD* arterioperiphervenöse Gehaltsdifferenz

* $p < 0,05$ gegenüber Ausgangslage vor Halothanexposition (0 min), n = 12;   [a] Zugabe von Succinylcholin (3 mg kg^{-1}) 15 min nach Beginn der Halothanzufuhr (1 Vol.-%).

Tabelle 20. Serumelektrolyte am Herzen (linker Ventrikel) und am Skelettmuskel (Hinterlauf) von thorakotomierten nMHS-Schweinen unter Halothanexposition nach Zugabe von Succinylcholin[a] (Versuchsreihe 2)

			0 min	10 min	20 min	30 min	40 min	50 min	60 min	70 min	80 min	90 min
K^+	(a)	[mmol l^{-1}]	4,13±0,14	4,11±0,13	4,23±0,14	4,38±0,10	4,44±0,13	4,44±0,13	4,39±0,10	4,35±0,13	4,24±0,12	4,36±0,13
	(c)	[mmol l^{-1}]	4,11±0,11	4,16±0,12	4,25±0,16	4,36±0,15	4,36±0,14	4,36±0,13	4,27±0,16	4,26±0,15	4,2±0,10	4,34±0,14
	(p)	[mmol l^{-1}]	4,12±0,13	4,13±0,14	4,28±0,15	4,39±0,15	4,47±0,16	4,41±0,14	4,43±0,15	4,32±0,13	4,29±0,13	4,36±0,16
	acD	[mmol l^{-1}]	0,02±0,05	-0,05±0,05	-0,02±0,06	0,02±0,08	0,08±0,05	0,08±0,04	0,12±0,08	0,09±0,04	-0,04±0,06	0,02±0,05
	apD	[mmol l^{-1}]	0,01±0,03	-0,02±0,07	-0,05±0,07	-0,01±0,12	-0,03±0,07	0,03±0,03	-0,04±0,07	0,03±0,08	-0,05±0,04	0,00±0,06
Na^+	(a)	[mmol l^{-1}]	141,0±1,2	140,7±0,9	139,7±0,9	140,2±1,1	139,6±0,9	139,5±1,1	140,7±1,1	140,1±1,2	140,9±1,0	139,6±0,8
	(c)	[mmol l^{-1}]	141,3±1,0	141,6±0,9	141,0±1,0	141,0±0,8	141,2±0,7	141,7±1,1	140,8±1,0	140,7±1,0	141,6±1,1	141,6±1,1
	(p)	[mmol l^{-1}]	141,2±1,2	142,6±0,9	141,4±0,8	141,8±0,9	141,0±0,6	140,8±1,0	141,7±1,1	140,8±0,7	141,2±1,0	140,9±0,9
	acD	[mmol l^{-1}]	-0,3±0,4	-0,9±0,6	-1,3±0,5	-1,2±0,4	-1,5±0,5	-2,2±1,3	-0,1±1,1	-0,7±0,3	-0,6±1,1	-2,0±0,8
	apD	[mmol l^{-1}]	-0,2±1,3	-1,9±0,7	-1,7±0,8	-1,6±1,1	-1,4±0,4	-1,3±0,9	-1,0±1,6	-0,7±0,9	-0,3±0,6	-1,3±0,8
Ca	(a)	[mmol l^{-1}]	2,26±0,16	2,33±0,14	2,31±0,20	2,29±0,13	2,30±0,14	2,34±0,14	2,23±0,14	2,15±0,13	2,10±0,13	2,11±0,09
	(c)	[mmol l^{-1}]	2,21±0,12	2,30±0,13	2,21±0,14	2,29±0,10	2,20±0,10	2,24±0,14	2,06±0,10	2,08±0,09	2,05±0,08	2,10±0,07
	(p)	[mmol l^{-1}]	2,19±0,09	2,30±0,11	2,31±0,05	2,31±0,08	2,29±0,09	2,29±0,14	2,29±0,13	2,25±0,12	2,13±0,10	2,15±0,15
	acD	[mmol l^{-1}]	0,05±0,11	0,03±0,12	0,10±0,15	0,00±0,11	0,10±0,11	0,10±0,13	0,16±0,15	0,08±0,14	0,05±0,15	0,01±0,09
	apD	[mmol l^{-1}]	0,08±0,13	0,03±0,08	0,00±0,20	-0,03±0,08	0,01±0,08	0,05±0,07	-0,06±0,10	0,10±0,06	-0,25±0,08	-0,04±0,08
Mg	(a)	[mmol l^{-1}]	0,76±0,05	0,78±0,06	0,72±0,04	0,68±0,04	0,70±0,06	0,70±0,06	0,70±0,06	0,71±0,06	0,71±0,05	0,74±0,06
	(c)	[mmol l^{-1}]	0,80±0,06	0,78±0,05	0,73±0,04	0,75±0,04	0,72±0,05*	0,70±0,05	0,74±0,08	0,73±0,07	0,73±0,06	0,71±0,06*
	(p)	[mmol l^{-1}]	0,79±0,06	0,78±0,05	0,73±0,05	0,70±0,05*	0,73±0,06*	0,74±0,04	0,73±0,07	0,72±0,06	0,69±0,07*	0,71±0,05
	acD	[mmol l^{-1}]	-0,04±0,04	0,01±0,07	-0,01±0,03	-0,07±0,03	-0,02±0,03	0,00±0,06	-0,04±0,06	-0,01±0,02	-0,01±0,06	0,04±0,02
	apD	[mmol l^{-1}]	-0,04±0,04	0,01±0,05	-0,01±0,03	-0,02±0,05	-0,03±0,03	-0,04±0,04	-0,03±0,03	-0,01±0,04	0,02±0,06	0,03±0,01

(a) arteriell, *(c)* koronarvenös, *(p)* periphervenös, *acD* arteriokoronarvenöse Gehaltsdifferenz, *apD* arterioperiphervenöse Gehaltsdifferenz

* p < 0,05 gegenüber Ausgangslage vor Halothanexposition (0 min), n = 8;   [a]Zugabe von Succinylcholin (3 mg kg^{-1}) 15 min nach Beginn der Halothanzufuhr (1 Vol.-%).

Tabelle 21. Plasmakatecholamine am Herzen (linker Ventrikel) und am Skelettmuskel (Hinterlauf) von thorakotomierten MHS-Schweinen unter Halothanexposition und nach Zugabe von Succinylcholin[a] (Versuchsreihe 2)

		0 min	10 min	20 min	30 min	40 min	50 min	60 min	70 min	80 min	90 min
NA (a)	[ng ml^{-1}]	0,43±0,08	0,58±0,09	6,56±3,55	22,1±4,2*	33,9±5,5*	26,0±4,6*	22,4±5,2*	25,0±6,3*	20,2±7,6*	16,2±3,1*
(c)	[ng ml^{-1}]	0,57±0,11	0,92±0,33	12,3±3,6*	28,6±6,0*	36,6±6,4*	29,5±6,0*	23,7±7,2*	19,4±5,8*	16,1±3,7*	13,5±2,7*
(p)	[ng ml^{-1}]	0,36±0,10	0,60±0,10	5,66±2,97	22,3±4,0*	32,4±5,2*	22,2±3,8*	19,3±4,3*	16,2±4,2*	13,9±4,4*	14,9±4,0*
acD	[ng ml^{-1}]	-0,14±0,05	-0,34±0,34	-5,73±2,53*	-6,46±4,26	-2,73±2,56	-3,45±3,21	-1,31±4,25	5,65±4,00	4,13+4,93	2,71+1,78
apD	[ng ml^{-1}]	0,07±0,09	-0,02±0,12	0,90±0,72	-0,17±1,86	1,45±2,74	3,78±3,781	3,06±3,01	8,79±3,15	6,28±3,82	1,30±2,33
A (a)	[ng ml^{-1}]	0,12±0,05	1,02±0,22*	4,61±1,17*	13,0±2,85*	15,5±2,07*	10,1±1,49*	8,81±1,70*	9,59±1,91*	8,16±1,62*	8,75±1,93*
(c)	[ng ml^{-1}]	0,26±0,06	1,02±0,27*	6,38±1,40*	12,9+2,20*	12,7+1,48*	9,45±1,37*	7,43±1,82*	6,91±1,89*	6,05±1,63*	7,28±2,37*
(p)	[ng ml^{-1}]	0,26±0,09	0,67±0,12*	4,26±1,77*	11,7±1,48*	13,5±1,61*	9,76±1,21*	8,55+1,79*	7,88±1,55*	5,90±1,21*	6,13±1,71*
acVD	[ng ml^{-1}]	-0,14±0,06	0,00±0,34	-1,77±0,98	0,13±2,45	2,81±2,21	0,64±0,78	1,38±0,70	2,68±1,19*	2,11±1,23	1,47±1,25
apVD	[ng ml^{-1}]	-0,14±0,09	0,35±0,26	0,35±0,78	1,33±2,51	2,04±1,49	0,33±0,79	0,26±0,95	1,71±0,88	2,26±0,69*	2,62±1,42

NA Noradrenalin, *A* Adrenalin, *(a)* arteriell, *(c)* koronarvenös, *(p)* periphervenös, *acD* arteriokoronarvenöse Gehaltsdifferenz, *apD* arterioperiphervenöse Gehaltsdifferenz

* p < 0,05 gegenüber Ausgangslage vor Halothanexposition (0 min), n = 12;   [a] Zugabe von Succinylcholin (3 mg kg^{-1}) 15 min nach Beginn der Halothanzufuhr (1 Vol.-%).

Tabelle 22. Plasmakatecholamine am Herzen (linker Ventrikel) und am Skelettmuskel (Hinterlauf) von thorakotomierten nMHS-Schweinen unter Halothanexposition und nach Zugabe von Succinylcholin[a] (Versuchsreihe 2)

			0 min	10 min	20 min	30 min	40 min	50 min	60 min	70 min	80 min	90 min
NA	(a)	[ng ml^{-1}]	0,39±0,11	0,46±0,14	0,43±0,10	0,37±0,09	0,41±0,15	0,43±0,14	0,30±0,07	0,31±0,06	0,30±0,10	0,31±0,10
	(c)	[ng ml^{-1}]	0,46±0,09	0,47±0,14	0,62±0,32	0,45±0,09	0,44±0,11	0,45±0,08	0,37+0,09	0,40±0,11	0,31±0,10	0,33±0,08
	(p)	[ng ml^{-1}]	0,39±0,09	0,42±0,08	0,37±0,11	0,29±0,06	0,38±0,06	0,37+0,09	0,23±0,05	0,29±0,09	0,27±0,07	0,26±0,07
	acD	[ng ml^{-1}]	-0,07±0,10	-0,01+0,13	-0,19±0,35	-0,08±0,08	-0,03±0,13	0,02±0,17	-0,07±0,09	-0,09±0,10	-0,01±0,10	-0,02±0,09
	apD	[ng ml^{-1}]	0,00±0,05	0,04±0,10	0,06±0,08	0,08±0,05	0,03±0,09	0,06±0,15	0,07±0,05	0,02±0,03	0,03±0,05	0,05±0,11
A	(a)	[ng ml^{-1}]	0,10±0,04	0,08±0,03	0,07±0,02	0,08±0,05	0,07±0,03	0,07±0,02	0,06±0,02	0,05±0,02	0,04±0,01*	0,05±0,01
	(c)	[ng ml^{-1}]	0,10±0,03	0,06±0,01	0,06±0,03	0,06±0,02	0,06±0,02	0,06±0,03	0,04±0,01	0,05+0,02	0,05±0,01	0,04+0,01
	(p)	[ng ml^{-1}]	0,09±0,03	0,05±0,02	0,05±0,01	0,07±0,03	0,06±0,02	0,04±0,01	0,06±0,02	0,04±0,01	0,05±0,01	0,05±0,02
	acVD	[ng ml^{-1}]	0,00±0,03	0,02±0,03	0,00±0,02	0,02±0,04	0,01±0,04	0,01±0,04	0,02±0,03	0,00±0,03	-0,01±0,02	0,01±0,02
	apVD	[ng ml^{-1}]	0,01±0,02	0,03±0,04	0,02±0,02	0,01±0,02	0,01±0,04	0,03±0,03	0,00±0,04	0,01±0,03	-0,01+0,02	0,00±0,02

NA Noradrenalin, *A* Adrenalin, *(a)* arteriell, *(c)* koronarvenös, *(p)* periphervenös, *acD* arteriokoronarvenöse Gehaltsdifferenz, *apD* arterioperiphervenöse Gehaltsdifferenz

* p < 0,05 gegenüber Ausgangslage vor Halothanexposition (0 min), n = 8;   [a]Zugabe von Succinylcholin (3 mg kg^{-1}) 15 min nach Beginn der Halothanzufuhr (1 Vol.-%).